JN288218

ハタ・ヨーガ完全版

成瀬雅春

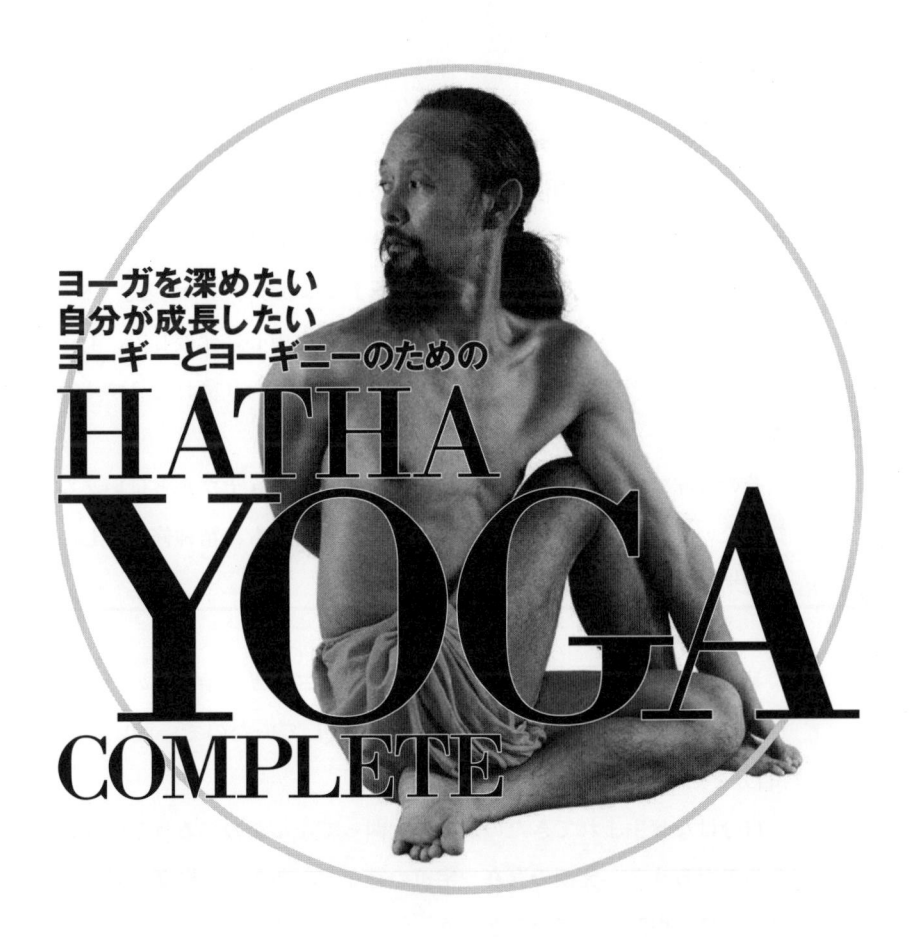

ヨーガを深めたい
自分が成長したい
ヨーギーとヨーギニーのための

HATHA
YOGA
COMPLETE

BABジャパン

・ は じ め に ・

　ヨーガは素晴らしい！　ヨーガには大きな効果がある！　ヨーガでシェイプアップできた！　ファッショナブルだ！
　美容法としても健康法としても、確かにヨーガには大きな効果がある。だからこそブームになり、そのブームがかなり長く続く。今もまだヨーガブームの余韻が残っている。それでも一時期よりは収まりつつある。
　私が実践している伝統的ヨーガは、インドを中心に発展して、4～5千年の歴史がある。当然ブームとは関係ないし、流行ったり廃れたりするものではない。
　その意味では伝統的なハタ・ヨーガはファッショナブルとはいえないかも知れない。しかし、美容法としても健康法としても、精神修養としても大きな効果を得られるのは確かだ。

　私自身は美容法や健康法、精神修養としてヨーガを始めたのではない。特別の理由もなく、気づいたらヨーガを実践していたので、強いていうなら「自分を知りたい」ということなのだろう。
　自分はなぜ生まれてきたのか？　人間ってなんなのだろう？　死後はどうなるのだろう？　究極の存在や宇宙の謎など、あらゆる疑問に対する解答がヨーガには用意されていると思う。別の表現を使えば、ヨーガを通して自分自身の内奥からあらゆる解答が得られる、ということだ。
　「ヨーガって何をすることなの？」という質問にストレートに答えるならば

「自分を見つめること」となる。自分を見つめ尽くすことで、自分を知り尽くすのだ。自分のすべてを知り尽くせば、ヨーガの最終的な目標とされる「解脱(げだつ)」を得ることができる。解脱というのは、人間としてのあらゆる勉強を終えて、二度と人間に生まれてこないこと、つまり人間を卒業することである。私たちが現世に生まれてきたのは、勉強する課題があるからなのだ。

その勉強の大半は「自分を知ること」だ。そのために身体をひねったり、反ったり、逆さまになったり、片足立ちでバランスを取ったりして、まずは自分の身体のことを知っていくのだ。そして呼吸の乱れを整え、心の乱れを整えることで、自分自身の本質を見極められるようになる。

ハタ・ヨーガのいろいろなアーサナ（ポーズ）は美容や健康の効果もあるが、すべて自分を見つめて、自分を知るためのものだ。だから、身体が固いからできない、ということはない。身体が固ければ、柔軟になる可能性も多く、自分を見つめる材料も豊富なので、むしろヨーガに向いていることになる。

しかし、身体の柔軟さはヨーガに向いているとか向いてないとかの目安にはならない。それよりは、自分に対しても、他のあらゆることに対しても好奇心を持てる人は、ヨーガに向いているといえる。

何にも興味が湧かない人がヨーガを始めると、好奇心が旺盛になり、積極的に前向きな人生を送るようになる。これも、ヨーガの大きな効果だろう。

私の好奇心が大きく関係しているのだろうが、1999年からゴームク（牛の口）で修行を重ねてきた。
　ゴームク（標高4000メートル）はガンジス河の源流にあり、氷河と川と岩以外になにもないところだ。そこにはプラヤーグ・ギリというインド人の修行者がいて、27年ほど修行を続けている。私はゴームクでプラヤーグ・ギリと一緒に修行し始めて11年になる。その間、オリジナルの「系観瞑想法」を完成させたり、「アーカーシャ・ムドラー」を作り上げたり、最近では究極のヨーガテクニックとなるであろう「ナノ・ヨーガ」も完成に近づきつつあって、いくつもの成果があった。
　そのゴームクで実践しているヒマラヤ修行は、来年で12年目を迎える。ヨーガ修行の一つの区切れ目が12年だ。モウナ（沈黙の修行）や片手を上げ続ける修行、片足で立ち続ける修行など、ユニークな修行もあるが、いずれも12年という年月を目標にスタートすることが多い。
　私のヒマラヤ修行も来年満願を迎えるが、たぶんその後もゴームクには行き続けるだろう。それほど、私にとってはゴームクという場が、最高の修行場なのだ。

　私が長年実践してきた伝統的なヨーガのいろいろなテクニックを紹介したのが、本書の元になった「ハタ・ヨーガ」（出帆新社刊）である。1994年に出版した当時は、豪華な装丁と一般書籍の2倍以上の厚さと7000円という思い切

った価格設定だった。それでも結局は完売して、その後、希望する人が入手できない状態が続いた。
　しかし、今回ＢＡＢジャパンの社長並びに編集の方々のご厚意でふたたび本書が日の目を見ることとなった。
　多くの方々に伝統的なハタ・ヨーガに接してもらいたいという私の気持ちを理解していただき深く感謝しています。

　ヨーガブームをきっかけに始めた人も、これからヨーガをやりたいという気持ちでいる人も、すでにヨーガを何年も実践し続けている人も、本書で伝統的なハタ・ヨーガに触れることで、新たな刺激を受けてもらえると思う。それによって、いままでにも増してハタ・ヨーガの魅力や深さを実感してもらえることだろう。
　一人でも多くの人が、本書を通して、健康で充実した人生を送られることを切に願っています。

2009年6月吉日　成瀬雅春

もくじ

はじめに………2

『入門編』

序章──ハタ・ヨーガとは何か
◆理想的な死の意味合いは………12
◆理想的な人生とは………12
◆解脱を目指す………13
◆ヨーガ経典の随所に見られる空中浮揚………14
◆解脱への鍵はハタ・ヨーガ………16

第1章──初心者のヨーガ
◆ヨーガに興味が湧いたら………20
◆ヨーガ教室へ行く………20
◆いよいよヨーガを体験する………21
◆ヨーガ体験が終わって………22
◆注意事項について………23
　1.満腹時は避ける
　2.入浴の前後は避ける
　3.具合の悪いときは避ける
　4.生理時には逆立ちは避ける
　5.妊娠中はどうしたらよいか
　6.呼吸は鼻から
　7.無理をしない
　8.無駄な力を抜く
　9.他人と競争しない

第2章──準備運動
◆準備運動について………28
◆両足を伸ばして座る………28
◆足指の開閉………29
◆足首回し………30
◆片足屈曲………31
◆前屈………31
◆ひねり………32
◆合蹠（バッダコーナ・アーサナ）………33
◆上向き英雄坐（スプタヴィーラ・アーサナ）………34

第3章──腕と首の運動
◆関節部分について………36
◆腕の運動Ⅰ………36
◆腕の運動Ⅱ………37
◆腕の運動Ⅲ………37
◆手首の運動………37
◆指の運動Ⅰ………38
◆指の運動Ⅱ………39
◆首の運動………40

第4章──その他の基本運動
◆基本運動について………42
◆太陽礼拝（スーリヤ・ナマスカーラ）………43
◆三点倒立の練習型………45
◆目の運動………46
◆遠近焦点法………46
◆眼球のトレーニング………47

第5章──坐法
◆坐り方について………50
◆安楽坐（スカ・アーサナ）………51
◆金剛坐（ヴァジュラ・アーサナ）………52
◆上向き金剛坐（スプタヴァジュラ・アーサナ）………52
◆英雄坐（ヴィーラ・アーサナ）………53
◆上向き英雄坐（スプタヴィーラ・アーサナ）………53
◆蓮華坐（パドマ・アーサナ）………54
◆上向き蓮華坐（スプタパドマ・アーサナ）………55
◆締め付けた蓮華坐（バッダパドマ・アーサナ）……55

◆吉祥坐（スヴァスティカ・アーサナ）………56
◆牛飼い坐（ゴーラクシャ・アーサナ）………56
◆達人坐（スィッダ・アーサナ）………57

第6章──休息のアーサナ
◆自己観察について………60
◆赤ちゃん坐（パヴァナムクタ・アーサナ）………60
◆安楽坐（スカ・アーサナ）………61
◆金剛坐（ヴァジュラ・アーサナ）………61
◆直立坐（タラ・アーサナ）………62
◆死者坐（ムリタ・アーサナ）………62
◆アーサナの効果………64

『実技編』

第1章──ひねり系統の行法
❶ アルダ・マッツェーンドラ・アーサナⅠ
　ひねりのポーズⅠ………66
❷ アルダ・マッツェーンドラ・アーサナⅡ
　ひねりのポーズⅡ………68
❸ バラドヴァージャ・アーサナ
　バラドヴァージャ聖仙のポーズ………70
❹ マールジャーラ・アーサナ
　猫のポーズ………72
❺ マリーチ・アーサナⅠ
　マリーチ聖者のポーズⅠ………74
❻ チャタカ・アーサナ
　すずめのポーズ………76
❼ ジャタラパリヴァルタナ・アーサナ
　腹部をひねるポーズ………78
❽ パリヴリッタ・トリコーナ・アーサナ
　ひねった三角のポーズ………80
❾ パリヴリッタ・パールシュヴァコーナ・アーサナ
　体側をひねって伸ばすポーズ………81

第2章──体側伸ばし系統の行法
❿ ウッティタ・トリコーナ・アーサナ
　三角のポーズ………84
⓫ ウッティタ・パールシュヴァコーナ・アーサナ
　体側を伸ばすポーズ………85
⓬ パールシュヴォッターナ・アーサナ
　立った片足前屈のポーズ………86
⓭ パリガ・アーサナ
　かんぬきのポーズ………88

第3章──前屈系統の行法
⓮ パシュチモーッターナ・アーサナ
　前屈のポーズ………92
⓯ ジャーヌシールシャ・アーサナ
　ひざに頭をつけるポーズ………94
⓰ トリアンガムカ・エーカパーダ・パシュチモーッターナ・アーサナ
　片足前屈のポーズ………96
⓱ パーダハスタ・アーサナ
　立った前屈のポーズ………98
⓲ マリーチ・アーサナⅡ
　マリーチ聖者のポーズⅡ………100
⓳ ウパヴィシュタコーナ・アーサナ
　坐った開脚のポーズ………102
⓴ ハヌマーン・アーサナ
　猿王のポーズ………103
㉑ クールマ・アーサナ
　亀のポーズ………104

第4章──反り系統の行法
㉒ シャラバ・アーサナ
　バッタのポーズ………108
㉓ アンジャナー・アーサナ
　猿のポーズ………110
㉔ ウシュトラ・アーサナ
　ラクダのポーズ………111

㉕ダヌル・アーサナⅠ
弓のポーズⅠ………112

㉖ダヌル・アーサナⅡ
弓のポーズⅡ………113

㉗ウールドヴァムカ・ダヌル・アーサナ
上を向いた弓のポーズ………114

㉘チャクラ・アーサナ
輪のポーズ………114

㉙ブジャンガ・アーサナ
コブラのポーズ………116

㉚ベーカ・アーサナ
蛙のポーズ………118

㉛スプタベーカ・アーサナ
上を向いた蛙のポーズ………119

㉜マッツヤ・アーサナ
魚のポーズ………120

第5章――バランス系統の行法

㉝ヴリクシャ・アーサナ
立ち木のポーズ………124

㉞パーダーングシュタ・アーサナ
バランスのポーズ………126

㉟ウールドヴァプラサーリタ・エーカパーダ・アーサナ
前後開脚での立ちバランスポーズ………128

㊱ヤーノーッディーヤナ・アーサナ
飛行のポーズ………129

㊲アルダチャンドラ・アーサナ
半月のポーズ………130

㊳ヴァスィシュタ・アーサナ
ヴァスィシュタ聖者のポーズ………131

㊴ガルダ・アーサナ
ガルダ鳥のポーズ………132

㊵アナンタ・アーサナ
アナンタ蛇のポーズ……133

㊶カーガ・アーサナ
カラスのポーズ………134

㊷パールシュヴァカーガ・アーサナ
横向きカラスのポーズ………134

㊸ジャーヌバッダ・パーダーングラ・アーサナ
ひざを抱いたバランスのポーズ………135

㊹マユーラ・アーサナⅠ
クジャクのポーズⅠ……136

㊺マユーラ・アーサナⅡ
クジャクのポーズⅡ……138

㊻クックタ・アーサナ
雄鶏のポーズ………139

㊼ウールドヴァクックタ・アーサナ
持ち上げた雄鶏のポーズ………140

㊽スティタ・ウールドヴァパーダ・ヴィストゥリタ・アーサナ
開脚バランスのポーズ………142

第6章――関節系統の行法

㊾ヴァーマデーヴァ・アーサナⅠ
ヴァーマデーヴァ聖仙のポーズⅠ………146

㊿パーダヴィカラーンガ・アーサナ
横で足をからませるポーズ………147

(51)パーダーングシュタ・スティタニタンバ・アーサナ
足先を立てた割り坐のポーズ………148

(52)パーダグンピータ・ウッティタ・アーサナ
足をからませるひざ立ちポーズ………149

(53)チャトゥシュコーナ・アーサナ
四角のポーズ………150

(54)ヴァーターヤナ・アーサナ
馬のポーズ………152

(55)ゴームカ・アーサナ
牛の顔のポーズ………154

㊹ ヴァクシャスタラ・ジャーヌピーダ・アーサナ
ひざで肘を圧すポーズ………156

第7章───逆転系統の行法
㊺ ヴィパリータカラナ・アーサナ
逆転のポーズ………160

㊻ サルヴァーンガ・アーサナ
肩立ちのポーズ………161

㊼ ハラ・アーサナ
鋤のポーズ………162

㊽ プラサーリタ・パードーッターナ・アーサナ
頭を床につけるバランスのポーズ………163

第8章───その他の行法
㊾ ウトゥカタ・アーサナ
腰掛けバランスのポーズ………166

㊿ プリシュタパーダスティタ・アーサナ
足の甲のバランスポーズ………166

63 パヴァナムクタ・アーサナ
赤ちゃんのポーズ………167

64 マーラー・アーサナ
花輪のポーズ………168

65 シラーングシュタ・アーサナ
足先に頭を付けるポーズ………169

66 アシュターヴァクラ・アーサナ
アシュターヴァクラ聖仙のポーズ……170

67 トーラ・アーサナ
天秤ばかりのポーズ………172

68 トーラーングラ・アーサナ
手で支える天秤ばかりのポーズ………172

69 カンジャナ・アーサナ
カンジャナ鳥のポーズ………173

70 チャクラヴァーカ・アーサナ
赤い鶩鳥のポーズ………173

71 ブジャ・アーサナ
足をかつぐポーズ………174

『行者編』

第1章───修行クラスのカリキュラム
◆ヨーガ行者とは………178
◆修行クラス開講………178
◆逆立ちから始まる修行………179
◆アーサナを連続させる………180
◆片足立ちのバランス………181
◆両腕で体を支えるアーサナ………182
◆肉体による瞑想………182

第2章───心身反転の行法
72 シールシャ・アーサナⅠ
頭立ちのポーズⅠ………186

73 パリヴリッタパーダ・シールシャ・アーサナ
開脚での頭立ちのポーズ………188

74 パドマ・シールシャ・アーサナ
蓮華坐での頭立ちポーズ………189

75 ムクタハスタ・シールシャ・アーサナ
手を操作する頭立ちのポーズ………190

76 シールシャ・アーサナⅡ
頭立ちのポーズⅡ………192

第3章───意識革命の行法
77 アーカルナダヌル・アーサナ
弓引きのポーズ………194

78 ウールドヴァクックタ・アーサナⅡ
持ち上げた雄鶏のポーズⅡ………196

79 パドマハンサ・アーサナ
蓮華坐でのハンサ鳥のポーズ………197

⑳ パルヴァタ・アーサナ
　山のポーズ………198

㉛ ヨーガ・アーサナ
　ヨーガのポーズ………200

㉒ ヴァーマデーヴァ・アーサナⅡ
　ヴァーマデーヴァ聖仙のポーズⅡ………202

㉓ ムーラバンダ・アーサナ
　ムーラバンダのポーズ………204

㉔ カンダ・アーサナ
　カンダのポーズ………208

㉕ マハーパドマ・アーサナ
　大蓮華坐………210

㉖ ダンダ・アーサナ
　杖のポーズ………212

第4章──身体昇華の行法

㉗ ダウティー・クリヤー
　布での胃の浄化法………216

㉘ クンジャラ・クリヤー
　水での胃の浄化法………217

㉙ ネーティー・クリヤー
　紐での鼻の浄化法………217

㉚ ジャラ・ネーティー
　水での鼻の浄化法………217

㉛ ウッディーヤナ・バンダ
　内臓引き上げのバンダ………218

㉜ バスティー・クリヤー
　腸の浄化法………219

㉝ カパーラバーティ・クリヤー
　頭蓋光明浄化法………219

㉞ ナウリ・クリヤー
　腹筋を操作する浄化法………220

第5章──宇宙根源力上昇の行法

㉟ マハー・ムドラー
　大ムドラー………222

㊱ マハーバンダ・ムドラー
　大縛ムドラー………223

㊲ マハーヴェーダ・ムドラー
　大聖典ムドラー………224

㊳ ケーチャリー・ムドラー
　虚空歩行のムドラー………225

㊴ ヴィパリータカラニー・ムドラー
　逆転のムドラー………227

100 シャクティチャーラニー・ムドラー
　宇宙根源力上昇のムドラー………228

◆ 空中浮揚の原動力………232

◆ 空中浮揚の極意………234

column01　沈黙の行者………77
column02　片手を上げる行者………95
column03　瞑想の練習は短時間がいい………115
column04　サンスクリット語について………141
column05　レベルの高いヨーガとは？……207
column06　ヨーガで未病を解消する……213

『入門編』

序章 ハタ・ヨーガとは何か

◆理想的な死の意味合いは

　人類は、限りない生死の繰り返しのなかから自然に、重要なテーマとして「生きることの意義」を考え、「死とは何か」を考えるようになり、必然的に「瞑想」という行為が生まれた。
　そして瞑想を快適におこなうための坐り方を考え「身体を操作」するうちに「アーサナ」と呼ばれる、ハタ・ヨーガのいろいろなポーズが生まれ、今日に至っているのであろう。
　ハタ・ヨーガというのは、いろいろなヨーガの流派のうちの一つで、身体を操作することを通して「解脱」を得ようとするものである。
　ヨーガの流派には、信仰が中心のバクティ・ヨーガ、瞑想が中心のラージャ・ヨーガ、行動のカルマ・ヨーガ、知識のジュニャーナ・ヨーガ、忘我のラヤ・ヨーガなどがあり、それぞれの方法で「解脱」を目指している。
　解脱の専門的な解釈はさておいて、「解脱する」というのを判りやすくいえば「理想的な死に方をする」ということになる。「理想的な死」というのは安楽死のような死に方のことではなく、死に至るまでの生き方次第で理想的な死が得られる、という意味である。
　では、どういう生き方をすれば「理想的な死」が得られるのだろうか。
　ヨーガでは「絶対的自由」という表現を使うが、人間として学ぶべきことをすべて学び、やるべきことをすべてやり終えて、現世に対する未練も執着もなく、これ以上肉体を持った人間として生きる（生きさせられる）必要がなくなって迎える死のことである。
　それは自殺とはまったく正反対の、積極的な自らの意志による死であり、ヨーガの聖者のなかには実際にマハー・サマーディ（大いなる悟り）と呼ばれている、そういう死に方をしている人たちがいる。
　「理想的な死」であるマハー・サマーディを得るための手段としてヨーガがあるということは、言葉を変えれば、そこに至るための「理想的な人生」を歩むための手段としてヨーガがあるということになる。

◆理想的な人生とは

　そこでこんどは、「理想的な人生」とは何なのか、について考えてみよう。人それぞれに人生観がちがい、価値観がちがうので、簡単にこれが理想的な人生だ、と断言することはできない。

あり余る金銀財宝に囲まれて暮らすのが理想的な人生だ、という人もいれば、世界中で一番権力のある地位を得るのが理想的な人生だ、という人もいる。

しかし、たくさんの金銀財宝をもっていれば、それが減りはしないかと悩み、誰かに取られないかと悩まされる。金銀財宝さえもっていなければ、そんな悩みは生じない。

最高権力者の地位に収まったとしたら、いつその地位から追い出されるだろうか、と心配になる。一体だれが自分の地位をねらっているのだろうかと、びくびくしながら毎日を送ることになる。何一つ権力がなければ、そんなくだらないことに脅かされることもない。

また、生きていくのに困らない程度の金と、家族に囲まれて暮らすのが理想的な人生だ、という人もいれば、美食三昧に明け暮れるのが理想的な人生だ、という人もいる。

生きていくのに困らない程度の金でさえ、減るし無くなる。家族とはいつかは別れる。

どんなにおいしいものを食べても、腹は減るし、もっとおいしいものを食べたいという欲がふくらむ。金銭欲、権力欲、食欲……、この世で何を手に入れても、もっと欲しいという欲はおさまらない。

そこでヨーガ行者は、「あらゆる欲がなく、あらゆる欲が生じないことが、最も満たされた状態なのだ」という考えに至る。ヨーガ行者は思考ではなく、瞑想体験の中からそのことを知る。

そして、あらゆる欲が生じない、最も満たされた状態でいることこそが、理想的な人生だ、という結論に達する。

◆解脱を目指す

生きているうちに、あらゆる欲が生ぜず、大いなる悟りを得た人をジーヴァン・ムクタ（生前解脱者）という。それは「無欲になりたい」という欲も消え、「解脱したい」という欲も消えたあとにやってくる。

ヨーガ書を読み、解脱の研究をし、多くの知識を蓄えてもジーヴァン・ムクタにはなれない。「私は解脱した」といえば、それは自己顕示欲のあらわれであり、欲は消えていないことになる。解脱は本人の主張で成り立つのではなく、利害関係の全くない第三者が認めることで、真実味を帯びてくるものなのだ。

だから、新興宗教の教祖が解脱したと言っても、信憑性がないのだ。なぜなら、その教団の信者がそう主張しているか、最悪の場合には教祖自身が「私は解脱した」とか「私は悟った」と言うケースもあるからだ。

生きている間の解脱はともかく、死後に生まれ変わるという輪廻のサイクルからは、なんとか抜け出したいと、インド人は考える。輪廻のサイクルから抜け出す、唯一の方法は「解脱」することである。
　だからインド人は解脱を強く望み、インドには、解脱に至る道を説くヨーガ経典が存在するのだ。そのヨーガ経典の説く「解脱への道」をたどっていくと、各種の超能力が生じることになり、さらに進み、ほぼ確実に解脱できるという保証を得る段階では、「空中浮揚」の能力が得られることになる。

◆ヨーガ経典の随所に見られる空中浮揚

　『ハタヨーガ・プラディーピカー』『ゲーランダ・サンヒター』『シヴァ・サンヒター』などのヨーガ経典には「××に熟達すると空中浮揚ができるようになる」というような記述が各所に見られる。空中浮揚に関する記述の部分だけを書き出して見るとざっと次のとおりである。

　「肉体と虚空との結びつきに綜制をするか、または、軽い綿くずに定心を向けることによって、空中を歩くことができる」
　　　　　　　　　　　　　　　　　　　　（ヨーガ・スートラ3・42）

　「婦人が自分のラジャスを回収して、それを保全するならば、彼女はヨーギニーである。彼女は必ずや過去と未来を知り、空中を歩むことができるであろう」
　　　　　　　　　　　　　　　　（ハタ・ヨーガ・プラディーピカー3・101）

　「不動金縛りにされた水銀と気は空中飛行の力を開発する」
　　　　　　　　　　　　　　　　（ハタ・ヨーガ・プラディーピカー4・27）

　「人間の身体のままで天界へ往来することができる。どこへでも意のままに瞬時に行くことができるし、空を歩む力も得られる。このことに狂いは無い」
　　　　　　　　　　　　　　　　　　　（ゲーランダ・サンヒター3・69）

　「気を心といっしょにこの実体の所に連れてきて、五ガティカの間そこに留め置くべし。これがヴァーヤヴィー・ダーラナーにして、この修行者は空中を歩くことができる」
　「この至高なムドラーは老と死を無くする。風のために死を招くことは断じて無い。さらには空中歩行の力を与える」
　　　　　　　　　　　　　　　　　　（ゲーランダ・サンヒター3・77〜78）

「下位の調気からは発汗状態が生じ、中位の調気からは背骨の震えが生じ、上位の調気からは大地を離れる（空中飛行）現象が生ずる。以上はシッディ（成就）の三様の兆候である」

「調気から空中飛行が生じ、調気から病気平癒が生ずる。また、調気の結果シャクティが覚醒し、マノーンマニー（三昧）が生じ、心のうちにアーナンダ（歓喜）が生ずる。調気を行ずるものは幸福者となることができる」

（ゲーランダ・サンヒター5・56～57）

「調気の第二の段階においては、戦慄（ふるえ）が起こり、次の段階では蛙のように飛び歩くと説かれている。さらに修習が増強されると、空中歩行ができるようになる」

「ヨーギーは蓮華坐を組んだままで、地を離れて空中に浮かぶことができる。この時は輪廻の闇を消す調気の行が成就したのである」

（シヴァ・サンヒター3・49～50）

「ヨーギーは修練の力によってブーチャリー・シッディを得て、手をうった音でびっくりした蛙のように、地上から飛び上がることができる」

（シヴァ・サンヒター3・55）

「このバンダの恩恵によって、ヨーギーは蓮華坐を組んだままで、この大地を離れて、疲れることなく空中に浮かぶことができる」

（シヴァ・サンヒター4・67）

「空中に自己の完全な似像を見る時は、勝利を得、風を克服して空中を自由に往来することができる」

（シヴァ・サンヒター5・35）

「休まずにこのヨーガを修習するならば、シッディは久しからずして来る。時がたてば風のシッディ（空中遊行のシッディ）が得られることは疑いない」

（シヴァ・サンヒター5・57）

「すべての物質元素を克服し、なんらの期待を持たず、無所有の身となって、蓮華坐を結んで、鼻頭を凝視するならば、そのヨーギーの心意は死にきり、空中遊行の力が達成せられるであろう」

（シヴァ・サンヒター5・69）

「かかるムーラーダーラ・チャクラに対して常に念想を施すヨーギーはダールドゥリー・シッディが得られる。そして次第に高く大地を離れることができるようになる」　　　　　　　　　（シヴァ・サンヒター5・90）

「彼は過現未三世を対象とする無限の智を得る。遠聴と遠視の力を得、また

望みのままに空中を歩くことができる」
「彼はシッダ聖衆を見ることができ、ヨーギニー女神を目にすることもできる。また、空中飛行の神通力を得、空中を飛ぶものを悉く支配する」

(シヴァ・サンヒター5・118〜119)

「また空中飛行と地上遊走のシッディ（超能力）を得る。すべてのことは、それを念想するだけで入手することができる。これについて疑いをさしはさんではならない」

(シヴァ・サンヒター5・193)

「同様にして一八〇万遍を誦唱し終わったならば、行者は現在の肉身のままで空中に浮き上がり、地上を離れて、神々しい身体に生まれ変わる。そして自由に世界じゅうを遊歩し、終いには大地の裂け目を見る」

(シヴァ・サンヒター5・256)

　これは、空中浮揚に関する部分だけを抜粋したものだが、その前後も含めて読んでみると、結局はいろいろな能力がついた後に空中浮揚能力がつく、というようになっている。──ということは、空中浮揚は解脱に向かうヨーガ行者が、最後に得られる、最も重要な能力ということになる。
　ヨーガ経典に出会ってから、わたしは「空中浮揚」に対する認識を改めた。それまでは、ほとんど無視をしていたのだが、ハタ・ヨーガでの空中浮揚の重要性を知ったことで、それまで積み上げてきた修行の内容を再検討した。
　そうすると、ハタ・ヨーガの中のいくつかのアーサナ（ポーズ）や呼吸法などが、空中浮揚との関連性で非常に重要なものだったことを改めて知らされた。肉体が空中に浮くという、具体的な形で表される空中浮揚は、あらゆるヨーガの中で、解脱へのアプローチとして唯一とも言える、確実な手段だったのだ。

◆解脱への鍵はハタ・ヨーガ

　その空中浮揚の能力を得るには、ハタ・ヨーガに上達する必要があるのだが、そのための唯一の秘訣というのは、「自分を観察する」ということである。
　瞑想を専門とするラージャ・ヨーガの人は、しっかりとした瞑想ができない場合が多い。しっかりとした瞑想ができるというのは、自己観察がしっかりとできる、ということである。長時間坐り続ける瞑想は、往々にして自分を見失うことがある。瞑想をしているつもりが、妄想になったり、幻想になったりしても、観察能力がないと判らず、良い瞑想状態と勘違いしてしまう。
　そのときに、自己観察能力があれば、そういう状態になる前にしっかりと

した瞑想状態に戻せる。ハタ・ヨーガを実践している人はその自己観察能力において卓越しているのだ。

　ラージャ・ヨーガは瞑想で解脱に至れるはずなのだが、実際にはそのレベルまで至れる人はほとんどいないのが現実である。ハタ・ヨーガという肉体のコントロールを伴うものは別だが、肉体のコントロールを伴わないラージャ・ヨーガの場合は、行法の結果があまりにもあいまい過ぎるからである。

　そのことは、バクティ・ヨーガ、カルマ・ヨーガ、ジュニャーナ・ヨーガなど、その他のすべてのヨーガについても言えることだ。もしバクティ・ヨーガで確実に解脱に至れる、という何かがあれば、ヨーガ行者はバクティ・ヨーガを実践するだろう。

　『ヨーガ・スートラ』は解脱に至る八つの階梯を説いている。その第3番目のアーサナ（坐法）、第4番目のプラーナーヤーマ（呼吸法）、第5番目のプラティヤーハーラ（制感）、第6番目のダーラナー（凝念）という4つの階梯は、すべてハタ・ヨーガの修行なくしては得られない。

　漠然と瞑想していて解脱が得られれば楽なものだが、現実はそれほど甘くない。

　小学生の夢ならば、大会社の社長になりたいでも、ジャンボ機の機長になりたいでも構わないが、現実に社長やパイロットになるには、相当の努力が必要になる。単に飛行機が好きだからといってパイロットになれる訳ではないし、突如大会社の社長の椅子が舞い込んで来る訳でもない。

　目的達成のための努力をこつこつと続けなければ、社長にもパイロットにもなれない。同じようにハタ・ヨーガのような地道な努力をしないで漠然と瞑想をしていては、解脱を得ることはできない。

　なぜそうなのかというと、瞑想を続けても、信仰を続けても最終的に肉体に対する執着からは解放されないからだ。ハタ・ヨーガで肉体をコントロールし、肉体を大切に扱い、肉体の存在のすべてを知り尽くすことで、完全に肉体に対する執着から解放されるのである。

　そのレベルに達するまでには、現世のあらゆる執着からは解放されてしまう。そして最後に残るのが肉体に対する執着だけとなり、それもハタ・ヨーガに熟達すれば解放される。ハタ・ヨーガの大きな特徴は「積極的な実践法」にある。待っていれば解脱がやってくるのではなく、解脱に向けて一歩ずつ確実に歩むのがハタ・ヨーガなのである。その点でハタ・ヨーガ以外のヨーガには弱さがある。

　仏陀、ミラレパ、キリストなどの過去の聖者が、なぜ空中浮揚や空中歩行をおこなったのかが、ここではっきりとしてくる。彼らは解脱に向けて一歩ずつ確実に歩んだから、空中浮揚や空中歩行の能力を得たのだった。わたしの「地上一メートルを超える空中浮揚」は、間違いなくハタ・ヨーガの行法の正しさと、着実な進歩を示している。

　ハタ・ヨーガは実践であり、学問ではない。学問に支配された実践はあやつり人形に等しい。正しくは実践が人形つかいであり、学問があやつり人形

なのだ。学問からはヨーガも真理も生まれない。

　ヨーガや真理が先にあり、そこから生まれたのが学問なのである。

　「学問的に証明されたからヨーガは正しい」という表現は間違いである。ヨーガという実践があり、それを学問的に研究した結果、正しいと証明された、と表現すべきだろう。現象、実践が先にあって、それを研究して生まれたのが学問なのである。

　病気があって、それを研究して生まれたのが医学である。病気の前に医学があったらおかしい。物質があり、宇宙が存在していて、それを研究して生まれたのが物理学、天文学、宇宙工学などの学問なのだ。

　あやつり人形を作り出したのが人間であると同様に、学問が生まれるのは、その対象となる現象や実践があるからなのだ。

　わたしの「1メートルを超える空中浮揚」が学問的に証明されるのは、はたしていつのことになるのだろうか。現在の学問で証明されなくても、空中浮揚が現象として存在するのは確かなことである。それは仏陀やキリストの時代から存在していた。

　写真、ビデオ、映画、公開実験など、どんな方法であれ、「地上1メートルを超える空中浮揚」に成功する複数の人達が出現するのは、残念ながらまだ時間がかかるのではないかと思う。

　仏陀の時代にしてもそうだったように、現代においても、その役割を担った人というのはごくわずかしかいない。わたしは幸か不幸か「地上1メートルを超える空中浮揚の実践」という役割を担ってしまった。それは、わたしが多くのハタ・ヨーガを実践する人々の助けになるようなヒントを示す、という役割をも含んでいるのだろうと思う。

『入門編』

第1章

初心者のヨーガ

◆ヨーガに興味が湧いたら

「ヨーガは興味がある」「やってみたい」と思っている人は多い。しかし、いざ始めようとしても、ヨーガ道場やヨーガ教室に行くところまではいかず、とりあえずヨーガの本を一冊買って読んでみるというのが一般的なケースだろう。

カタカナ書きの専門用語がずらっと並んでいて、むずかしいポーズの写真が出ていると、それだけで挫折してしまう人がいる。また、本に書いてある通りにやってみても、さっぱり効果がないようなのでやめてしまう、という人もいる。

そんな中で本を頼りにこつこつと練習をして、独習だけでほとんど身につけてしまう人もいる。その独習で身につけたヨーガがはたして正しいものかどうなのか、について一抹の不安があり、その辺を確かめたくて、ヨーガ教室に行ってみるという人もいる。その他、いろいろな病気で医者に見放された人が、最後の頼みの綱としてヨーガ教室にくることもある。

理由はどうあれ、一度ヨーガ教室にきて体験をすれば、いろいろな発見がある。そして、「自分」という存在に興味が湧けば、続けることになる。

自分を観察し、新たな自分を発見し、自分のすべてを知っていくのには、ヨーガほど優れたシステムを有しているものはないだろう。せっかくヨーガに対する興味が湧いたのなら、実際に体験し、さらに続けるというようになってもらいたい。

◆ヨーガ教室へ行く

ヨーガ教室をのぞいたことのない人のために、わたしの教室を例にとって説明してみよう。少しは雰囲気がつかめるかもしれない。

ドアを開けると目の前に受付があり、たいていは師範科生の女性が座っている。たまに師範科生がきていないときなどは、わたしがオレンジ色のクルタ（インドの民族衣装）で受付に座っていることもある。

そんなときに、わたしの本を読んで体験にきた人がドアを開けると、いきなり受付にわたしが座っているので驚いてしまうようだ。まさか本にでている「空中浮揚ヨーガ行者」が受付に座っているとは思わないのだろう。

夕方のクラスは午後6時30分から8時までで、6時に開場する。入り口にインドの香が焚かれ、インド音楽が教室内に流れる。

授業開始までは、書棚にある本を読んだり、ヨーガのアーサナをしたり、瞑想をしたり、と自由な時間である。アーサナというのは、ヨーガのポーズのことなのだが、言葉の意味は「坐法」である。ヨーガのいろいろなポーズはすべて瞑想のための坐り方につながるものなのである。
　さて、その授業開始までの、初めてきた人の様子で、その人の性格や、身体の柔軟度や精神状態など、いろいろなことを知ることができる。それは、単なるのぞき趣味ではなく、ヨーガを指導する上では重要なことだ。来ている人の状態をつかんでおくことで、毎回の指導方法を微妙に変えるようにするからなのだ。

◆いよいよヨーガを体験する

　そして時間になり、合掌して「ハリオーム」というあいさつから始まる。このハリオームというあいさつは、わたしが初めてインドに行ったときに、リシケーシュという聖地でごく普通に交わされていたあいさつである。それ以来わたしはヨーガの始めと終わりにはこのあいさつを使っている。
　ハリ（hari）というのはインドの三大神の内の、宇宙の維持を司るヴィシュヌ神（viṣṇu）の別名である。オーム（ॐ）は最も神聖な言葉で、言葉のすべてや宇宙のすべてを表しているとされている。
　まず準備運動から始まるが、体操の準備運動とはちがって身体の細かな動きや変化を観察しながらおこなう。その後、短い休息を交えながら5つほどのアーサナがあり、スーリヤ・ナマスカーラ（太陽礼拝）という12の連続動作に入る。
　ここまでで1時間近く経過している。たぶん初体験者には、あっという間の出来事だろう。ここで自習時間になり、各自、その日におこなったアーサナや、知っている呼吸法や瞑想法などを自由に練習する。初体験者は、なにをしていいのか判らないので、ただ周りの人のアーサナなどをみているだけになるかも知れない。
　数分の自習時間が終わり、逆立ちの時間になる。真ん中で逆立ちをする人や、壁を頼りに逆立ちをする人。比較的簡単な練習型をする人などさまざまである。その日の体調によっては逆立ちをパスする人もいる。
　この逆立ちの時間を利用して初体験者には、呼吸法の説明がある。スカ・プールヴァカ・プラーナーヤーマ（安楽呼吸法）という重要な呼吸法で、わたしの教室では毎回必ず実習する呼吸法である。
　その呼吸法の説明が終わるころには、逆立ちをしていた人も、仰向けになり休息に入っている。「それでは呼吸法にはいりますので、起き上がってください」というわたしの言葉で、全員楽な坐り方になり、部屋の照明が消される。

そしてわたしの合図でスカ・プールヴァカ・プラーナーヤーマを3分間おこない、続いて瞑想の練習に入る。
　瞑想の練習法や集中の練習法など、数十種類の中から、その日に予定されている練習の説明がされる。そして指示された通りに、各自瞑想の練習に入る。
　数分間の練習があり、最後にまた「ハリオーム」とあいさつをして終わる。

◆ヨーガ体験が終わって

　1時間半の授業はこんな感じで進行し、終了する。
　「なにがなんだか判らないうちに終わってしまった」という人もいるし、「結構きつかった」という人もいる。また、「思ったより楽だった」という人もいるし、「気持ちよかった」という人もいる。
　いずれにしてもこの体験で、自分なりに納得できて、続けようと思った人は、入会してヨーガを続けるということになる。ただし、わたしの教室では、その日に入会することを、あまり勧めない。無論本人の意思次第なので「入会したい」と言えば入会の手続きをするのだが、はっきりとした意志のない人には、「ゆっくり考えてから入会した方がいいですよ」と言う。
　何故ならば、本人の意志で入会するのが一番いいからだ。「なんとなく入会させられてしまった」という状況だけはわたしとしては避けたいのだ。
　また「他のヨーガ教室に通っているのはまずいだろうか」、といってくる人もいる。
　わたしはむしろ、他のヨーガ教室に通っているのなら、そのまま継続しながらわたしの所にも通えばいいと思う。いろいろなヨーガの指導方法がある、ということを実体験で理解した方が、その人に合ったヨーガの練習方法を知ることができるからだ。
　そして両方の、またはいくつかのヨーガ教室の指導方法を理解した上で、最終的に自分のフィーリングに合った教室で永続させればいい。
　そして、ヨーガ教室に通っていても、通えなくなっても、自分で毎日こつこつと続けるのが最良の方法である。そのための助けとして本書を少しでも役に立ててもらえれば良いと思う。

◆注意事項について

　ヨーガの本には、注意事項が必ずいくつか書いてある。当然、その注意事項は守らなければならないのだが、書いてある通りに守ればいいかというと、そうとは限らない。

　それは、一般人に向けての注意事項なのか、ヨーガ行者に向けての注意事項なのかで違ってくるからだ。さらに、どの地域に住んでいる人に対しての注意事項なのかでも、そのまま守っていいかどうかが違ってくる。

　たとえば「香辛料の効いた料理を食べてはいけない」という注意事項はインドの行者には当てはまるのだが、日本人にはほとんど必要のないものだ。菜食にするとか、断食をする、というのも普通の人がヨーガを始めるときにはまったく必要のないものである。

　ヨーガ経典に書かれてある修行者に対する注意事項も、一般の人にとってはほとんど実用性はない。

　代表的なヨーガ経典のハタ・ヨーガ・プラディーピカーから引用してみると、修行者のための諸条件として、まず「行者は政治が正しく、人民が善良で、托鉢して食を得るのが容易で、そして犯罪のない国において、矢のとどく範囲に岩や火山や川がない人里離れた場所に庵室を結んで住むのがよい。」となっている。

　こんな環境を探そうと思ったら、一生かかってもヨーガを始められない。

　その意味で、ここでは普通の人がヨーガを始めようとするときに必要な注意事項を紹介する。特別大変なことをするのではないのだから、スポーツや軽い運動をするときの注意とほとんど同じだと思えばいい。

1. 満腹時は避ける

　これは、どんなスポーツでも言えることだが、食後すぐに走ったりしたら、お腹が痛くなるのは当たり前のことであり、ヨーガでも同じことだ。「食後2時間は絶対やらないように」、という注意を書いている本が多いが、食事の内容によっても違うし、どういうヨーガをやるかでも違う。

　自分の状態をちゃんと把握できる人は、「2時間」というのにとらわれないで、自分の身体からの命令にしたがってよい。しかし、自分の身体から答えを引き出せない人は、やはり食後2時間ぐらい間をあけてからやるようにした方がいい。

　また「空腹時におこなう」、とする本と、逆に「空腹時は避ける」、とする本があり、読者は惑わされているかもしれない。著者の考え方がそれぞれに違

うからなのだが、基本的には満腹時さえ避ければ問題ない。

　ヨーガの後の食事に関しては、30分以上経ってからとする本が多い。しかし、これも人それぞれに諸事情があり、その通りできないケースも多いので、現実に即しておこなえばいい。たとえば、「食後3時間はやってはいけない」「ヨーガの後は1時間以上経ってから食事をする」「かならず早朝か夕方におこなうこと」などと決められたら、ほとんどヨーガをする時間が取れない、という人が多いのではないだろうか。そういう非現実的な規則を守ろうとして、ヨーガができなくなるよりは、満腹時さえ避ければ、やれるときにやった方がいいし、時間がなければたとえ5分ぐらいでもやった方がいい。

2. 入浴の前後は避ける

　「入浴の前後30分はアーサナをおこなわない」、とする本が多いが、これも「アーサナの前後には入浴した方がいい」、とする本もある。それでは、どうすればいいかというと、心臓や血圧に不安のある人は、やはり入浴の前後30分は避けた方がいい。健康な人は、効果的にやろうということを考えなければ、入浴後に軽いアーサナをしてもいいし、アーサナの後に入浴しても差し支えない。

3. 具合の悪いときは避ける

　熱のあるとき、体調の悪いときなどに、無理してヨーガをやっても効果はない。そういうときは気持ちを落ち着けて休んだ方がいい。しかし、これにも例外がある。つまり、体調を崩したときにヨーガをおこなって、具合がよくなることもある。初心者の内は避けるとしても、ヨーガに慣れたら具合の悪いときでも、「自分の体が要求していれば」アーサナをおこなってもいい。どんなアーサナをおこなうかも、体の要求に従えばいい。

4. 生理時には逆立ちは避ける

　生理時には体を逆転する系統のアーサナは一般的には避けた方がいいだろう。前屈系統のアーサナを中心にして「絶対に無理をしない」ことを念頭に置いておこなえば、生理時特有の不快感やいらいらなどがなくなる。

5. 妊娠中はどうしたらよいか

　生理も妊娠も基本的には病気ではなく、健康的な現象である。したがって妊娠中だからといって、まったくヨーガをやめる必要性はない。とくに骨盤を開閉させる内容をもったバッダコーナ・アーサナ（33頁）や腹筋のコントロール能力を養うカパーラバーティ・クリヤー（219頁）などは、むしろ積極的におこなう方がいい。

　一人ひとりの肉体的な条件が違うので、あくまでも自分の状態を観察しながら、おこなうのが望ましい。たとえば「生理時には体を逆転する系統のアーサナは絶対に避けなければいけない」といっても、「生理のときに逆立ちをするとすっきりとする」という人もいるので、こういう注意事項は、一般論として捉えてほしい。

6. 呼吸は鼻から

　呼吸は原則として鼻からおこなうのが望ましい。ヨーガの呼吸法には口を使うものもあるが、それはある程度のテクニックをともなうので、そのあたりをマスターしなければならない。普段の生活でも、鼻からの呼吸を心掛けるだけで身体は丈夫になる。

7. 無理をしない

　ハタ・ヨーガのアーサナは身体を柔軟にすることが目的ではないので、人に押してもらったり、腱を痛めるほど無理をしたりしてはいけない。それよりは、ていねいに身体を操作してその間の細かな変化をしっかりと観察した方がいい。

8. 無駄な力を抜く

　アーサナの完成型では、緊張したり無駄な力が入っていたりしてはいけない。無駄な力は入っていないと思っても、よく観察すると必ずどこかに必要のない力が入っているものである。そういう部分を見つけて無駄な力の入っていない状態に持っていければ、アーサナの完成度が高まる。

9. 他人と競争しない

　初めてヨーガ教室に来た人は、周りの人の身体が柔軟なので、負けないように頑張ってしまうというケースが多い。しかし他人と競争し始めたら、それはヨーガではない。ヨーガはあくまでも自分を向上させるためのものであり、他人と競争するためのものではない。

　どんなに身体が柔軟でも、他人を意識してアーサナをしているとしたら、それは完成度の低い、内容の悪いヨーガになってしまう。その逆に、どんなに身体が固くても他人を意識せず、マイペースでアーサナをしているとしたら、それは完成度の高い、内容のいいヨーガだと言える。絶対に他人と競争しないように心掛けてほしい。

『入門編』

第2章

準備運動

◆準備運動について

　ハタ・ヨーガのアーサナに準備体操とか準備運動というのは本来はない。どういう方法であれヨーガ行者が身体を動かしたり静止したりすれば、それはアーサナになる。

　ヨーガ行者にとっては準備運動もアーサナになる。つまり単なる準備運動ととらえるか、究極の身体コントロール法ととらえるかで、大きな違いがでることになる。

　一般的に運動をする前には準備運動をしたほうがいいのは確かなことであり、その意味ではアーサナも一般の人がおこなう場合には準備運動をしたほうがいいと言える。ただ、その場合でも単に準備運動をするよりは、ヨーガのアーサナの一環としてやったほうが内容的に充実するので、そのための方法を加えながら説明をしていくことにする。

　また、ここで示した準備運動は、それだけでも健康法や美容法としての効果は絶大なものがあり、ヨーガ行法としても正しくおこなえば解脱への大きな一歩となる。

◆両足を伸ばして座る

　準備運動のときの基本的な姿勢が、この「両足を伸ばして座る」（写真1）というのだが、このときの上半身の状態を見ると、その人の身体の柔軟度がある程度判る。

　前屈系が得意な人と、股関節が柔軟な人は、上半身を真っすぐに伸ばして座れる。それ以外の一般的な人の場合は、横からみたときに背中が曲がった状態になる。その人たちがたいていは、「わたしは体が固い」と思っているのだが、そうとはいえない。

　わたしの経験からすると、両足を伸ばして座れる人は、そんなに体が固いとはいえない。体が固い人は、この段階で後ろにひっくりかえってしまう。そういう人はあぐらで座ることもできない場合が多い。

　しかし、そういう人はハタ・ヨーガができないのかというと、そうではない。アーサナがやりにくい、というだけであり、そ

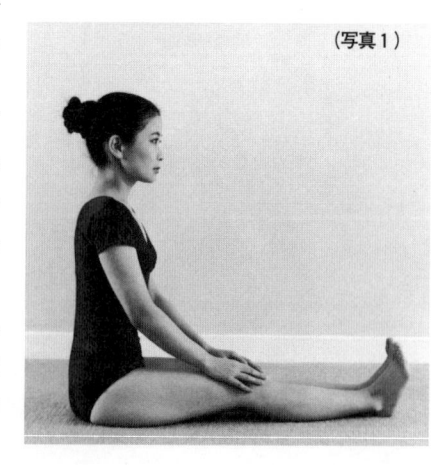

（写真1）

れは考え方をかえればむしろハタ・ヨーガに向いているということになる。

わたしの31年の指導経験からすると、身体の柔軟な人よりは、むしろ固い人の方がハタ・ヨーガに向いているといえる。それは、身体が柔軟な人は、いろいろなアーサナが簡単にできてしまうので、「ハタ・ヨーガなんて簡単なものだ」と考えてしまい、しかも少し続けたくらいでは表面的な変化はないのでやめる場合が多い。

それに反して身体の固い人は、「ハタ・ヨーガはむずかしい」と考え、しばらく続けるうちに、驚くほど身体が柔軟になっていくのを体験できるので、おもしろくなり更に続けることになり、気が付いたら何十年も続いていた、ということになる。

しかし本質的には、身体が柔軟でも固くてもハタ・ヨーガを続けるには関係ないといえる。表面的なことにとらわれることなく、マイペースで続けることが最も重要なのである。両足を伸ばして座ったときに、もし後ろにひっくりかえってしまったとしても、むしろ「わたしはハタ・ヨーガに向いているな」と思ってほしい。

◆足指の開閉

(写真2)

(写真3)

両足を伸ばして座った状態から後ろの床に手をつく。両足の指を開く、閉じる、を繰り返す（写真2）。開いたときに指と指の間が離れない人は徐々に離れるようにしていく必要がある。とくに人差し指、中指、薬指の三本の指がくっついているケースが多いが、それも練習次第で離れるようになる。開くのが難しい人は、閉じるときになるべくしっかりと閉じる練習をするとよい。指先までどのくらい自分の意識が届くかが重要である。

つぎに、足の親指を立てて、他の4本を寝かせるようにして（写真3）、反対に親指を寝かせて、他の4本を立てる（写真4）というのを繰り返す。

(写真4)

足指の開閉がうまくいかない人には、これは更にむずかしいかも知れないが、あきらめないでほしい。毎日少しづつ練習すれば必ずできるようになる。

足指の開閉ができるようになると、動物的な生命力が高まるので、寿命を延ばすことにもつながるし、病気に負けない体力を培うことにもなる。

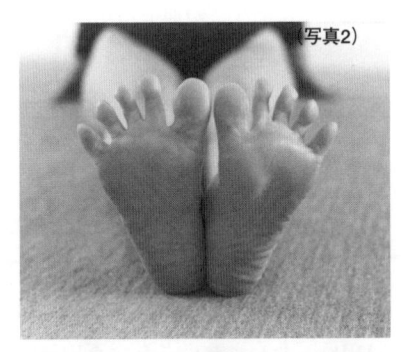

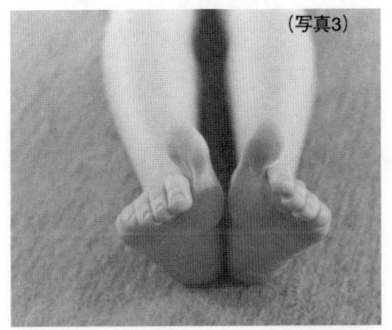

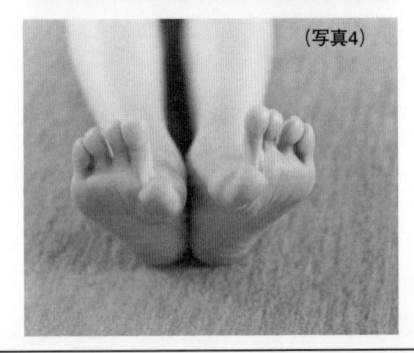

◆足首回し

　右足を内側に折り曲げて、左大腿部に乗せる。右手で足首をつかみ、左手で足先をつかむ（写真5）。

　ゆっくり大きく足首を回す。足先で大きな円を描くようにして右回し、左回しを十分にする。なるべくきれいな円を描くように注意する。足首の腱を一本一本しっかり伸ばすために、最大限大きな円を描くようにする。

　1〜3分以上ていねいに回してから、足を交替して左足も同じように回す。

　毎日一回以上を根気よく続ければ、健康法としての効果が大きい。なぜならば、足首回しによって血液の循環がよくなるので、いろいろな病気の原因が解消され、さらに血液の質がよくなるので、癌などの血液にかかわる病気の予防になる。

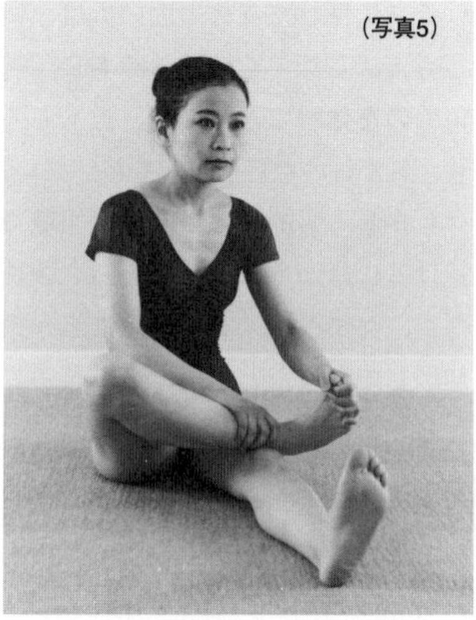

《注意点》

　折り曲げた足と反対の手で足首をつかんでしまい、腕を交差させた状態で足首回しをする人がときどきいるが、そうすると足先で大きな円を描きにくくなるのでやめたほうがいい。

　足先をつかむときには、足の指をつかんではいけない。足の指だけで円を描いて、足首が全然回らないことになる場合が多いからである。もっとも一本いっぽんの指の間に手の指を入れて回すという方法をおこなうのはいい。

　また足首を回すときに床にぶつかってしまう場合には、伸ばした足のひざを少し曲げてもいい。

(写真5)

◆片足屈曲

　右足を内側に折り曲げ、左足の付け根に乗せる。折り曲げた右足のひざを床に近づける。さらに余裕のある人はそのひざを伸ばしている左足のひざの方へ寄せる（写真6）。
　左足の付け根の上に右足の甲か足首を乗せて、さらに折り曲げた右足が床に付けられる人は、下半身がかなり柔軟である。折り曲げた足がなかなか床に付けられないのが一般的だ。まずは、自分がどの程度までできているかをしっかりと確認することが重要である。確認ができたら、足を交替して同じようにどの程度できるかを確かめる。そして、出来具合の左右差を知り、少しずつ自分の身体に対する認識を深めるようにする。

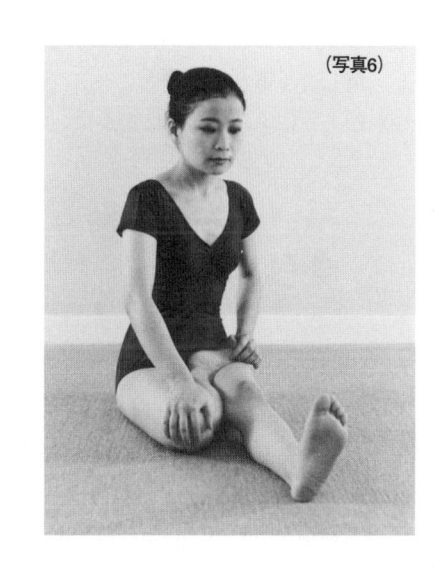

（写真6）

◆前屈

1. 左足を内側に折り曲げて身体のほうに寄せ、右足は伸ばしてその両側の床に両手をつく（写真7）。
2. 息を吸いながら顔を上に向け背中を伸ばし、つぎに息を吐きながら上半身を前へ倒していき両手を前方へ伸ばす（写真8）。
3. 前屈して息を吐き終わったところで保つ。
4. いくぶん苦しくなってきたら、息を吸いながら戻す。
5. 折り曲げる足を交替して1～4をおこなう。

《注意点》

　身体が固い人は、両手を床に付けられないかも知れない。その場合には伸ばしている足に両手を軽く添えるだけでいい。そして身体もほとんど前に倒れないだろうから、無理に倒そうとせずに、呼吸だけ合わせて、前に倒そうという意識だけを働かせれば十分である。
　4で「いくぶん苦しくなってきたら、息を吸いながら戻す」とあるが、初心者は、苦しくなるよりは、かなり手前で戻すつもりのほうがいい。目一杯倒すのが目的ではなくて、自分の身体の状態を把握するのが最も重要なことなのだ。

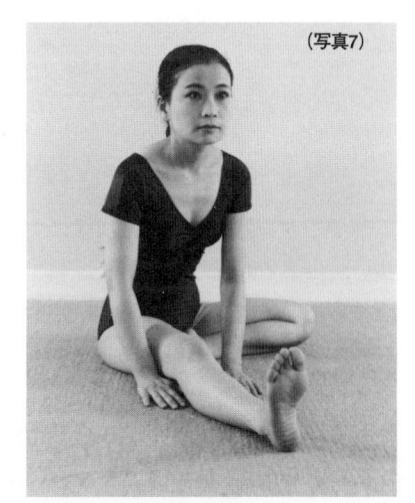

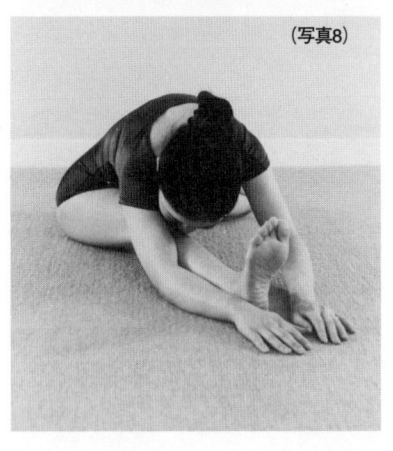

（写真7）

（写真8）

だから、前屈だからといって、前に倒れなくてもかまわない。それよりは、どれぐらい倒せるかを知り、その倒していく過程と、戻してくるときの、どのへんでどういう具合になるのかをつかむようにするほうがはるかにいい。

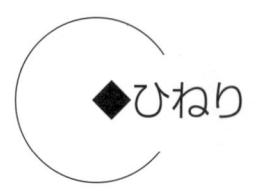

◆ひねり

（写真9）

1．右ひざを立てて、伸ばした左足の外側におく。
2．立てた右ひざの右側に左腕を当てて押すようにして、余裕があれば前に持っていき伸ばした足か、折り曲げた足のどちらかをつかむ。右手は後ろの床につける（写真9）。
3．背すじを伸ばして正面を向いた状態から、ゆっくりと右へひねっていく。
4．後ろを向いたところで息を吸い込んで止める（写真10）。
5．いくぶん苦しくなったら、息を吐きながらゆっくりと正面まで戻す。
6．足を交替して、1〜5をおこなう。

《注意点》

2でひざを外側から押す状態にするのが困難な人は、力みを抜いて出来る範囲でおこなうようにする。

後ろを向いたときにあごが上がらないようにする。それには、ひねって行くときの視線に注意するといい。始めに正面を向いたときの目の高さのまま水平に視線を移動して、最後までもっていく。戻すときも同じように目の高さの視線で正面までもってくる。その間、顔が前後や左右にぶれないようにできるのが望ましい。

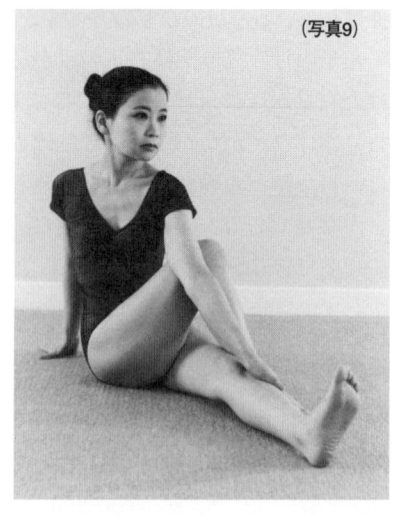

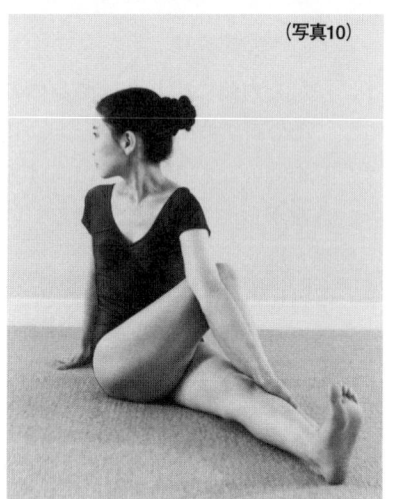

（写真10）

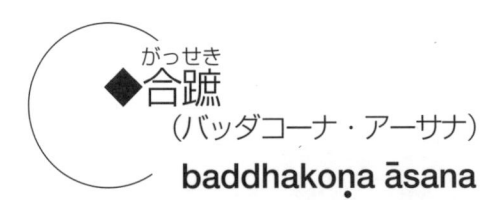

◆合蹠(がっせき)
（バッダコーナ・アーサナ）
baddhakoṇa āsana

1. 両足の裏を合わせ、かかとをなるべく体のほうに寄せる。
2. 両手でひざを押さえ、吐く息に合わせて床のほうへ近づける（写真11）。
3. 両手で足先をつかみ、息を吐きながら上体を倒していく。
4. 力を抜いて楽な呼吸で30秒〜1分ほど保つ（写真12）。
5. 息を吸いながら戻す。

（写真11）

（写真12）

《修行者へのヒント》

　股関節の柔軟は人は両足がほとんど床に付いてしまうが、それで安心してはいけない。わたしが指導するときに「ひざを床に近づける」とか「ひざを床に付けるようにする」と言う表現を使うことがあるが、そのときに股関節が柔軟な人は、「自分はひざが床に付いている」と勘違いして、なにもせずに待っていることが多い。

　しかし、その状態で、ひざが床に付くことはほとんどない。たいていは床から3〜5センチほど浮いている。試してみればわかるが、ひざを床に付けようとしたらムーラバンダ・アーサナ（204頁）のように、かかとを床から20センチぐらいは浮かさないとならない。

　そこで重要なのは、その3センチ浮いているのを、さらに1ミリでも床に近づけようとすることである。それも無理にやるのではなく、ひざをほんの少し押したときに身体がどんな反応をするか、細かくていねいに観察しながらおこなうのが望ましい。

　それには、ゆっくりと息を吐いていくのに合わせて、少しずつひざを押す圧をかけていく。そして息を吸うときにはその圧をゆるめて、吐くときにまた圧をかけていき、ひざの内部にその圧をじわじわと浸透させるようにするのがこつである。

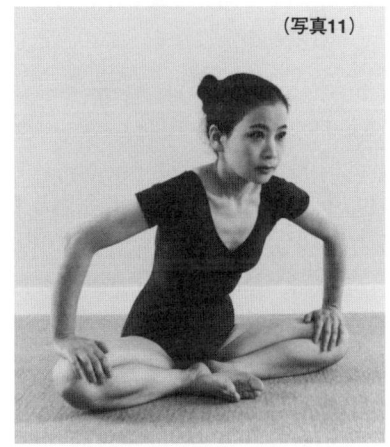

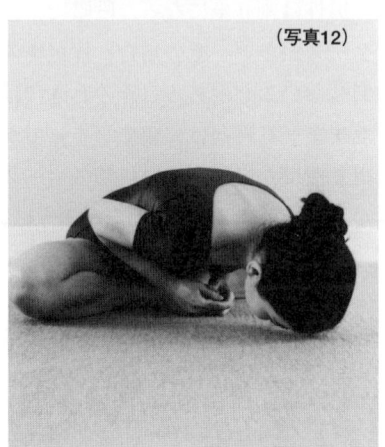

◆上向き英雄坐
（スプタヴィーラ・アーサナ）
sptavīra āsana

(写真13)

1．かかとを開いて腰を床に付ける英雄坐（いわゆる割り坐）になる。このときに腰が床に付かない人は片足を伸ばす。
2．後ろの床に手を付いてから、ゆっくりと上半身を倒していく。
3．仰向けになったら、目を閉じて力を抜いて30秒〜1分ほど保つ（写真13）。片足を伸ばしている人は、途中で伸ばす足を交替する。
4．ゆっくりと起き上がり、呼吸を整える。

《注意点》

男性は割り坐になった段階で、腰が床につかないケースが多い。その場合、片足を伸ばしても後ろに倒せないことがある。そのときには、両足を伸ばしたまま一旦仰向けに寝てしまってから、片方の足を折り曲げたほうがいい。このポーズは腰に負担がかかるので、極力無理をしないようにして欲しい。

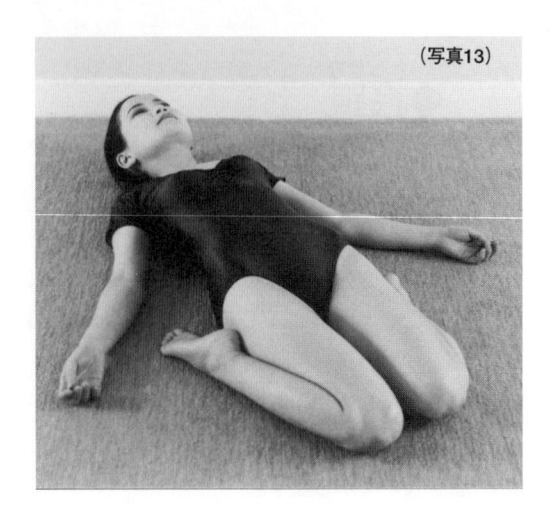

『入門編』

第3章

腕と首の運動

◆関節部分について

　血液の流れが滞りやすいのは、主に関節部分である。その関節部分を柔軟にしておけば、血行がよくなり、血液の質もよくなるので、それだけでも健康法としてすばらしい効果がある。
　またヨーガ的に見ても、プラーナ（宇宙に満ちている根源的生命エネルギー）の流れが滞りやすいのは関節部分であり、わたし自身も、関節部分がエネルギーの流れが滞りやすいということは、体験からはっきりとつかんでいる。
　わたしが「1メートルを超える空中浮揚」に成功したのには、関節部分の柔軟さが大きなウエイトを占めていた。なぜなら、滞りのないエネルギーの流れから得られる途方もないパワーが、その空中浮揚に使われるからである。
　関節部分が柔軟になると、体内に大きなエネルギーが流れるようになる。その結果、生命力が増強されるので、当然健康面での効果も多大なものがある。

◆腕の運動Ⅰ

1．両腕のひじから指先までを合わせる。
2．ひじを離さないようにして、できるだけ上に上げていく（写真14）。
3．ひじが離れそうなところまできたら、元に戻す。
4．つぎに同じくひじを離さないようにして、できるだけ前に倒していく（写真15）。
5．ひじが離れそうなところまできたら、元に戻す。

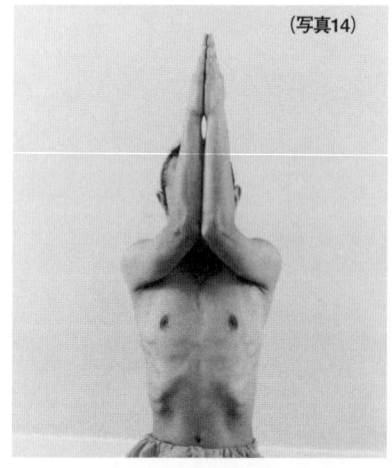

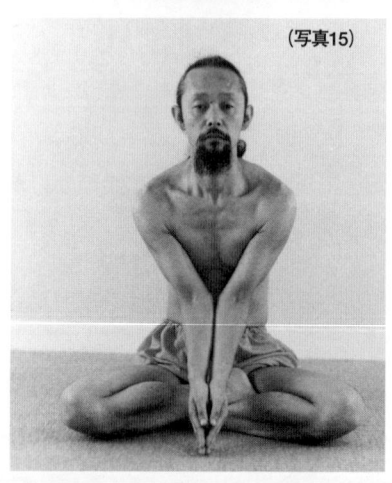

（写真14）

（写真15）

入門編│第3章│腕 と 首 の 運 動

◆腕の運動Ⅱ

（写真16）

1．手を組んで頭の後ろに持っていき、両ひじを合わせるつもりで寄せていく（写真16）。
2．これ以上両ひじが寄らないところまできたら、元に戻す。

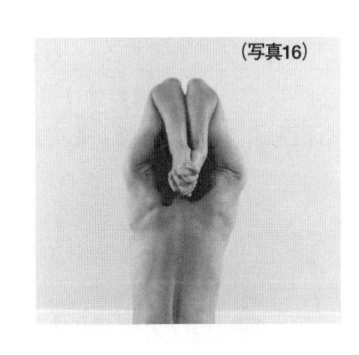

◆腕の運動Ⅲ

（写真17）

1．両腕を下から後ろに回して手を組んで、両ひじを合わせるつもりで寄せていく（写真17）。
2．これ以上両ひじが寄らないところまできたら、元に戻す。

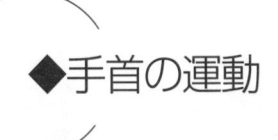

◆手首の運動

1．右腕を前に伸ばし、手のひらが真下を向くようにして、左手で右手首をつかむ（写真18）。
2．手首から先を下に向けて（写真19）から、右手の右回し8回。左回し8回をおこなう。
3．左腕を前に伸ばし、手のひらが真下を向くようにして、右手で左手首をつかむ。
4．手首から先を下に向けてから、左手の左回し8回。右回し8回をおこなう。
5．今度は、手首をつかまずに1～4をおこない、手首が左右に動かないようにする。
6．両腕を前に伸ばし、手のひらが真下を向くようにして、両手の右回し8回。左回し8回（写真20）をおこなう。
7．次に、右手右回し、左手左回し8回。右手左回し、左手右回し8回（写真21）をおこなう。
8．手首が左右に動いてしまう場合は、1～4を3～5セットおこなってから、5～7を試してみる。手首が動かないならば、5～7を3～5セットおこなう。

（写真18）

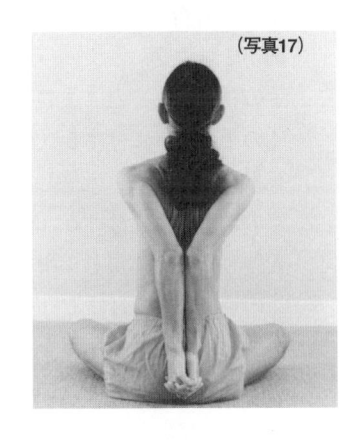

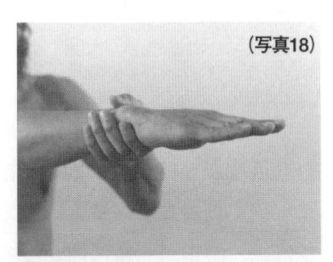

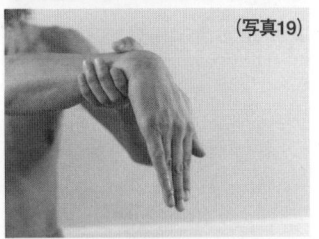

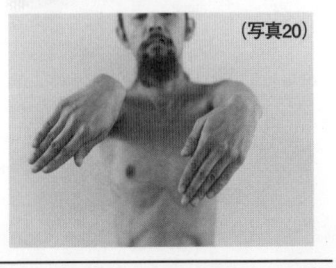

（写真19）

（写真20）

37

《注意点》

　回している間、指の付け根を折り曲げてはいけない。手首から指先までを真っすぐにしておく。

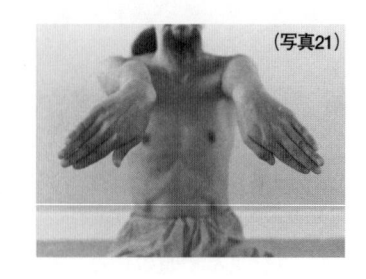

(写真21)

◆指の運動 I

1. 合掌から指先をなるべく開いて手のひらを反った状態で、両手を離す。
2. 手のひらを反ったまま親指を折り曲げて指先をなるべく遠くの手のひらに付ける（写真22）。
3. 親指を元に戻し、人差し指を折り曲げて指先をなるべく遠くの手のひらに付ける（写真23）。
4. 人差し指を元に戻し、中指を折り曲げて指先をなるべく遠くの手のひらに付ける（写真24）。
5. 中指を元に戻し、薬指を折り曲げて指先をなるべく遠くの手のひらに付ける(写真25)。
6. 薬指を元に戻し、小指を折り曲げて指先をなるべく遠くの手のひらに付ける(写真26)。
7. 小指を元に戻す。

《注意点》

　1で指先を開いたときに、指先同士の距離がなるべく離れていたほうがいい（写真27）。指を折り曲げるときに、他の指はなるべく真っすぐのままにしておく。特に小指を折り曲げるときには、薬指が一緒に曲がってしまうが、それでも指の付け根から指先までは真っすぐにしておくように努力してほしい。

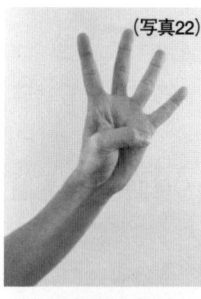

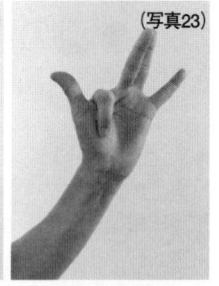

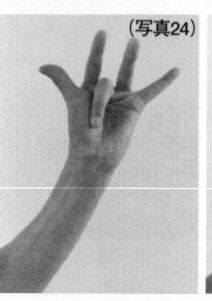

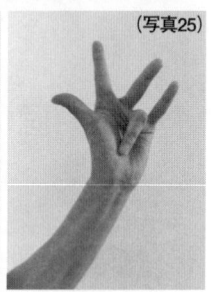

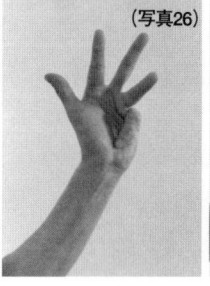

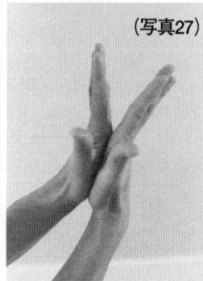

◆指の運動 II

1. 両手のひらを反った状態から五本の指を折り曲げ、指先をその指の付け根に付けるように努力する（写真28）。
2. 親指をしっかり伸ばして（写真29）から元に戻す。
3. 人差し指をしっかり伸ばして（写真30）から元に戻す。
4. 中指をしっかり伸ばして（写真31）から元に戻す。
5. 薬指をしっかり伸ばして（写真32）から元に戻す。
6. 小指をしっかり伸ばして（写真33）から元に戻す。

《注意点》

指を伸ばすときに、他の指は折り曲げたままにしておく。たぶん中指を伸ばすあたりから、他の指が伸びそうになるので注意するように。薬指を伸ばすのはかなりむずかしいので、もう片方の手を使って伸ばすように練習するといいだろう。

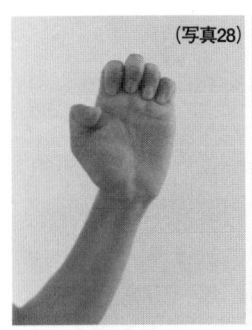

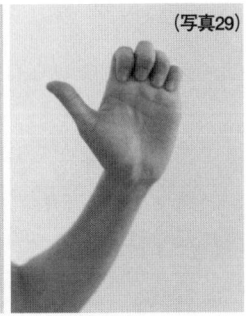

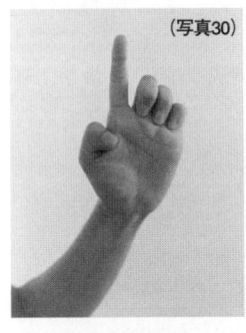

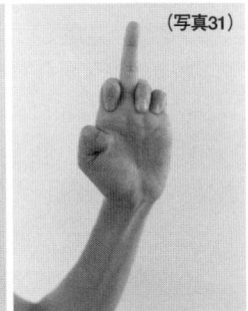

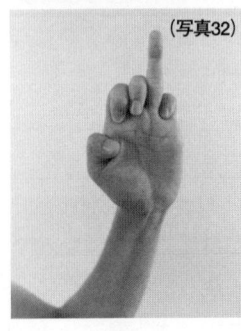

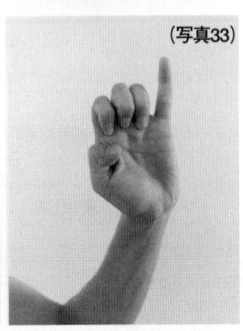

◆首の運動

1. 楽な座り方で背すじを伸ばし、顔を正面に向ける。
2. 息を吐きながら首を前に倒し（写真34）、吸いながら元に戻す。これを2～3回おこなう。
3. 息を吸いながら首を後ろに倒し（写真35）、吐きながら元に戻す。これを2～3回おこなう。
4. 息を吐きながら首を右に倒し（写真36）、吸いながら元に戻す。息を吐きながら首を左に倒し、吸いながら元に戻す。これを2～3回おこなう。
5. 息を吸いながら首を右方向にひねり（写真37）、吐きながら元に戻す。息を吸いながら首を左方向にひねり、吐きながら元に戻す。これを2～3回おこなう。
6. 息を吐きながら首を前に倒す。次にゆっくりと右から一周させていく。上を向いている間に息を吸い、下を向いている間に息を吐く。3回まわしたら、左に同じ要領で3回まわし、最後に首を起こして正面を向く。

《注意点》

首から下は動かさないようにする。首を前に倒すときは、どうしても体が前傾しがちになるので、極力注意する必要がある。後ろに倒すときにも、左右に倒すときにも同じことがいえるので、基本的に首から上だけを動かし、体は動かさないようにすること。

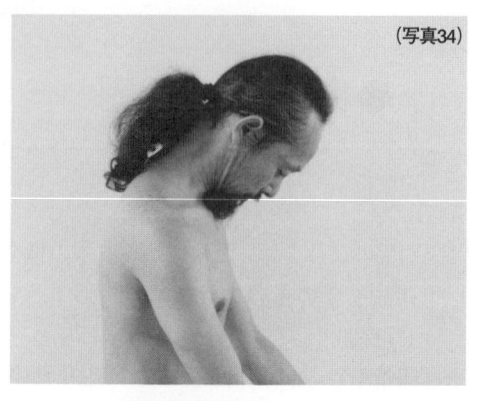

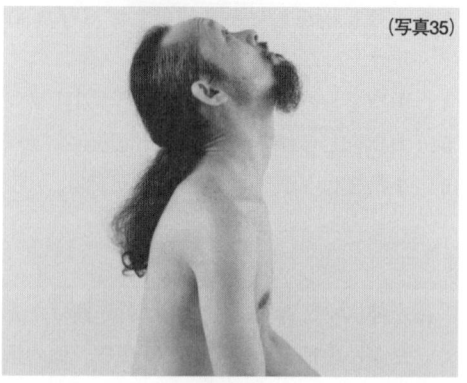

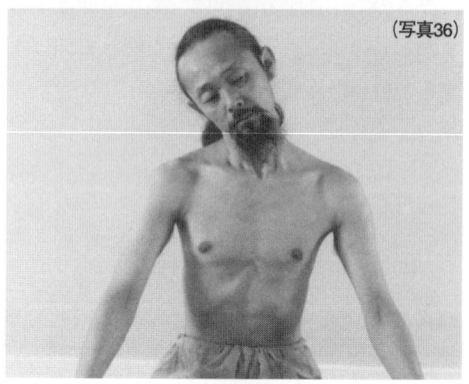

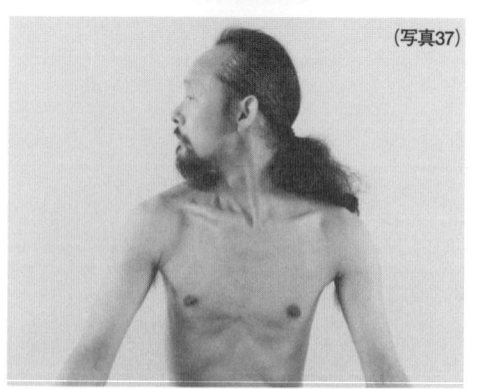

（写真34）

（写真35）

（写真36）

（写真37）

『入門編』

第4章

その他の基本運動

◆基本運動について

　ヨーガで基本運動に当たるものはいくつもあるが、すべてを紹介する訳にはいかないので、ここではその内で欠かせないものだけを取り上げることにする。

　わたしの教室で毎回必ずおこなう「太陽礼拝」は、いろいろな運動の要素が組み合わされているので、ぜひとも覚えてほしい。──というのは、ヨーガのいろいろなアーサナを覚えて自分で実践していると、どうしても好きなアーサナばかりやるようになり、運動に片寄りが出てくる場合が多い。

　「太陽礼拝」を毎回実践していると、運動のバランスが取れるので、必ず実践のメニューに入れてほしい。むろん、太陽礼拝には、自然の恵みに対する感謝の念が培われるということもあるし、宗教的には太陽神に対する礼拝ということでもある。

　欠かせない基本運動の2つ目は「三点倒立の練習」である。ヨーガのいろいろなアーサナの内でも「ヨーガの王様」と言われるほど重要視されているのが「逆立ち」なのだが、ヨーガの逆立ちは、だれでもすぐにできる訳ではないので、基本運動ということにはならない。

　そこで、逆立ちを覚えるまでの準備段階として、ほんのちょっとした要領ををつかめばだれにでもできる、「三点倒立の練習」をぜひとも覚えてほしい。

　そして、もう一つの基本運動としてわたしは「目の運動」を取り上げたい。

　視力の低下は、焦点能力の低下であり、それは焦点を合わせようとする目の筋力の低下でもある。つまり基本的な運動能力の問題なので、「目の運動」を基本運動として取り上げ、毎日の生活のなかで視力の低下を防ぎ、視力の向上に努めてほしい。

◆太陽礼拝
(スーリヤ・ナマスカーラ)
sūrya namaskāra

1．両足をそろえて立ち、胸の前で合掌し（写真38）呼吸を整える。

2．両手を前に伸ばして（写真39）息を吸いながら上げ、体を反らす（写真40）。

3．戻してきて、息を吐きながら両手を両足の横の床につき、上体を足の方に近づける（写真41）。

4．右足を大きく後ろにひいて、ひざと足先を床につける（写真42）。甲も床につけて息を吸いながら上体を反らしてのどを伸ばし、後ろを見るようにする（写真43）。

5．両手を床について右足先を立てる。左足を後ろの右足にそろえ、息を吐きながら腰を立てて背すじを伸ばす（写真44）。

6．両ひざを床につけて、ひじを折り曲げて胸とあごを床につけ、息を止める

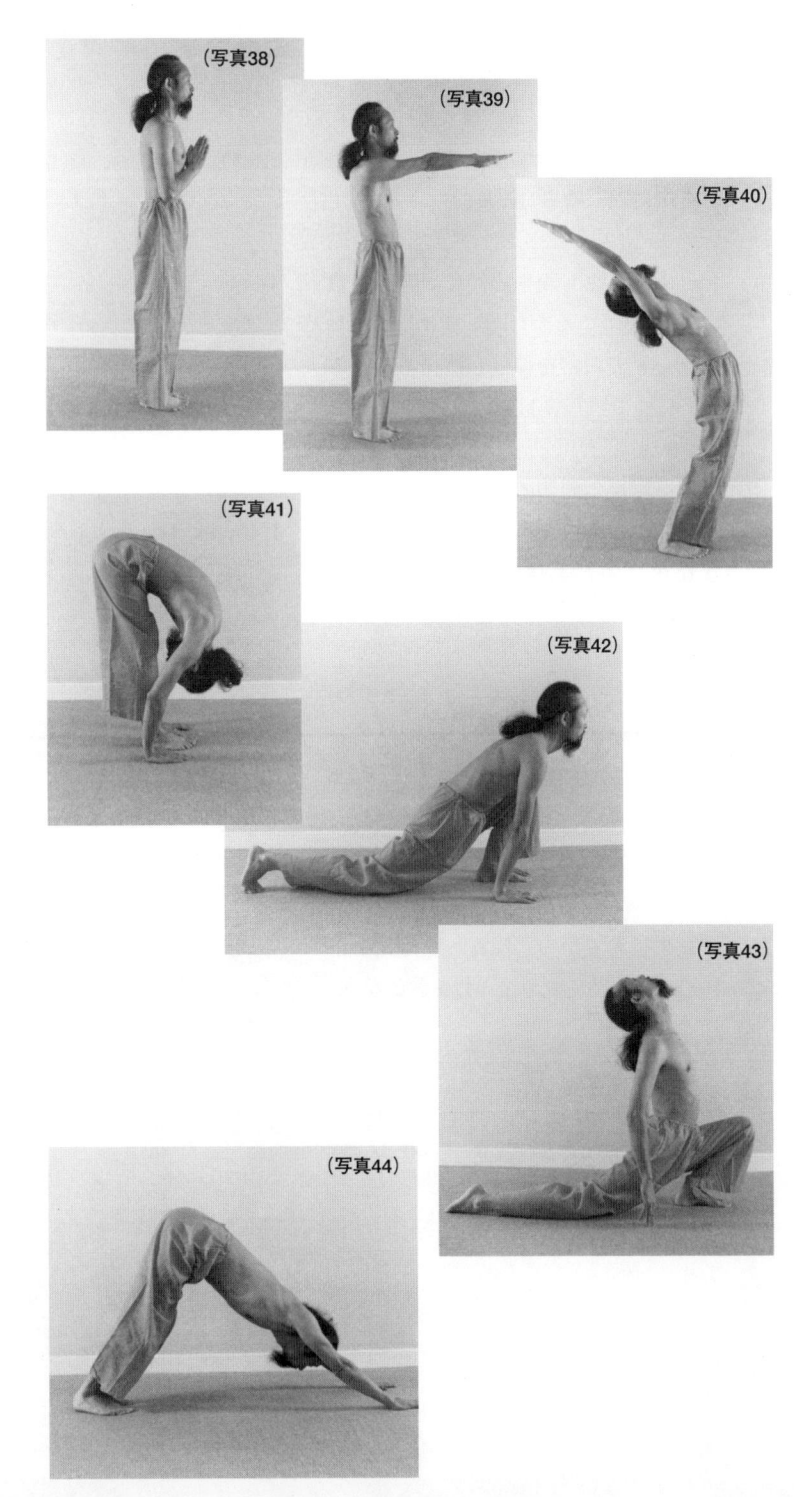

（写真45）。

7. 上体を前に伸ばしながら、両足先を寝かせて足の甲を床につけ、息を吸いながら腕を伸ばしてのども伸ばして体を反らす（写真46）。

8. 両足先を立ててから、腰を持ち上げ、息を吐きながら背すじを伸ばし、かかとを床に近づける（写真44）。

9. 右足を前に出し両手の間につき（写真47）、息を吸いながら腰を前に出し上体を反らしてのどを伸ばし、後ろを見るようにする（写真48）。

10. 両手を右足の両側の床につけ、左足を右足にそろえてひざを伸ばし、息を吐きながら顔と上体を両足に近づける（写真41）。

11. 息を吸いながら上体を起こしてきて、両手を前から上に上げ、体を反らす（写真40）。

12. 息を吐きながら元の合掌へ戻す。

13. 呼吸を整えてから、後ろへひく足と前に出す足を替えて、1～12をおこなう。

14. 余裕があれば、さらに1回（1～12）か2回（1～13）繰り返して、最後に仰向けになり、ムリタ・アーサナ（写真73）で十分に休む。

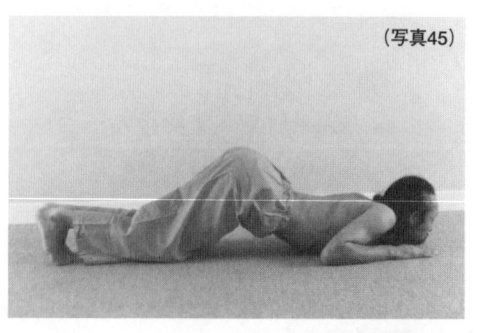

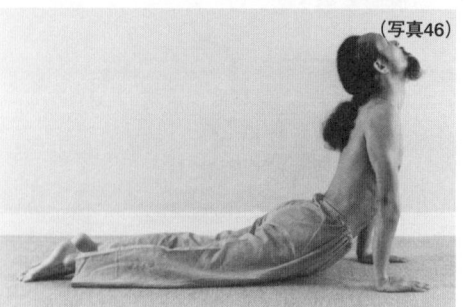

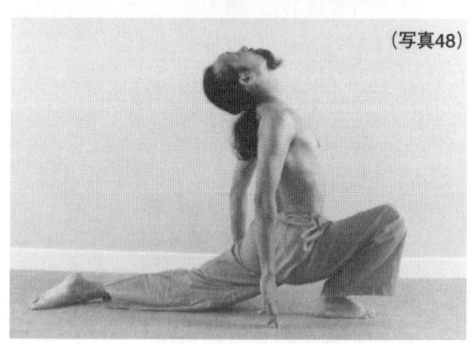

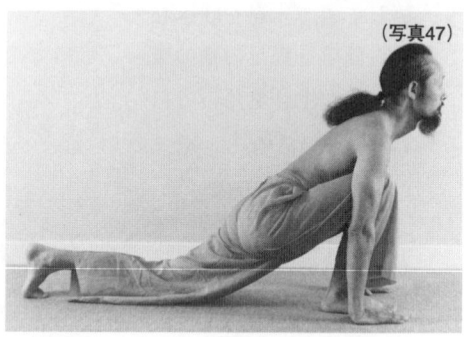

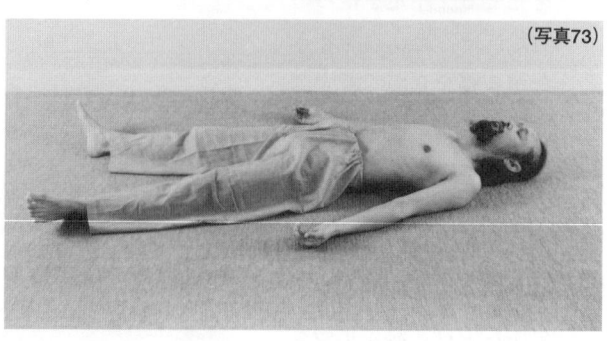

（写真45）

（写真46）

（写真47）

（写真48）

（写真73）

入門編┃第4章┃その他の基本運動

◆三点倒立の練習型

1. ヴァジュラ・アーサナ（写真57）で坐り、足先からかかとを立てる。
2. 両手を肩幅くらいに開いて床につけ、その両手を底辺とした三角形の頂点に当たるところに頭をつける（写真49）。
3. ひざを伸ばしてつま先立ちになり、両手の方へ足を近づける（写真50）。
4. 片足ずつひざを曲げて両腕の上に両足を乗せ、無理なく保てれば30秒〜3分ほど保つ（写真51）。
5. 足先、ひざを床につけて戻す。
6. そのまま握りこぶしを重ねた上にひたいを乗せ（写真52）、次に左右のこめかみを握りこぶしの上に乗せて、呼吸を整える。
7. ムリタ・アーサナ（写真73）で十分に休む。

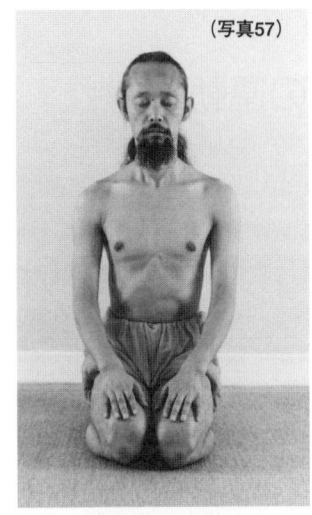

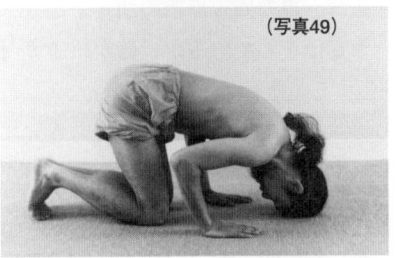

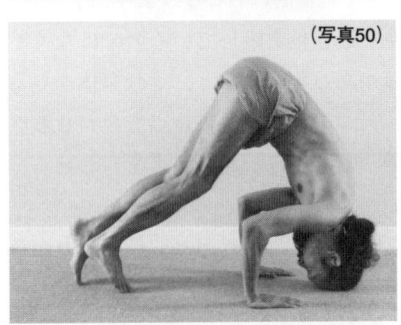

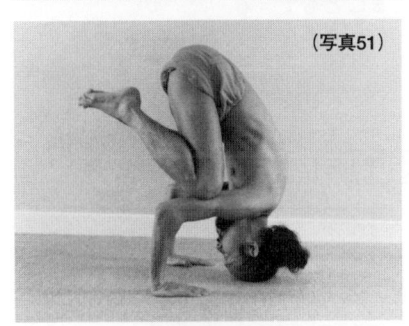

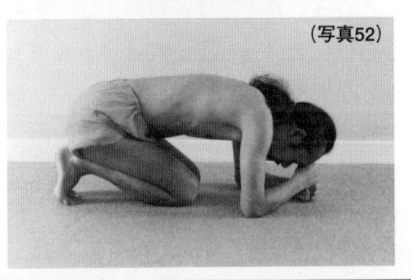

（写真57）

（写真49）

（写真50）

（写真51）

（写真52）

◆目の運動

　アフリカやモンゴルなどの人たちは、動体視力が5.0とか6.0という驚異的な視力がある。また戦時中の特攻隊の飛行士は訓練で視力を2.0とかそれ以上に上げたそうである。それは現代の飛行機のようにレーダーで敵機を見つけるのではなく、裸眼で敵の飛行機を見つけるからである。敵機を見つける早さが勝敗の鍵を握るので、視力が劣っていれば命を落とすことになるから当然必死で視力を上げる訓練をしたのである。

　訓練さえすれば視力は上げられるのだが、その訓練をやめれば元に戻ってしまう可能性もある。視力回復専門の団体があり、１カ月で驚異的に視力が回復する、という宣伝をしているが、確かに１カ月間、毎日訓練をすれば驚くほど視力は回復する。

　ところがその後、普通の生活に戻ると視力も元に戻ってしまうので、せっかくの訓練がむだになってしまう。そういうむだなことをしないためにはどうすればいいのかというと、特別な訓練をするのではなく、日常生活の中で視力を上げる方法を習慣的におこなうようにする。

　たとえば、漠然と景色を眺めているのではなく、必ず一点に焦点を合わせる。広告の看板があったとすると、それ全体を見るのではなく、その中の一つの数字とか、一つの文字だけに焦点を合わせる。そして焦点が合ったら今度は視線を移動してちがう一点に焦点を合わせる、ということを繰り返すのである。

　漠然と景色を眺めているだけだと、焦点能力が落ちるのは当然である。常にどこか一点に焦点を合わせる、という習慣をつけていれば、視力は落ちないし、回復させることもできる。

◆遠近焦点法

　近くの一点と、遠くの一点を交互に見るのだが、あくまでも焦点を合わせられる距離でおこなう。たとえば近視の人は、20センチと60センチでもいいし、遠視の人ならば、２メートルと20メートルでもいい。必要なのは「必ず焦点を合わせられる」ということである。

　自分の目の前に親指を立てて、その延長線上の一点とを交互に焦点を合わせてみよう。最初は、近く（２秒）、遠く（２秒）の繰り返しを１〜２分間ぐらいからやってみて、慣れたら、近く（１秒）、遠く（１秒）で１〜２分間ぐ

らいにする。
　簡単なようだが、ちゃんとやるとかなり難しい。焦点の合わせ方が甘いと1秒でも簡単にできてしまう。また焦点が合っていても、ちゃんと見てないと、これも簡単にできてしまう。物理的に焦点を合わせるだけでなく、その物体を認識するところまでやるようにする。そうすると、焦点が合ってから、ちゃんと見るまでにほんの少しだが時間差が生じる。そういう方法でやると、2秒で1分間でもかなり大変なことが判る。
　親指とその延長線上の一点というのは、いい方法なのだが、習慣的に続けられなくて、やめてしまうことが多い。そこで、ふだんの生活のなかで、そういう状況を見つけたら練習するといい。たとえば、電車で端の席に座るとてすりがすぐ目の前にあり、3メートルほどの距離で斜め向かいの座席のてすりがある。その二つのてすりを交互に見るようにする。長いエスカレーターならば目の前の人の頭と遠くの人の頭を交互にみてもいい。
　ただし、歩いているときは、交互にみるのではなく、ポイントをどんどん移していくようにする。交互にみるのは自分も対象物も静止状態のときにおこなう。

◆眼球のトレーニング

　目の訓練方法に上下左右をみたり、眼球をぐるりと回したりするのがあるが、トレーニングとして考えた場合には中途半端である。なぜならば、右を見る、というと我々は「右のほう」を見るが、眼球がこれ以上は右にいかない、というところまでやらない。どうせやるなら最大限のところまでもっていった方がトレーニングとしてはいい。
　そこで、わたしが指導している方法を説明しよう。基本的には上下左右、斜め上、斜め下を見るのだが、実際には見えない部分を見るように努力する。
　眉間（上）→のど（下）→左眉（左斜め上）→右肩（右斜め下）→右眉（右斜め上）→左肩（左斜め下）→右耳（右）→左耳（左）

　というぐあいである。ゆっくりでかまわないが正確に最大限眼球を動かすこと。顔は正面を向けて、絶対に動かさないようにする。
　眉間から始めて左耳までで1ラウンドが終わり、一旦自分の鼻先を見る。「右目で鼻先を見て、左目で鼻先を見る」というのを2秒毎に交代して8回（計32秒）やったら、2ラウンド目に入る。今度は1ラウンド目よりは早くし、鼻先を見るのは1秒毎に交代して8回（計16秒）にする。
　そして3ラウンド目は出来る限り早く正確におこなう。スピードが早くてもいいかげんにやってしまっては意味がない。

この最大限眼球を動かす、というのを覚えたら、このあと出てくるいろいろなアーサナでも、視線を動かすときに、そのまま活用することができる。

『入門編』

第5章

坐法

◆坐り方について

　ヨーガのいろいろなポーズは「アーサナ」と呼ばれているが、そのアーサナというのは坐法という意味である。つまり逆立ちでもバランスのポーズでも、すべて坐法という名前が付けられている。

　そのことは坐り方がヨーガにおいてはいかに大切かを示している。快適で安定した坐り方を求めて、さまざまなポーズが生まれたのである。

　なぜ、坐り方にこだわるかといえば、それは出来る限り快適な状態で「瞑想」をしたい、ということなのだ。背中を曲げないで、安定した坐り方で、長時間瞑想できるようにする為に、古今のヨーガ行者が試行錯誤した結果できあがったのが、これから紹介するヨーガの坐法である。

　その各種の坐法のなかで、まずは一番楽に長時間坐っていられる坐法を見つけだし、その坐法に慣れることから練習することが望ましい。

◆安楽坐
(スカ・アーサナ)
sukha āsana

スカ（sukha）には「楽な」「簡単な」「幸せ」「喜び」などの意味がある。

いわゆるあぐらなので、ヨーガの本などでは紹介はされているものの、あまり重要視はされていない。しかし、わたしの経験からすると軽視できない坐法である。

なぜならば、前述の「背中を曲げないで、安定した坐り方で、長時間瞑想できるようにする」という条件を考えた場合、一般的にはこのスカ・アーサナは最適な坐法といえるからだ。すぐに足がしびれたり、痛くなったりするような坐り方を無理してするぐらいなら、このスカ・アーサナで坐る方がいい。わたしの教室の授業ではこのスカ・アーサナを多用している。

（写真53）

（写真54）

《行法Ⅰ》
1．両足を前に伸ばして坐り、足先は少し開く（写真53）。
2．右足を折り曲げて、かかとが少し左足の下に入るようにし、ひざは少し床から離しておく。
3．左足を曲げて、かかとを右足の下に入れる。
4．背すじを伸ばして目を閉じて、両手はひざの上に自然にのせて、気持ちを落ち着ける（写真54）。

《行法Ⅱ》
1．両足を前に伸ばして坐り、足先は少し開く。
2．右足を折り曲げて、かかとが身体に付く位までもってくる。
3．左足を折り曲げて、右足と重ねないで床におく。
4．背すじを伸ばして目を閉じて、両手はひざの上に自然にのせて、気持ちを落ち着ける（写真55）。

《注意点》
行法Ⅰ・Ⅱとも、左右の足を逆にしてもよい。

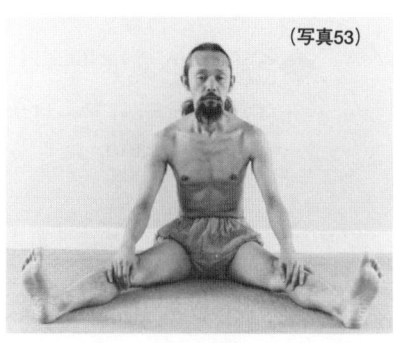

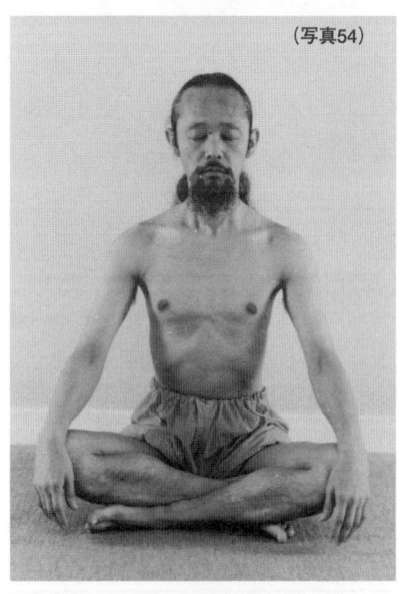

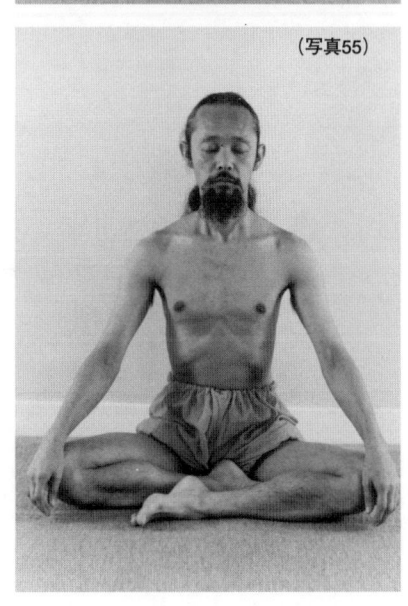

（写真55）

◆金剛坐
（ヴァジュラ・アーサナ）
vajra āsana

（写真56）

（写真57）

　ヴァジュラ（vajra）とは「雷電」「稲妻」という意味であり、インドラ神の武器の名でもある。
　いわゆる正座とほぼ同じ坐り方だが、足先の状態にヴァリエーションがある。このヴァジュラ・アーサナから入るアーサナは多く、またアーサナとアーサナの間の短い休息としても使われるので、安定して坐れるようになっておく必要がある。

《行法》
1．ひざを閉じて、正座になる。
2．両足の親指が触れ合うぐらいにして、かかとを開き、その間に腰を落として安定させる（写真56）。
3．背すじを伸ばし、両手をひざの上に乗せ、目を閉じて呼吸をととのえる（写真57）。

《ヴァリエーション》
　足先を重ねる（写真58）と、日本式の正座になるが、これもヴァジュラ・アーサナのヴァリエーションである。そして、もう一つのヴァリエーションが足の甲を合わせる（写真59）方法である。

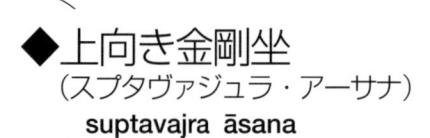

（写真58）

（写真59）

◆上向き金剛坐
（スプタヴァジュラ・アーサナ）
suptavajra āsana

　スプタ（supta）とは「眠った」という意味である。スプタという名前のついたアーサナがいくつも出てくるが、そのほとんどは床に上を向いて寝た状態である。

（写真60）

《行法》
1．ヴァジュラ・アーサナから両手を床について、ゆっくりと後ろに体を倒していく。
2．そのまま寝た状態になり、両手は体のわきに

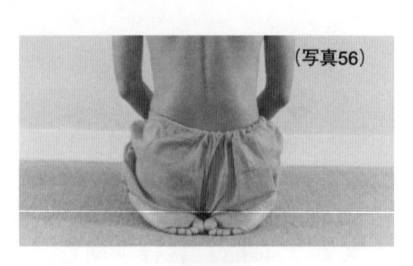

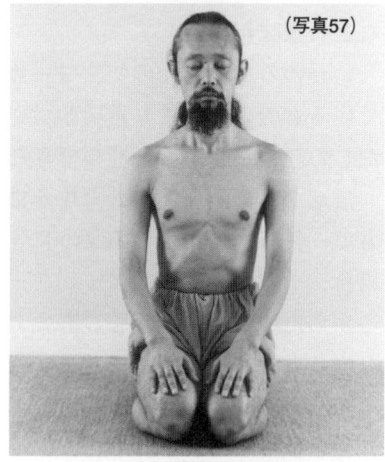

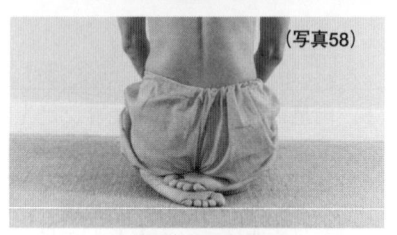

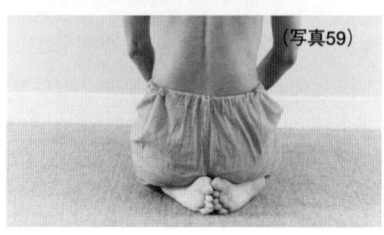

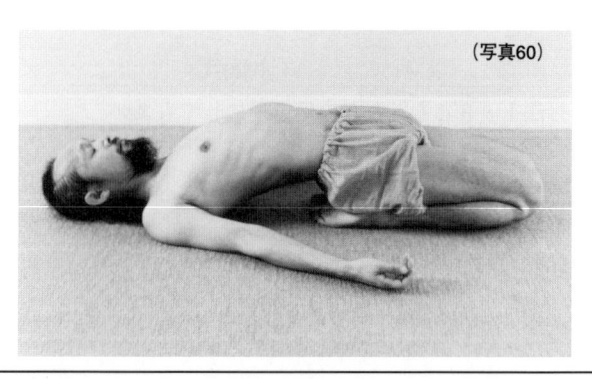

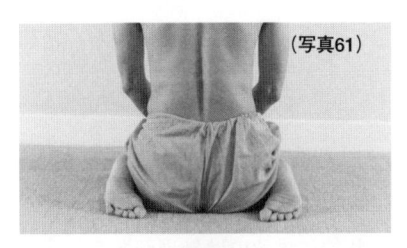

伸ばしておく（写真60）。
3．目を閉じて1～2分保ち、精神状態を安定させてから起き上がる。

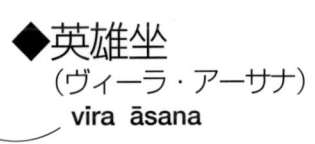

◆英雄坐
（ヴィーラ・アーサナ）
vira āsana

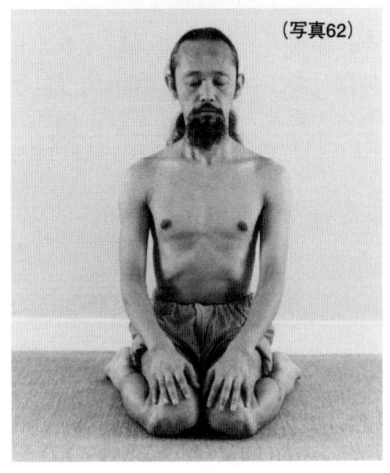

（写真61）

（写真62）

ヴィーラ（vira）とは「英雄」「勇者」という意味である。
いわゆる割り座と呼ばれている坐り方である。このヴィーラ・アーサナから、他のアーサナに入ることもあるので、苦手な人も徐々にマスターしてほしい。とくに男性には、この坐り方が苦手な人が多いが、あきらめずに少しずつ練習されることをお勧めする。

《行法》
1．ひざを閉じて正座になる。
2．両足先を開いて、その間に腰を落として床に付ける（写真61）。
3．背すじを伸ばし、両手をひざの上に乗せ、目を閉じて呼吸をととのえる（写真62）。

《注意点》
2では、腰を床に付けられない人が多いのが普通である。その場合は、上半身を少し前傾してひざにかかる負担を和らげた状態にして保って練習すると良い。

◆上向き英雄坐
（スプタヴィーラ・アーサナ）
suptavira āsana

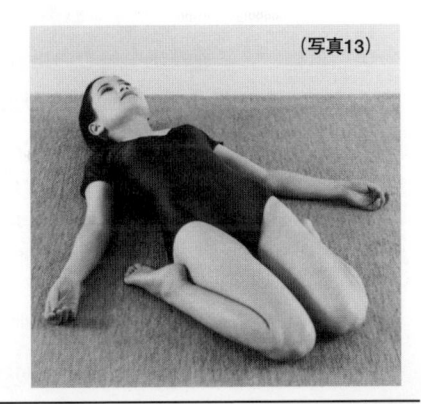

（写真13）

《行法》
1．ヴィーラ・アーサナから両手を床について、ゆっくりと後ろに体を倒していく。
2．そのまま寝た状態になり、両手は体のわきに伸ばしておく（写真13）。

3．目を閉じて1～2分保ち、精神状態を安定させてから起き
　上がる。

《注意点》

　ヴィーラ・アーサナの段階で腰を床に付けられない人は、寝た状態にするのは無理がある。そこで、片足を伸ばしてから後ろに体を倒すようにする。それでもむずかしい場合は、両足を伸ばして、いったん寝てしまう。そして片方の足を外側に折り曲げるようにして、少しずつ曲げられるように努力すればいい。

◆蓮華坐
（パドマ・アーサナ）
padma āsana

（写真53）

　パドマ（padma）とは「蓮華」という意味である。インド神話では蓮の上に立つヴィシュヌ神や、お妃のラクシュミー女神が蓮の花を手に持って描かれている。
　この蓮華坐は、瞑想をするのに最も集中しやすい重要な坐法である。また、いろいろなアーサナのなかにも、この蓮華坐を組んでおこなうものが多いので、徐々に組めるようにしてほしい。

《行法》

1．両足を前に伸ばして坐り、足先は少し開く（写真53）。
2．右足を内側に折り曲げて、左足の付け根の上に乗せる（写真63）。
3．左足を内側に折り曲げて、右足の付け根の上に乗せる。
4．背すじを伸ばし、目を閉じて、ギヤナ・ムドラー（智慧の印）を組み、呼吸をととのえて、精神を安定させる（写真64）。

（写真63）

《注意点》

　実際には、この蓮華坐を組むのはむずかしいという人が大半だろう。かなり「ひざ」の柔軟度が要求される坐り方なので、いきなり組もうとしても、うまくいかないのは当然のことだ。そこで、この蓮華坐を組めるようにするには、まずひざを柔軟にしなければならない。そのための方法として、準備運動の片足屈曲（31頁）を練習すると良い。

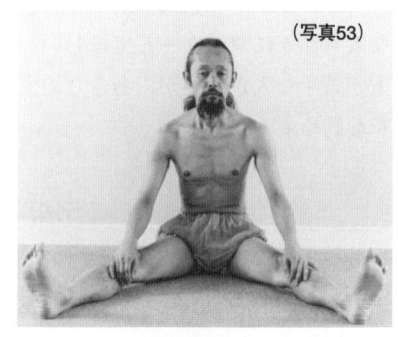

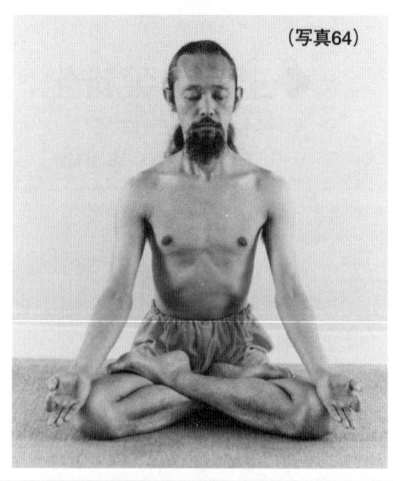

（写真64）

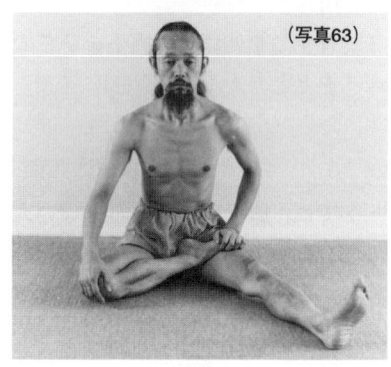

◆上向き蓮華坐
（スプタパドマ・アーサナ）
suptapadma āsana

《行法》

1. パドマ・アーサナから両手を床について、ゆっくりと後ろに体を倒していく。
2. そのまま寝た状態になり、両手は体のわきに伸ばしておく（写真65）。
3. 目を閉じて1〜2分保ち、精神状態を安定させてから起き上がる。

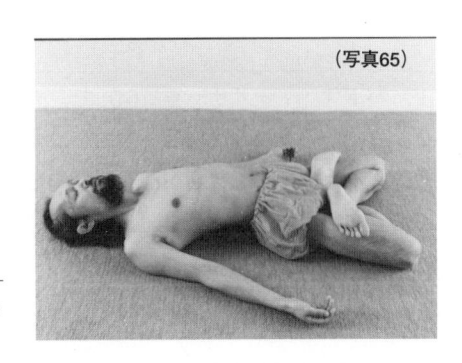

（写真65）

◆締め付けた蓮華坐
（バッダパドマ・アーサナ）
baddhapadma āsana

バッダ（baddha）とは「締め付けた」「縛った」という意味である。この坐法は、腕で体を縛る形になり、それによって、瞑想中に背すじの曲がるのが防げる。また「体を縛る」という形が、動き回る心の作用を一点に縛りつける、ということも象徴的に表している。

そういうことも含めて、このバッダパドマ・アーサナは「最も瞑想に適した坐法である」と言われている。しかし、それはあくまでも、快適にこのバッダパドマ・アーサナで坐ることができた上でのことである。

一般的に日本人の体型の場合、このバッダパドマ・アーサナが楽にできることはない。できないのが普通であり、両足先に手が届いたとしたら、手足が長いか、肩関節が柔軟か、のどちらかだろう。わたしの場合には肩関節が柔軟なので、わりと楽にできる。まず試してみて、できなくてもそれが一般的だと思ってほしい。そしてヨーガのいろいろなアーサナを実践していくことで、徐々に関節部分が柔軟になれば、いつかはバッダパドマ・アーサナもできるようになる、という先の楽しみとしてとっておけばいい。

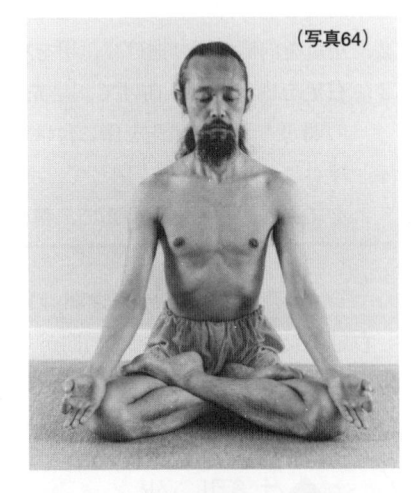

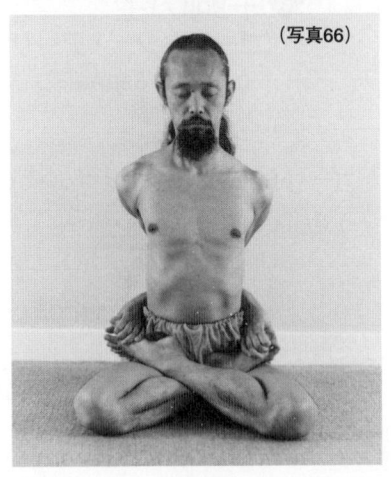

（写真64）

（写真66）

《行法》
1．パドマ・アーサナ（写真64）で、両足を少し深く乗せる。
2．片方の手を後ろへ回し、足先をつかむ。
3．もう片方の手を後ろへ回し、足先をつかむ。
4．背すじを伸ばし、目を閉じて瞑想をする（写真66）。

◆吉祥坐
（スヴァスティカ・アーサナ）
svastika āsana

（写真53）

スヴァスティカ（svastika）とは「吉祥」「幸運」という意味である。

（写真67）

《行法》
1．両足を前に伸ばして坐り、足先は少し開く（写真53）。
2．左足を内側に折り曲げて、甲を右足の大腿部の上に乗せる。
3．右足を内側に折り曲げて、足先を左大腿部と左ふくらはぎの間から入れて足先を床に付ける。
4．背すじを伸ばし、目を閉じて、ギヤナ・ムドラー（智慧の印）を組み、呼吸をととのえて、精神を安定させる（写真67）。

《注意点》
右足の大腿部とふくらはぎの間から、左足先がでるようにする。

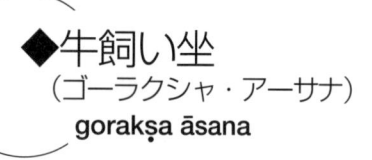

◆牛飼い坐
（ゴーラクシャ・アーサナ）
gorakṣa āsana

（写真68）

ゴー（go）は「牛」、ラクシャ（rakṣa）は「守護する」という意味である。

《行法》
1．両足の裏を合わせて坐る。
2．後ろの床に両手をついて、腰を床から浮かせて、両足首の上に乗せる。

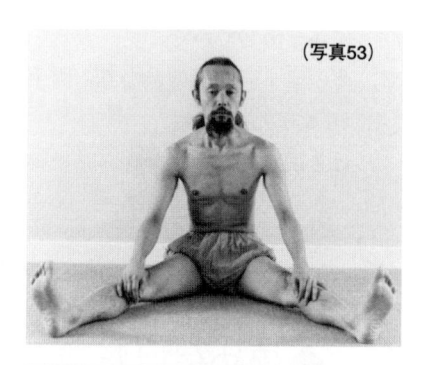

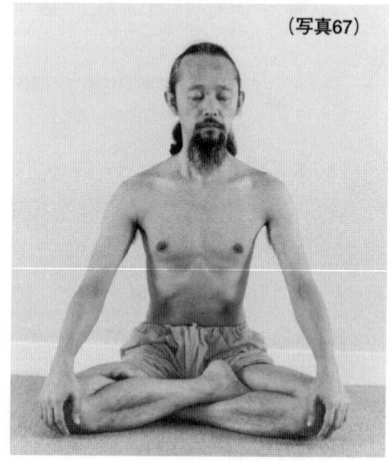

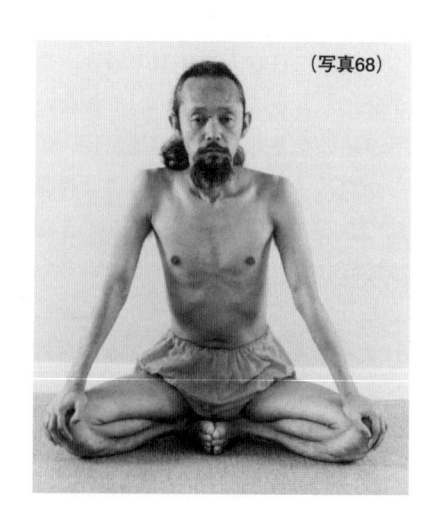

3．両手をひざの上に乗せて、両ひざの幅を狭くして、背すじを伸ばす。
4．空間の一点を見据えて、呼吸をととのえ精神を安定させる（写真68）。

《修行者へのヒント》

空間の一点を見据える、というのは瞑想に熟達するために有効なテクニックである。しっかりと空間の一点を見据えると、場の雰囲気が一変するのが周囲にいる人に判る。そしてちゃんとした瞑想状態に入れれば、その部屋全体が大きなエネルギーで満たされる。

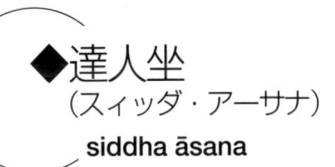

◆達人坐
（スィッダ・アーサナ）
siddha āsana

スィッダ（siddha）とは「達人」「成就者」という意味である。

《行法》
1．両足を前に投げ出して坐り、足先は少し開く（写真53）。
2．左足を内側に折り曲げ、踵（かかと）が会陰部分、肛門と陰嚢の間に当たるようにする（写真69）。
3．右足を内側に折り曲げ、踵を生殖器の真上の恥骨に当てる。
4．右足先が左のももとふくらはぎの間に入り込むようにする。
5．背すじを伸ばし、目を閉じて、ギヤナ・ムドラー（智慧の印）を組み、呼吸をととのえて、精神を安定させる（写真70）。

《修行者へのヒント》

いろいろな坐法の中でも、ヨーガ行者にとって最も重要とされているこのスィッダ・アーサナは、当然他の坐法とはちがう。一番のポイントは両足の踵が会陰部と恥骨部分に当たっていることであり、その当たっている踵の圧力を細かくコントロールすることである。

会陰部に踵を当てている左足は、上に右足が乗っているので、そのまま足首を少し曲げるようにすると、圧力が加わり、伸ばすようにすると圧力が弱まる。

恥骨部分にか踵を当てている右足の方は、足先を左のももと

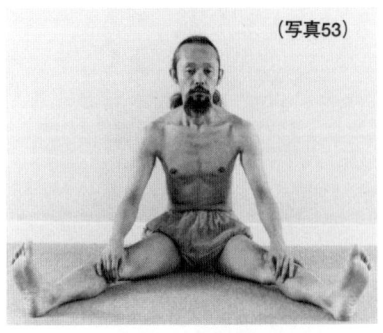

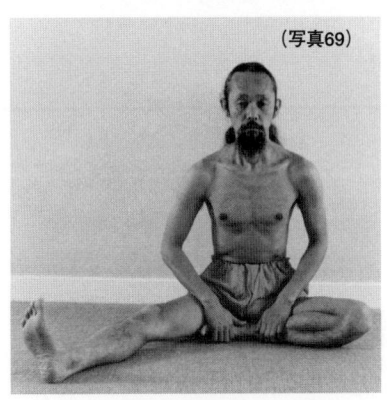

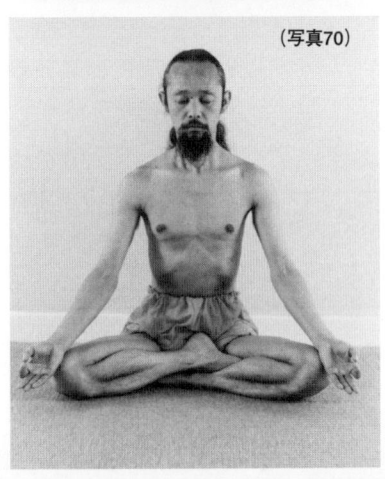

ふくらはぎの間に入り込ませることで、微妙なコントロールが可能になる。左足と同じようにそのまま足首を少し曲げるようにすると、圧力が加わり、伸ばすようにすると圧力が弱まる。
　このかかとの圧力調整で、体内を流れるエネルギーをコントロールし、それによって、より良い瞑想状態へもっていくのである。とくに、強くエネルギーが流れ過ぎるのを防ぐのに役立つので、瞑想で頭が変になったり、魔境に入る、というようなことを未然に防げる。
　このテクニックは説明した通りだが、どういうときに、どういうようにコントロールするのか、についての説明はできない。ハタ・ヨーガの最も特徴的なタントラ部分なので、もし教えるとすればしっかりとした師弟関係の中で、一対一でおこなわれることになる。

『入門編』

第6章

休息のアーサナ

◆自己観察について

ヨーガには数多くのアーサナがあるが、その後におこなう「休息のアーサナ」が非常に大切なのである。ハタ・ヨーガの重要な部分が「自分を観察する」ことにあるのだが、アーサナをおこなっているときにも、もちろん観察するべきなのだが、その後の休息のアーサナのときには、とくに「自分を観察する」必要がある。休んでいるときに、筋肉の状態、呼吸の状態、精神状態などが、どういうふうに変わって行くかを、しっかりと観察することが重要である。最初のうちは意識的に観察しなければならないが、慣れると観察しようと思わないでリラックスしているだけで、自分の状態のすべてをつかむことができるようになる。変化が起きたときにそれをしっかりと把握できる。

◆赤ちゃん坐
（パヴァナムクタ・アーサナ）
pavanamukta āsana

スィッダ（達人）と言われるような、スィッディ（成就）を得た人は、赤ちゃんのように純粋で、汚れのない心をもっている。その汚れのない心の状態を形にしたのが、このパヴァナムクタ・アーサナである。

パヴァナ（pavana）というのは、「清める者」という意味があり、五大（地水火風空）のうちの「風」や風神（ヴァーユ）のことでもある。ムクタ（mukta）は「解放された」「解き放たれた」という意味があり、「解脱した人」という意味に使われる。

このアーサナは「ガス抜きのポーズ」と呼ばれることもある。おなかにたまったガスを"パヴァナ"、そのガスを外にだすことを"ムクタ"という解釈から付けられたと思われる。また、お母さんの胎内にいるときの赤ちゃんの形に似ているところから「赤ちゃんのポーズ」とも言われている。

上向きに寝ておこなうのが、一般的に知られているのだが、休息のアーサナとしては主に坐っておこなう方法が使われる。

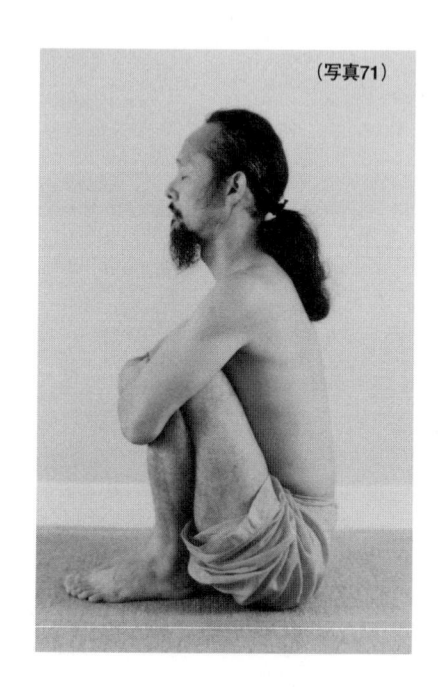

（写真71）

《行法》
1．かかとを身体の方へ近づけて、両腕でひざを抱える。
2．背すじを伸ばし、目を閉じて、呼吸をととのえて精神を安定させる（写真71）。
3．呼吸が落ち着いたら、目を開けて次のアーサナに入る。

◆安楽坐
（スカ・アーサナ）
sukha āsana

（写真54）

《行法》
1．写真54か写真55の二つのうち、どちらかの坐り方で背すじを伸ばし、目を閉じて、呼吸をととのえて精神を安定させる。
2．呼吸が落ち着いたら、目を開けて次のアーサナに入る。

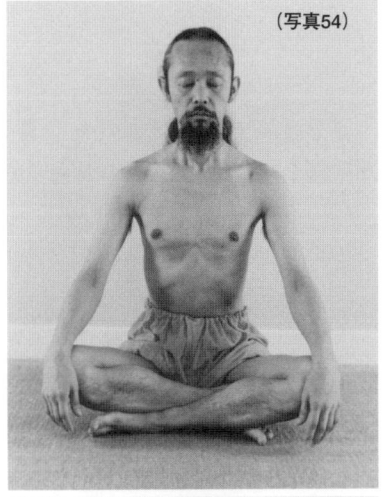

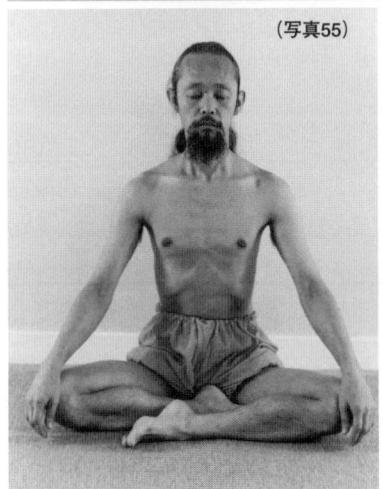

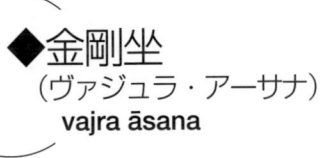

（写真55）

◆金剛坐
（ヴァジュラ・アーサナ）
vajra āsana

（写真57）

《行法》
1．写真57の坐り方で背すじを伸ばし、目を閉じて、呼吸をととのえて精神を安定させる。
2．呼吸が落ち着いたら、目を開けて次のアーサナに入る。

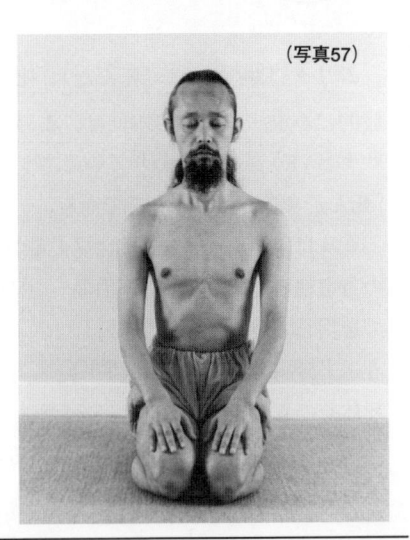

◆直立坐
（タラ・アーサナ）
tala āsana

　タラ（tala）は「手足の裏」「椰子の木」などの意味がある。目を閉じたときの体の揺れ具合が椰子の木が風にそよいで揺れている様と似ていて、足の裏で細かなバランスを取る様子も、このタラという名前にふさわしい。

《行法》

1．両足を揃えて、まっすぐに立つ。両手は身体に添って自然に垂らしておく。
2．背すじを伸ばし、目を閉じて、呼吸をととのえて精神を安定させる（写真72）。
3．呼吸が落ち着いたら、目を開けて次のアーサナに入る。

《注意点》

　2で目を閉じるとすぐに、前後左右に揺れるのが判るはずだ。ごく自然にバランスを取っているのだが、それをしっかりと観察する必要がある。その観察の中から、バランスを取るということの、意味合いをつかみ取るようにする。

（写真72）

◆死者坐
（ムリタ・アーサナ）
mṛta āsana

　ムリタ（mṛta）は「死んだ」「死人」という意味がある。一般的にハタ・ヨーガの本には、このアーサナはシャヴァ・アーサナという言葉が使われている。シャヴァ（śava）は「死体」「死んだ身体」という意味である。

　意味はほとんど同じように見えるが、わたしは意識的にムリタの方を使っている。その理由の一つには、シャヴァは死体そのものを指している名詞なのに対して、ムリタの方は「死んだ」という過去分詞と、それから派生した名詞で「死んだ者」となるので、死体そのものというよりは、死んだ「人」を指すからである。

　つまり「死体のアーサナ」と考えるか「死者のアーサナ」と考えるかの違いである。

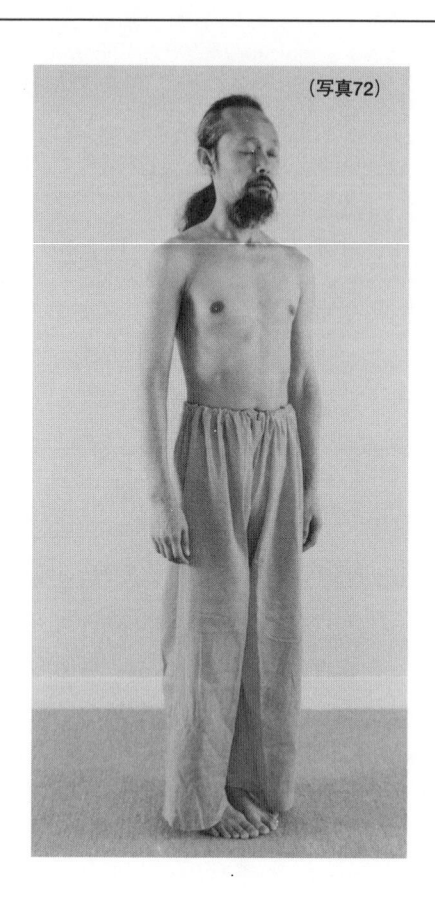

ヨーガのアーサナの重要な点は、緊張と弛緩の繰り返しにあるのだが、とくに"弛緩"、つまりリラックスすることが、非常に大切である。
　たとえば、アーサナで"緊張"するのは比較的簡単にできるが、力を抜いてリラックスするのは、案外難しい。とくに現代人は緊張の連続で、ストレスがたまり、寝ているときでも緊張している人が多く、そういう人は、とくに力を抜いてリラックスすることを身につける必要がある。
　そこで死体のように完全に力の抜けた状態になるのを目標として、シャヴァ・アーサナという名前が使われている。
　わたしは、その完全に力の抜けた状態になってから更に、すべてから解放された「人」になるのを目標と考えているので、ムリタ・アーサナを使っているのである。すべてから解放された「人」というのは、ヨーガの究極の目標であるムクティ（解脱）を得た人のことである。
　ムリタ・アーサナは、死体のようになるのではなく、死体からも解放された状態になることを表しているのである。
　また、ムリタに否定の接頭辞「a」がつくとアムリタ（amṛta）となり「不死」という意味になる。神話では神々と魔族が不死の霊薬「アムリタ」を奪い合う話が有名だが、これも単純に「不死」と解釈してはいけない。
　アムリタを手に入れることで、永遠に死ななくなる、と考えるのは余りにも短絡的すぎる。不死というのを「死なない」と解釈すると間違いが生じる。
　アムリタを得ることでなぜ不死が得られるのかというと、それはムクティ（解脱）が得られるからである。つまり、不死というのは「死なない」のではなくて、一度は死ぬが「二度と死なない」ということなのである。それは、人間は限りなく生まれ変わりを繰り返す、サンサーラ（輪廻）という考え方から来ている。その生まれ変わりの輪をどこかで終わらせたい、という願いが「解脱願望」なのだ。
　二度と生まれ変わらなければ、二度と死ぬこともないので「不死が得られる」ということなのだ。
　わたしの考えるムリタ・アーサナは、アムリタ（不死）へ向かうムリタ（死）であり、シャヴァ（死体）ではない。死体のごとく完全にリラックスして、更にすべての束縛から解放され、生死をも超越する存在を目指すのが、このムリタ・アーサナの行法である。

《行法Ⅰ》
1．仰向けに寝て、両手、両足は少し開いて、手のひらは上に向ける。
2．軽く目を閉じて、呼吸をととのえる。
3．全身の力を抜く（写真73）。

《注意点》
　肉体の存在を感じないぐらいにリラックスして、一点に集約された意識状態をつくる。むろん時間や空間の制約もまったく受けないレベルに達するの

を目標にする。

《行法Ⅱ》

　うつ伏せのアーサナから休息することもある。その場合は、なるべく楽な状態で休むようにするために、顔の向きや手足の状態などは自由にする。手は伸ばしても折り曲げてもいいし、足は片方のひざを曲げて腰が少し浮いた状態でもいい。
　その人がその時点で最もリラックスしやすい状態で休むようにする。

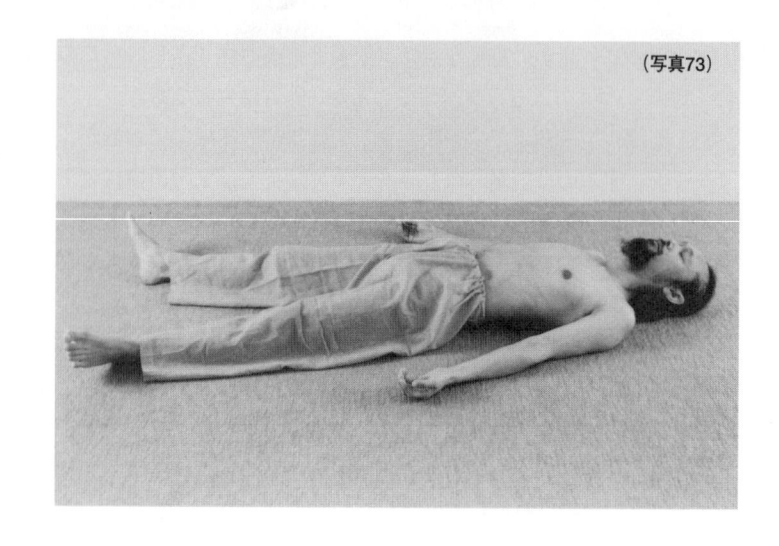

(写真73)

◆アーサナの効果

　ハタ・ヨーガの本を見ると、たいていは一つひとつのアーサナ毎に健康面での効果が書いてあるが、それを鵜呑みにして、一つのアーサナばかりを練習すれば、かえって健康を害することもある。
　とくに、反り系統のアーサナに「腰痛が治る」と書いてあることがあるが、腰痛の人がそのアーサナばかりおこなえば腰痛が更に悪化する恐れがある。
　ハタ・ヨーガのアーサナは、確かに健康面での効果はあるのだが、それはあくまでもバランス良くおこなえば、ということである。一つのアーサナばかり練習したり、片寄ったアーサナの組み合わせを続けたとしたら、本にどんな効果が書いてあったとしても、その通りの効果は得られない。
　それよりは、ここまで紹介した『入門編』の準備運動や坐法などを、少しずつでも身につけて練習した方が、健康面での効果ははるかに大きい。健康面での効果は気になるだろうが、ひとまずそのことは忘れて、ヨーガのアーサナを楽しんでほしい。
　そして肉体的な健康に自信をつけると共に、精神性の向上や、霊性を高めるために、『実技編』と『行者編』も活用してほしい。

『実技編』

第1章 ひねり系統の行法

　この実技編から、本格的なヨーガの行法に入る。当然『入門編』よりはむずかしいアーサナが多くでてくるが、それを無理しておこなう必要はない。自分がどのくらいできるかを確認する、というつもりでおこなえばいい。

　最初に「ひねり系統の行法」を持ってきたのには理由がある。一般論としては、体をひねることで、体が柔軟になり、健康になり、瞑想をするために最適な身体を形成できる、ということになる。

　しかし、この「ひねり系統の行法」には、さらに「集中力の養成」と「意識の操作法を体得する」という重要な内容が含まれている。

　体をひねっていき、戻してくる、という動作の過程でさまざまな問題が生じてくる。観察能力があればあるほど、多くの問題点を見つけることになる。その多くの問題点を解決し、一定の集中状態で「ひねり系統の行法」をおこなうのは、かなり高度な意識の操作が要求されることになる。

　その多くの問題点に関しては徐々に説明していくとして、そのことを知ったうえでおこなうと、この「ひねり系統の行法」というのは、内容の濃い修行法になる。

1
アルダ・マッツェーンドラ・アーサナⅠ
ひねりのポーズⅠ

アルダ（**ardha**）は「半分」という意味で、マッツェーンドラ（**matsyendra**）は「魚の王様」という意味である。

◆行法Ⅰ◆

1. 両足を前に伸ばして坐り、右ひざを立てて、伸ばした左足の外側におく。
2. 左足は内側に折り曲げて、かかとを右腰の脇にもってくる。
3. 立てた右ひざの右側に左腕を当て、ひじで押すようにし、余裕があれば左ひざをつかむか、右足首か足先をつかむようにする。
4. 右腕を前に出して（写真74）、指先を見つめながら、ゆっくりと右方向へ回していく（写真75）。
5. 指先が見えなくなったところで顔は止めて、右腕はさらに身体に巻き付ける（写真76）。
6. カパーラバーティ・クリヤー（219頁）を一秒に一回のペースで8回おこなってから、身体に巻き付けた右腕を戻してくる。
7. 右手の指先が見えてきたら、しっかりと指先を見つめながら、ゆっくりと正面まで戻す。
8. 足を替えて、1〜7を同じようにおこなう。
9. 戻して、呼吸が落ち着いていたら、行法Ⅱを続けてもいい。少しでも呼吸が乱れていたり、気持ちが落ち着いていなければスカ・アーサナ（51頁参照）になり、呼吸をととのえてから行法Ⅱに入る。

◆注意点◆

ひねっていくときと戻してくるときに、指先から目を離さないようにすることが、非常に重要である。そして一定のスピードを保ってひねっていくようにする。細かな観察能力がついてくると、スピードを一定にすることの難しさがだんだん判ってくる。完成型で

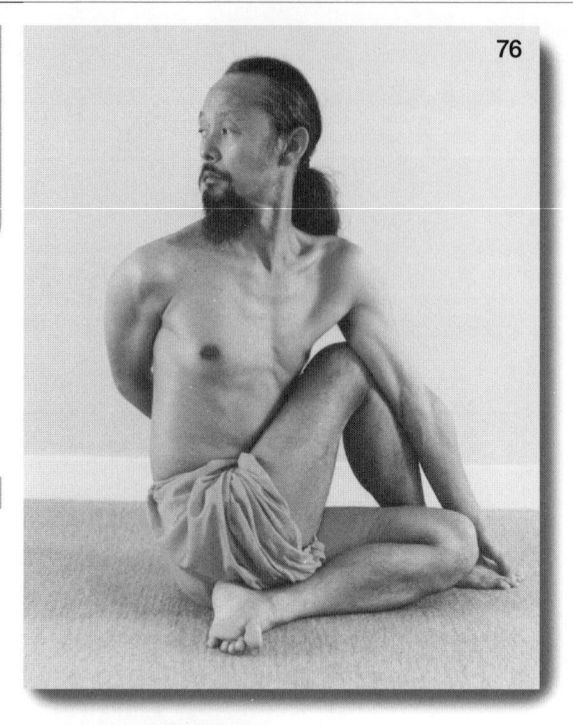

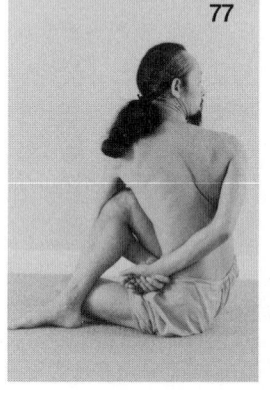

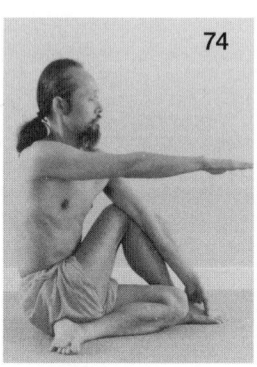

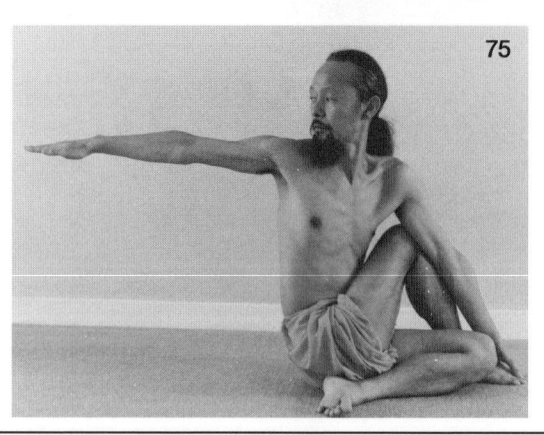

後ろを向いた状態では、視線を右端いっぱいまでもっていくようにするといい。

◆行法Ⅱ◆

1．両足を前に伸ばして坐り、右ひざを立てて、伸ばした左足の外側に置く。
2．左足は内側に折り曲げて、踵(かかと)を右腰の脇にもってくる。
3．立てた右足の前に左腕をおき、右腕を前に出して、指先から10センチぐらい先の空間を見つめながら、右方向へ回していく。
4．指先が見えなくなったところで顔は止めて、右腕はさらに身体に巻き付ける。
5．左腕をひざの外側から差し入れ、できれば右手と手をつなぐ（写真77）。
6．カパーラバーティ・クリヤー（219頁）を一秒に一回のペースで8回おこなってから、身体に巻き付けた右腕を戻してくる。
7．右手の指先が見えてきたら、しっかりと指先の10センチぐらい先の空間を見つめながら、正面まで戻す。
8．足を替えて、1～7を同じようにおこなう。
9．戻し終わったら、スカ・アーサナ（51頁参照）で呼吸をととのえる。

◆注意点◆

　ひねっていくときと戻してくるときに、空間を見つめながらなので、行法Ⅰよりもさらに集中力を要する。最初のうちは「空間を見つめる」というのが、漠然とし過ぎていて判らないかも知れないが、集中力がついてくると、本当に空間の一点が見えてくる。
　それが本当に見えてくれば、腕を伸ばしたりしないで、首と体だけをひねっていっても、空間の一定の距離に視点を定められ、内容がさらに充実する。
　完成型で両手がつながっていたら、後ろから回っているほうの手を少し伸ばすようにして、ひねりの度合いを強めると完成度が高まる。ただし不用意に力でひねるのではなく、注意深くしぼり上げるようにする。

《修行者へのヒント》

　完成型でカパーラバーティ・クリヤーをおこなうことの意味合いに触れた本は、いままで見当たらなかったので、ここで少し説明する。
　まず、ひねりのアーサナの重要性は、単に肉体的なことではなく、（アストラル体、コーザル体などの）精妙な身体に対してのアプローチだということを知ってほしい。そして、体をひねった状態でカパーラバーティ・クリヤーをおこなうのは、その精妙な身体の存在を実感し、活性化させるということが、重要なポイントなのである。
　私が空中浮揚をおこなうときには、ひねりのアーサナという形ではないが、体をいろいろな状態にひねってカパーラバーティ・クリヤーのヴァリエーションをおこなう。それによって、精妙な身体が賦活され、物理的な意味での肉体からの解放へ向かうことができるのである。

2
アルダ・マッツェーンドラ・アーサナ II
ひねりのポーズ II

◆行法 I ◆

1. 両足を前に伸ばして坐り、右足を内側に折り曲げて左足の付け根に乗せ、右ひざはなるべく床に近づけておく。
2. 左手で右ひざを外側からつかみ、右手を後ろへ回し、余裕があれば右足先をつかむ（写真78）。
3. 背すじを伸ばして正面を向いたところから、ゆっくりと右にひねっていく。
4. 後ろを向いたところで、楽な呼吸で20〜40秒ほど保つ（写真79）。
5. ゆっくりと正面まで戻し、足をつかんでいた手も離す。
6. 折り曲げる足を替えて、1〜5を同じようにおこなう。
7. 戻して、呼吸が落ち着いていたら、行法 II を続けてもいい。少しでも呼吸が乱れていたり、気持ちが落ち着いていなければスカ・アーサナ（51頁参照）になり、呼吸をととのえてから行法 II に入る。

◆行法 II ◆

1. 両足を前に伸ばして坐り、左足を内側に折り曲げて右足の付け根に乗せ、左ひざはなるべく床に近づけておく。
2. 左手で右足を外側からつかみ、右手を後ろへ回し、余裕があれば左足大腿部か左足首をつかむ。
3. 背すじを伸ばして正面を向いたところ（写真80）から、ゆっくりと右にひねっていく。
4. 後ろを向いたところで、楽な呼吸で20秒ほど保つ（写真81）。
5. ゆっくりと正面まで戻し、足をつかんでいた手も離す。
6. 折り曲げる足を替えて、1〜5を同じようにおこなう。

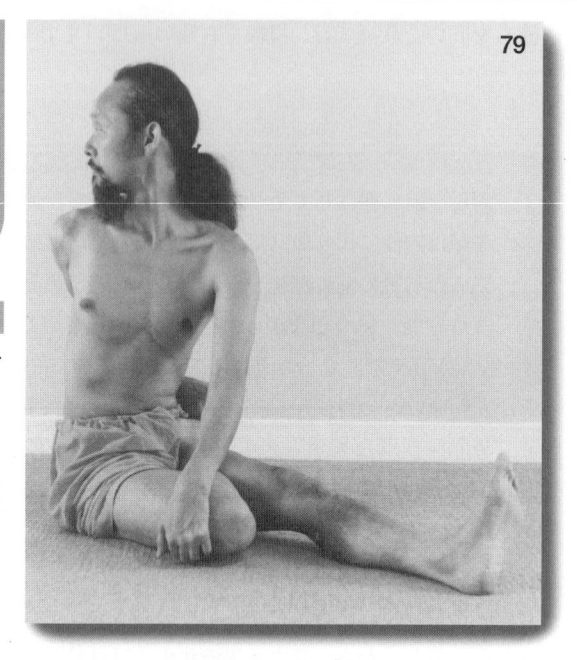

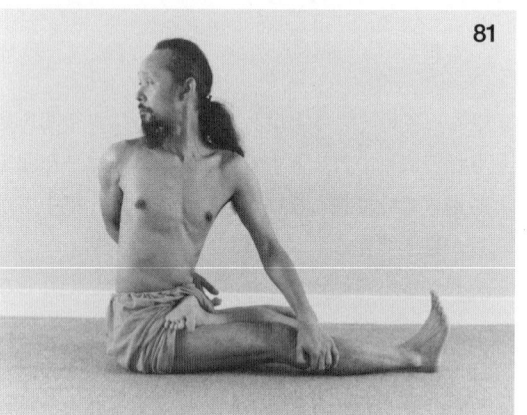

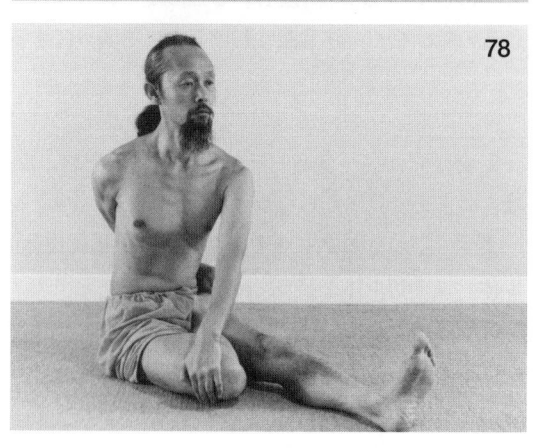

7．戻したら、スカ・アーサナで１〜２分ほど休む。

◆行法Ⅲ◆

　すべて行法Ⅰと同じだが、足先を親指の側からつかんでおこなう（写真82）。足先がつかめても、ひざが曲がったり、身体が前に傾いたりするようなら、足先をつかむよりは行法Ⅰのひざをつかむやり方のほうがいい。

　ところで、この行法Ⅲと写真83を比べてみてほしい。写真83の方が体をたくさんひねっているように見えるかも知れないが、それは間違いである。写真83を「ひねりのアーサナ」としているヨーガの本もあるようだが、残念ながら写真83にはほとんどひねりの要素はない。

　内容的には「右を向くアーサナ」という程度で、体はほとんどひねっていない。ひざを開くことで、腰から肩までのひねりができなくなる。

　それに対して行法Ⅲの方は、それほどひねっているように見えないが、実はひねりの要素がしっかりと入っている。ひざを閉じた状態でひねると、腰から肩までが強くひねられることになる。見た目にだまされずに、体がどういう状態になっているのかをしっかりと観察すれば、この二つの写真を見たときに正しい判断ができる。いろいろなアーサナも、見た目にだまされないように、しっかりと観察するように心掛けてほしい。

◆行法Ⅳ◆

　すべて行法Ⅱと同じだが、足先を小指の側からつかんでおこなう（写真84）。足先がつかめても、ひざが曲がったり、身体が前に傾いたりするようなら、足先をつかむよりは行法Ⅱのひざをつかむやり方のほうがいい。

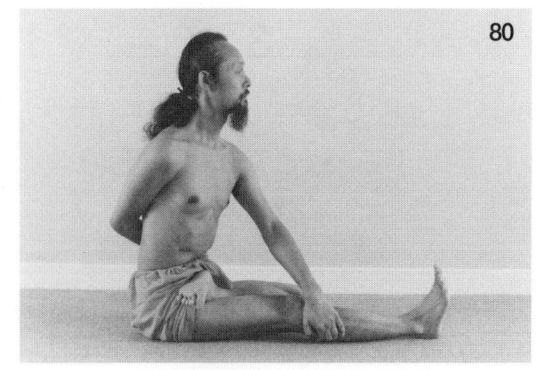

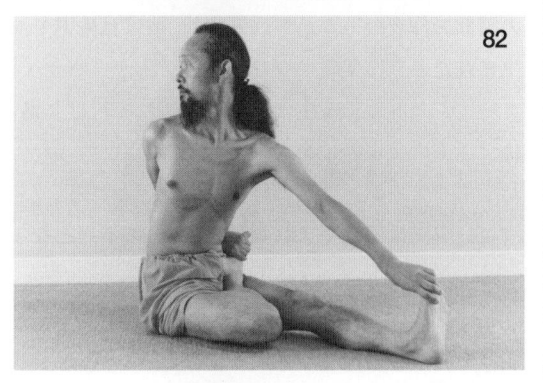

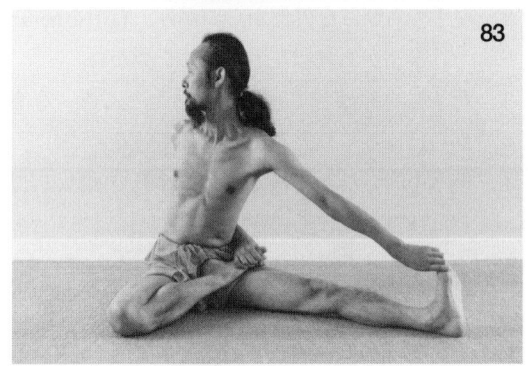

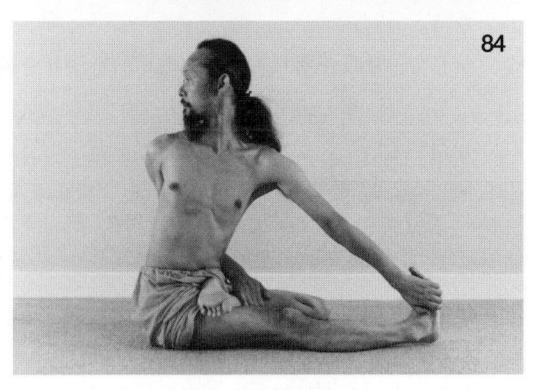

3 バラドヴァージャ・アーサナ
バラドヴァージャ聖仙のポーズ

バラドヴァージャ（**Bharadvāja**）は、7人の賢者の内の一人の名前である。『リグ・ヴェーダ』の多くの讃歌の作者の一人とされる聖仙。彼は私生児であり、生まれたときに父親のブリハスパティが「バラ・ドヴァー・ジャ」（「二度生まれた者を連れて行け」あるいは「二人の父親の子を大事に育てよ」）と言ったので、バラドヴァージャと名づけられたといわれる。バラドヴァージャは三度生まれ変わり、ついに不死となった。

◆行法Ⅰ◆

1．足先が左側にくる横坐りになる（写真85）。
2．左手で右ひざを外側からつかみ、右手を後ろへ回し、余裕があれば左手のひじをつかむ。
3．背すじを伸ばして正面を向いたところ（写真86）から、ゆっくりと右にひねっていく。
4．後ろを向いたところで、楽な呼吸で20秒ほど保つ（写真87）。
5．ゆっくりと正面まで戻し、足をつかんでいた手も離す。
6．折り曲げる足を替えて、1～5を同じようにおこなう。
7．戻して、呼吸が落ち着いていたら、行法Ⅱを続けてもいい。少しでも呼吸が乱れていたり、気持ちが落ち着いていなければスカ・アーサナ（51頁参照）になり、呼吸をととのえてから行法Ⅱに入る。

◆行法Ⅱ◆

1．足先が左側にくる横坐りから、右足首を左足の付け根の上に乗せる。
2．左手で右ひざを外側からつかみ、右手を後ろへ回し、余裕があれば右足先をつかむ。
3．背すじを伸ばして正面を向いたところ（写真88）から、ゆっくりと右にひねっていく。

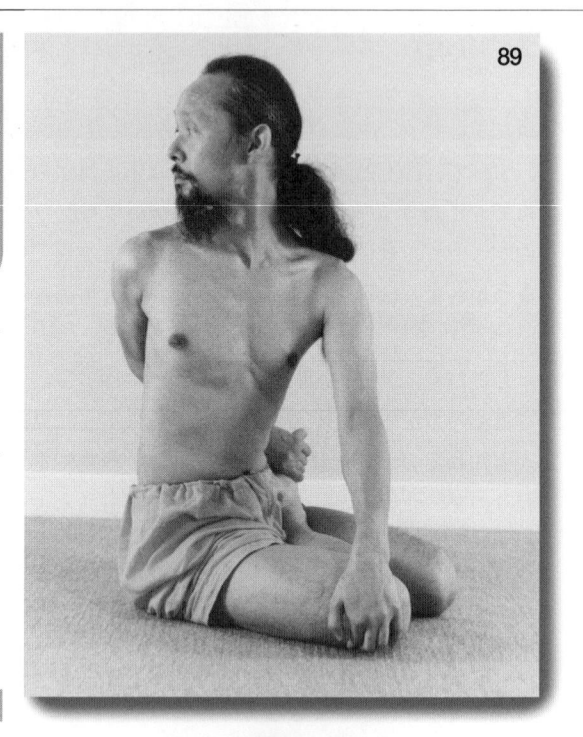

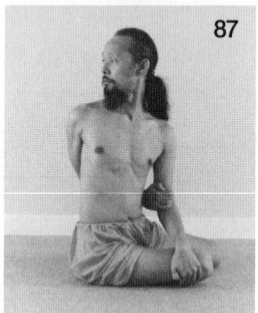

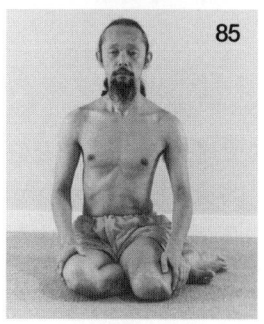

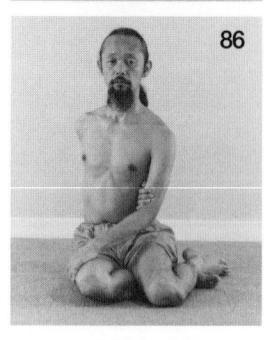

4．後ろを向いたところで、楽な呼吸で20秒ほど保つ（写真89）。
5．ゆっくりと正面まで戻し、足をつかんでいた手も離す。
6．折り曲げる足を替えて、1～5を同じようにおこなう。

◆注意点◆

足先をつかめていれば、完成型でその足先を少し上に引き上げるようにすると、ひねりの度合いが強まり完成度が高まる。

◆行法Ⅲ◆

すべて行法Ⅰと同じだが、ひざの下に手を差し入れて手のひらを床に付けた状態からおこなう（写真90）。手のひらが床に付かなかったり、上体が前に傾いたりするようなら、ひざの下に手を差し入れるよりは行法Ⅰのひざをつかむやり方のほうがいい。

◆行法Ⅳ◆

すべて行法Ⅱと同じだが、ひざの下に手を差し入れて手のひらを床に付けた状態からおこなう（写真91）。手のひらが床に付かなかったり、上体が前に傾いたりするようなら、ひざの下に手を差し入れるよりは行法Ⅱのひざをつかむやり方のほうがいい。

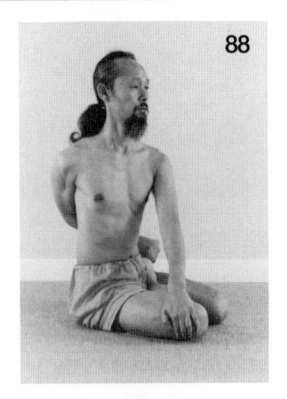

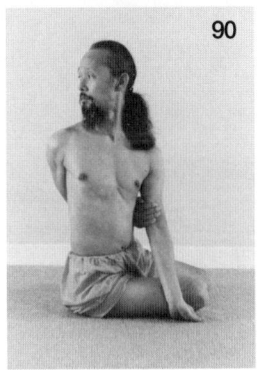

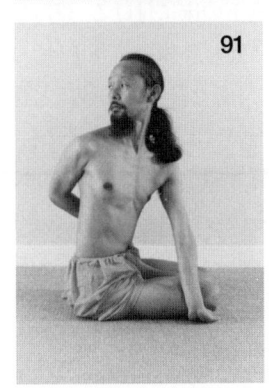

4 マールジャーラ・アーサナ　猫のポーズ

マールジャーラ（**mārjāra**）とは「猫」という意味である。この猫のポーズと名付けられたアーサナには、四つん這いで背中を丸めたり反ったりするものや、いくつかの行法がある。

◆行法Ⅰ◆

1. 両手は肩幅、両足は腰の幅ぐらいで四つん這いになる。
2. 左手を右にもっていき、左肩と頭を真下の床に付ける（写真92）。
3. 右手を背中に回し身体に巻き付け、首を右にひねり上を向いて、楽な呼吸で30秒ほど保つ（写真93）。
4. 元の四つん這いに戻し、こんどは右手を左にもっていき、右肩と頭を真下の床に付ける。
5. 左手を上から後ろに回し身体に巻き付け、首を左にひねり上を向いて、楽な呼吸で30秒ぐらい保つ。
6. 元の四つん這いに戻してから、正座になり呼吸をととのえる。

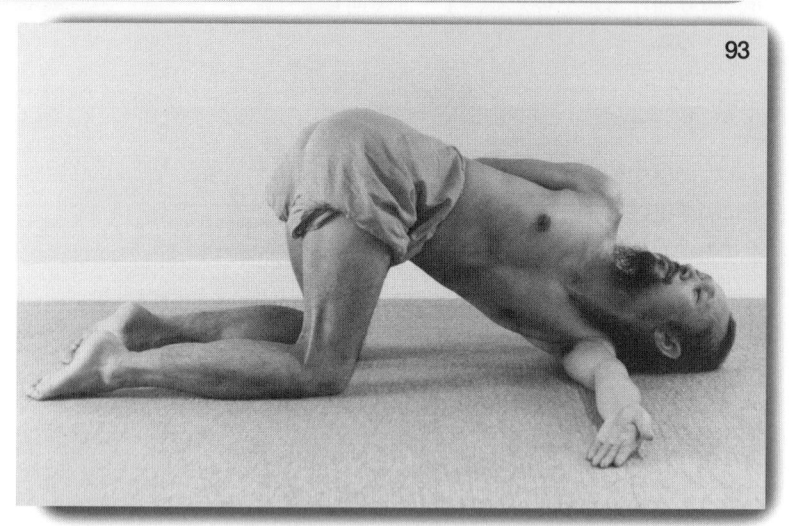

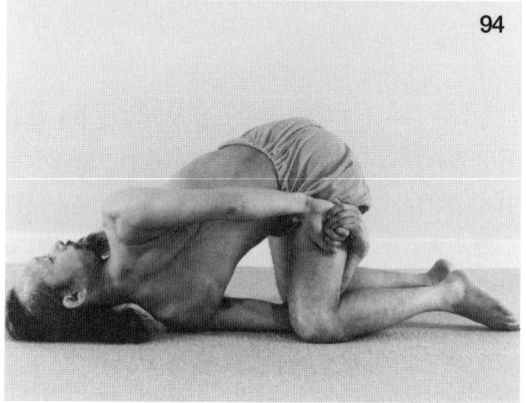

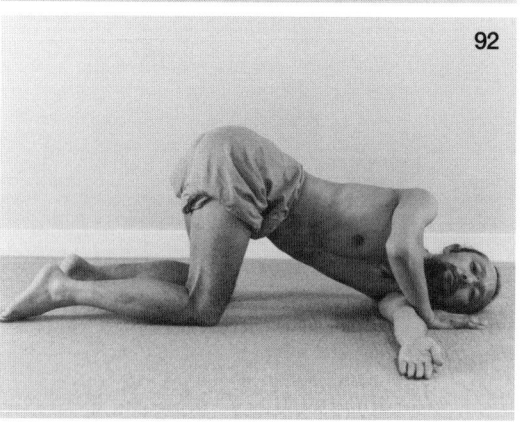

◆注意点◆

体が前に出過ぎないようにすること。頭頂部から尾骶骨部までが、なるべく一直線に近い方がいいので、首を曲げないように注意する。首は曲げるのではなく、ひねっていって顔が上を向くようにする。

◆行法Ⅱ◆

1. 両手は肩幅、両足は腰の幅ぐらいで四つん這いになる。

2．左手を両足の間にもっていき、左肩と頭を真下の床に付ける。
3．右手を上から後ろに回し身体に巻き付け、余裕があれば左大腿部の外側から両手をつなぎ、首を右にひねり上を向いて、楽な呼吸で30秒ほど保つ（写真94）。
4．元の四つん這いに戻し、こんどは右手を両足の間にもっていき、右肩と頭を真下の床に付ける。
5．左手を上から後ろに回し身体に巻き付け、余裕があれば右大腿部の外側から両手をつなぎ、首を左にひねり上を向いて、楽な呼吸で30秒ぐらい保つ。
6．元の四つん這いに戻してから、正座になり呼吸をととのえる。

◆注意点◆

最初のうちは手をつなぐために、体が後ろに行っても仕方ないが、手がつながったら徐々に体を前のほうに持ってくるようにすること。

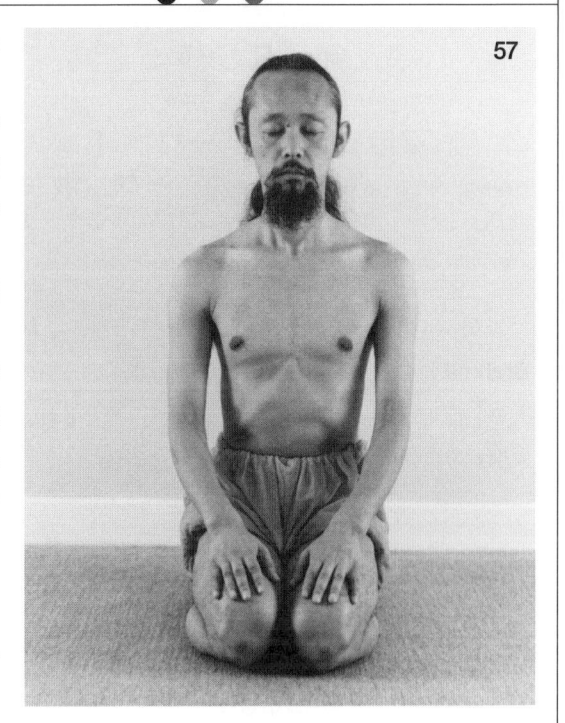

5 マリーチ・アーサナⅠ
マリーチ聖者のポーズⅠ

　マリーチ（**Marīci**）とは、ブラフマー神（**Brahmā**）の意識から生まれた10人の息子のうちの一人の名前である。また聖仙カシュヤパの子とされ、七大聖者の一人に数えられている。

◆行法Ⅰ◆

1．スカ・アーサナ（51頁参照）から左ひざを体の前で立てる。
2．左手をひざの内側から外に回し、右手をそのまま後ろに回し、手をつなぐ。
3．正面を向いた状態（写真95）から、ゆっくりと右に体をひねっていく。
4．後ろを向いたところで、楽な呼吸で20〜30秒ほど保つ（写真96）。
5．ゆっくりと正面まで戻す。
6．戻したら右ひざを体の前で立てて、左方向へのひねりを2〜5の要領でおこなう。
7．戻したら続けて、行法Ⅱに入る。

◆注意点◆

　手がつなげなければ、無理につなごうとしなくていい。それよりは、回して行くときと戻してくるときのスピードや視線に注意すること。

◆行法Ⅱ◆

1．バッダコーナ・アーサナ（写真11）で坐り、左ひざを立てる。
2．左手をひざの内側から外に回し、右手をそのまま後ろに回し、手をつなぐ。
3．正面を向いた状態（写真97）から、ゆっくりと右に体をひねっていく。
4．後ろを向いたところで、楽な呼吸で20〜30秒ほど保つ（写真98）。

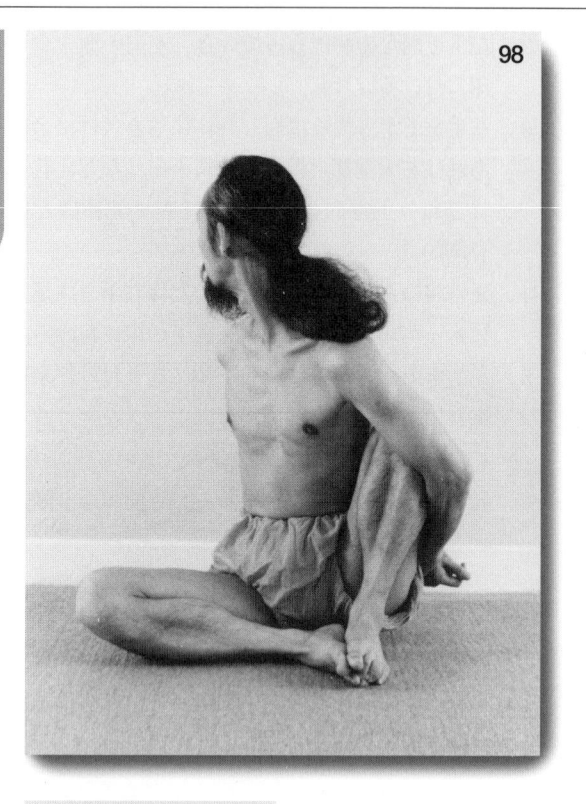

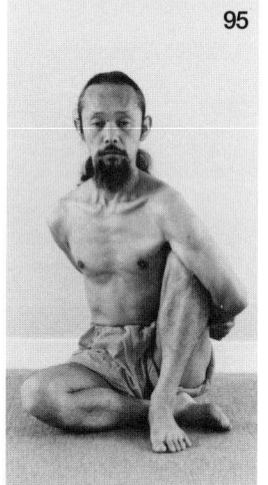

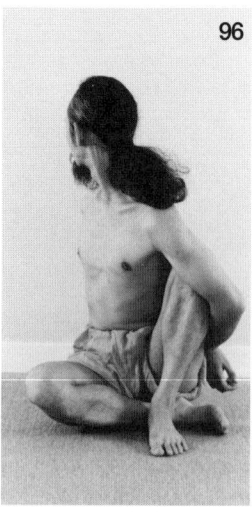

実技編｜1章｜ひねり系統の行法

5．ゆっくりと正面まで戻す。
6．戻したら右ひざを体の前で立てて、左方向へのひねりを2～5の要領でおこなう。
7．戻したらスカ・アーサナで呼吸をととのえる。

◆注意点◆

　足の裏を合わせた状態から、ひざを立てたときに、踵(かかと)がずれてきて結果的には立てた足の踵は床につくことになる。足の裏を合わせたままひざを立てようとすると、踵の上に踵が乗ることになるが、そうではなく自然に踵とがずれるようにした方がいい。

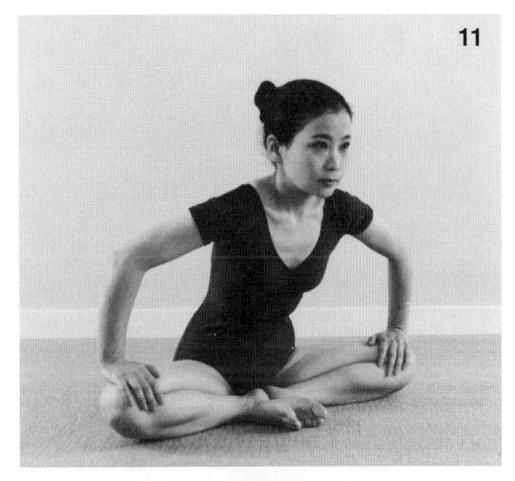

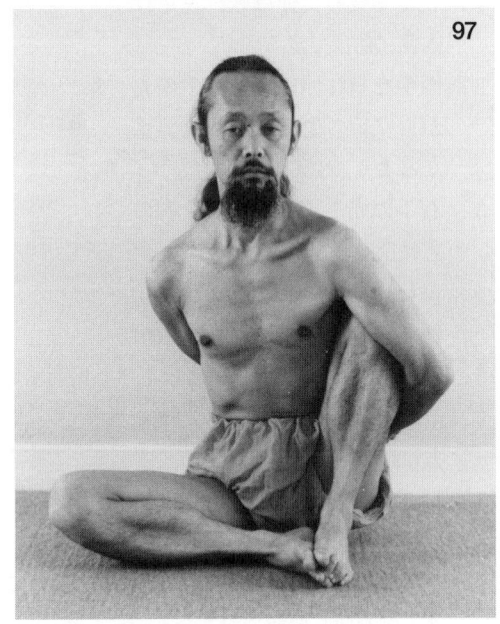

6　チャタカ・アーサナ　すずめのポーズ

チャタカ（caṭaka）は「すずめ」を意味する。体をひねっていく動作から、ひねり系統の行法に分類したが、内容的には反り系統の行法の要素が強い。

◆行法◆

1. 右足を後ろに伸ばし、左足は内側に曲げて坐る。
2. 両手を横に伸ばして右手の先から左手の先までが一直線になるようにする（写真99）。
3. 右手の先を見ながら体を右の方にひねっていく。
4. ひねり終えたところで20〜30秒ほどそのまま保つ（写真100）。
5. 右手の先を見つめたままゆっくりと正面まで戻す。
6. その状態から、次に左手の先を見ながら体を左の方にひねっていく。
7. ひねり終えたところで10〜20秒ほどそのまま保つ。
8. 左手の先を見つめたままゆっくりと正面まで戻す。
9. 左足を後ろに伸ばし、右足は内側に曲げて坐り、2〜8を同じ要領でおこなう。
10. 戻し終わったら、ムリタ・アーサナ（62頁参照）で十分に休む。

◆注意点◆

「右手の先から左手の先までが一直線になる」という部分が、簡単なようで以外とむずかしい。ひねっていくにつれて、後ろになる方の手が行き過ぎて一直線状態を保てなくなるケースが多い。反対方向にひねるときには、なおさら後ろになる方の手が行き過ぎてしまうので注意する必要がある。しかし、自分では一直線かどうかが判らないことが多い。その場合だれかに一直線かどうかを確認してもらうのも良い方法である。

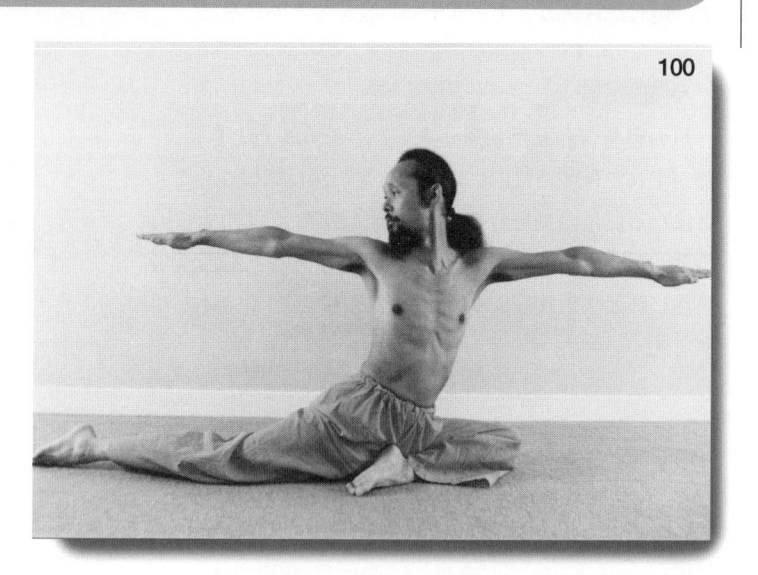

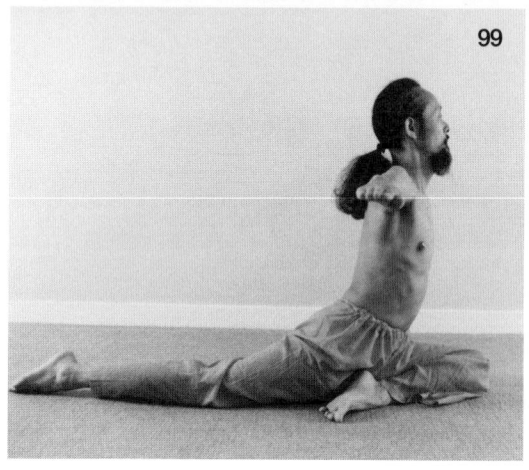

column 01

沈黙の行者

　インドにはいろいろな修行をするヨーガ行者がいます。たとえば、モウナ（沈黙）の行者といって、一切しゃべらないという修行をしている行者がいます。小さな黒板を持っていて、そこに文字を書いてコミュニケーションを取っている行者がインドにはたくさんいます。

　私が1984年に会ったハリダス・ババというヨーガ行者は、その当時までで30年間モウナ（沈黙）の修行を続けていました。彼も小さな黒板を首から下げていました。

　モウナの行者には、もっと厳格なカーシュタモウナという修行をしている人もいます。他者とのコミュニケーションをいっさい取らないので、村人や信者が果物や食べ物を持ってきてもいっさい受け取らないのです。森の中で自分で手に入れた自然の果物だけを食べて生活をしているのです。これだけ厳格な修行をしているのは、自分自身の内面を見つめることからしか「真理」はつかめないことを知っているからなのです。

　このモウナ（沈黙）の修行も、本当は沈黙を守る修行ではなく、沈黙せざるを得なくなったヨーガ行者がいたことから始まったのだと私は理解しています。

　それはどういうことかというと、真理に近づけば近づくほど、真理を語れないことが判るからです。「沈黙は金」ということわざも、案外的を得ている深さがあります。真理を語ることはできないし、真理に近づくと、それ以外の言葉も必要なくなり、まったくしゃべらなくなるのです。

　それをまねてモウナ（沈黙）を守る行者がでてきたのでしょう。しかし、話す必要がなくなり、一切話さなくなったのと、声は出さなくても、黒板でいろいろなコミュニケーションを取っているモウナ（沈黙）の行者とでは、雲泥の差があります。

7 ジャタラパリヴァルタナ・アーサナ
腹部をひねるポーズ

ジャタラ（jaṭhara）とは「腹部」のことで、パリヴァルタナ（parivartana）は「回転する」という意味である。

◆行法Ⅰ◆

1. 仰向けになり、両足はそろえ、両手は肩の高さで横に広げ、手のひらは床につける。
2. 息を吸いながら右足をゆっくりと上げ、床から垂直の位置ぐらいまできたら（写真102）、息を吐きながら左へ倒していく。
3. 右足を左へ倒していくのに合わせて首を右にひねる。
4. 右足先が床についたら、楽な呼吸で30秒〜1分ほど保つ（写真103）。
5. 息を吸いながら右足をゆっくりと上げ、それに合わせて首を元に戻し、右足が床から垂直の位置ぐらいまできたら、息を吐きながら床まで戻す。
6. そのままの姿勢で呼吸をととのえてから、2〜5までの要領で左足を右へ倒して、戻すのをおこなう。
7. ムリタ・アーサナ（62頁参照）で2分ぐらい休む。

◆注意点◆

最初に両手を肩の高さで横に広げるのだが、多くの人は肩より高い位置に手を持ってきてしまう。これも一度だれかに確認してもらうといい。また、足の動きと首のひねりをうまく連動させる必要があるのだが、それは簡単ではないと思って取り組んだ方がいい。呼吸と体の動きを合わせるのも、簡単ではない。

◆行法Ⅱ◆

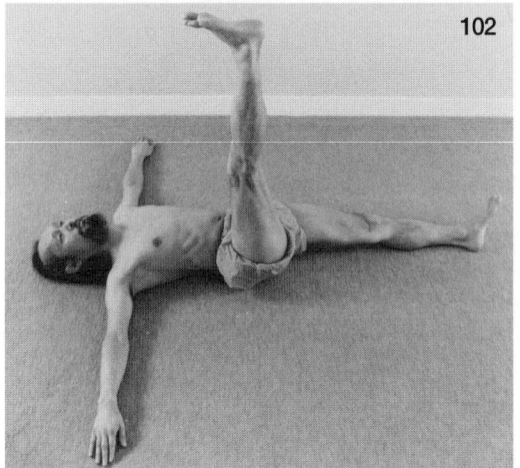

1. 仰向けになり、両足はそろえ、両手は肩の高さで横に広げ、手のひらは床につける。

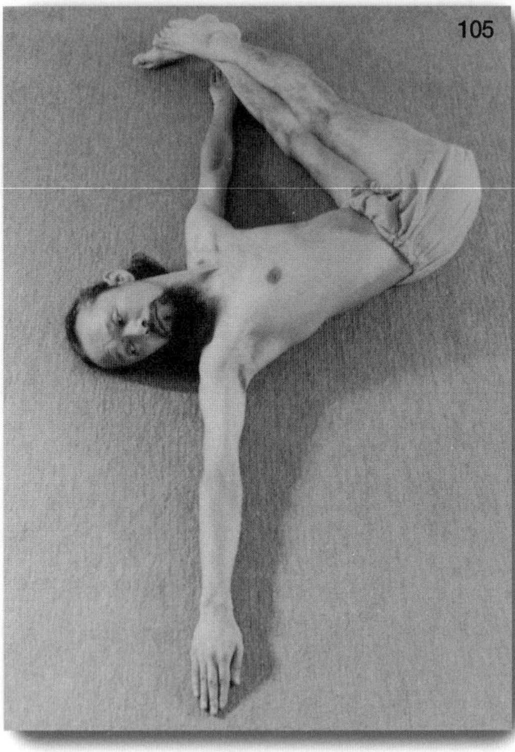

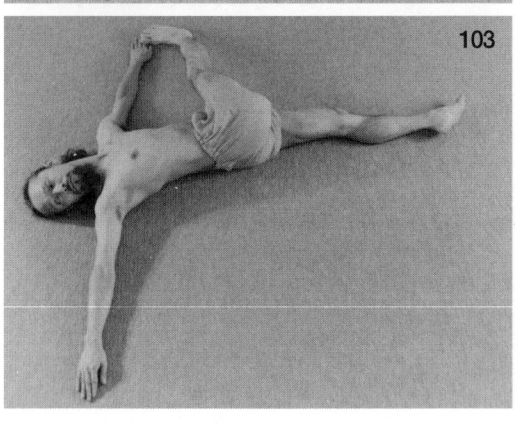

2．息を吸いながら両足をゆっくりと上げ、床から垂直の位置ぐらいまできたら（写真104）、息を吐きながら左へ倒していく。

3．両足を左へ倒していくのに合わせて首を右にひねる。

4．足先が床についたら、楽な呼吸で30秒〜1分ほど保つ（写真105）。

5．息を吸いながら両足をゆっくりと上げ、それに合わせて首を元に戻し、両足が床から垂直の位置ぐらいまできたら、息を吐きながら床まで戻す。

6．そのままの姿勢で呼吸をととのえてから、2〜5までの要領で両足を左へ倒して、戻すのをおこなう。

7．ムリタ・アーサナ（62頁参照）で十分に休む。

◆注意点◆

行法Ⅰよりも、床につく足の位置が高くなり、横に伸ばした両手より上になることもある。ただし、その場合には、戻し始めるときに力を必要とするので、戻すスピードが一定にならないことがある。その辺りを、どのぐらいきれいに処理できるかは、その人のコントロール能力次第である。

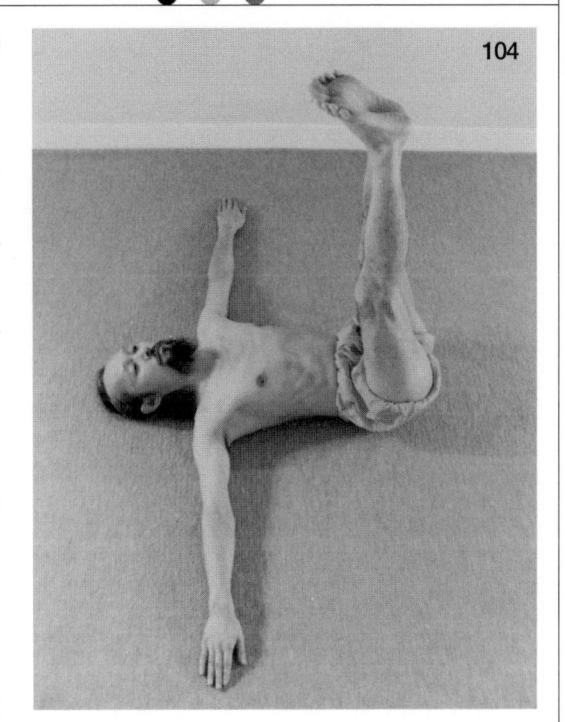

8 パリヴリッタ・トリコーナ・アーサナ
ひねった三角のポーズ

　パリヴリッタ（parivṛtta）は「回転した」「ひねった」でトリコーナ（trikoṇa）は「三角」を意味する。

◆行法◆

1. 肩幅の倍ぐらい足を開いて立ち、息を吸いながら両手を横に広げる（写真106）。
2. 息を吐きながら右に身体をひねっていき、左手のひらを右足の横の床につけ、右手は真上へもっていき、その右手の先に視線を集中し、左手から右手の先までが床から垂直になるようにする。
3. 楽な呼吸で20〜30秒ほど保つ（写真107）。
4. 息を吸いながら身体を起こしてきて、両手を横に広げる。
5. 息を吐きながら両手をおろす。
6. そのまま呼吸をととのえてから、1〜5までの要領で身体を左へひねって、戻すのをおこなう。

◆注意点◆

　手のひらを足の外側の床につけられない場合は内側でもいいし、床につけられなければ足首やもう少し上でもいい。また、呼吸と体の動きのタイミングをうまく合わせるように気をつける。

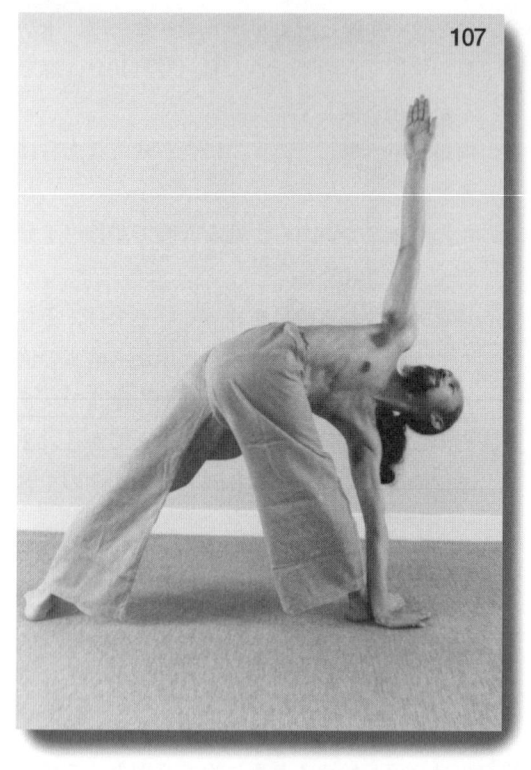

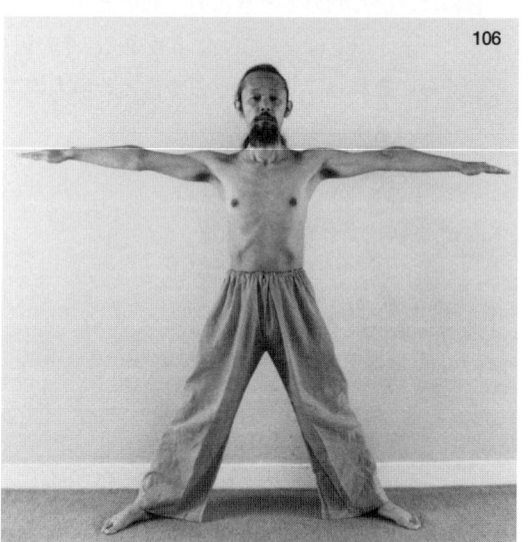

実技編 | 1章 | ひねり系統の行法

9 パリヴリッタ・パールシュヴァコーナ・アーサナ　体側をひねって伸ばすポーズ

パールシュヴァ（pārśva）は「体側」で、コーナ（koṇa）は「角」を意味する。

◆行法◆

1. できればパリヴリッタ・トリコーナ・アーサナより広めに足を開いて立ち、右足先を開いて右方向へ向け、息を吸いながら両手を横に広げる（写真108）。
2. 息を吐きながら右に身体をひねっていき、右ひざを曲げて左手のひらを右足の横の床につけ、右手は頭の先へもっていき、左足先から右手の先までが斜めに一直線になるようにする。
3. 楽な呼吸で20秒ほど保つ（写真109）。
4. 息を吸いながら身体を起こしてきて、両手を横に広げる。
5. 息を吐きながら両手をおろす。
6. そのまま呼吸をととのえてから、1～5までの要領で身体を左へひねって、戻すのをおこなう。
7. ムリタ・アーサナ（写真73）で十分に休む。

◆注意点◆

行法の2で床につける手は、足の外側が無理ならば、内側の床につけてもいい。逆に楽に外側の床につけられるようならば、ひざの外側から回し入れるようにする。

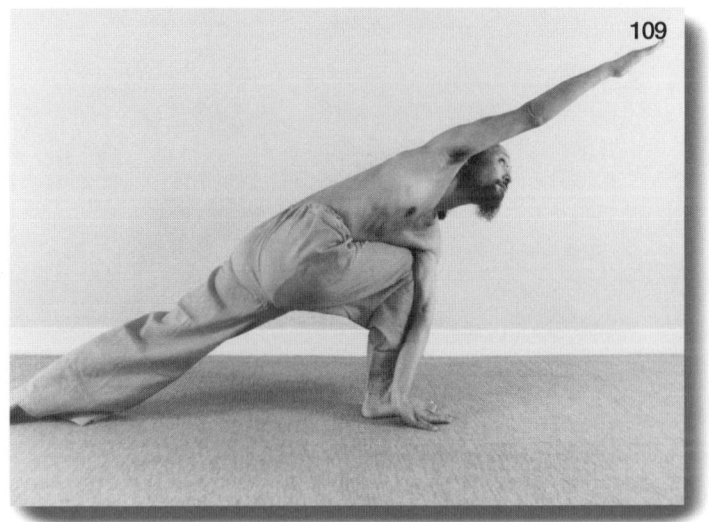

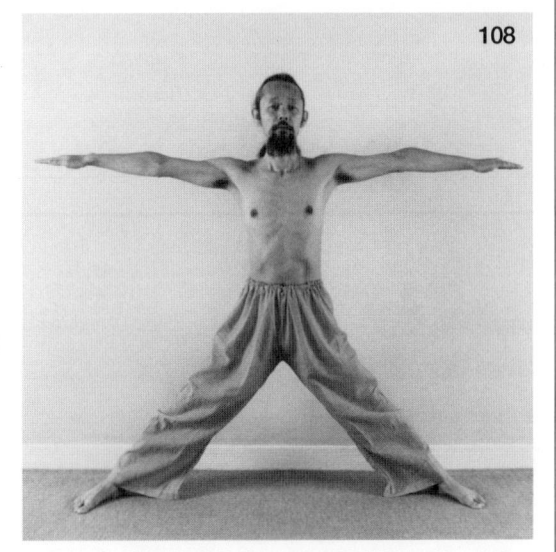

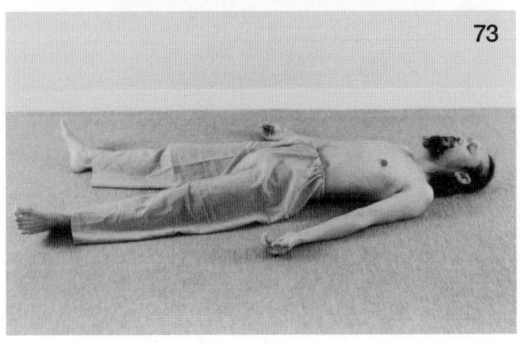

81

『実技編』

第2章

体側伸ばし系統の行法

　体側を伸ばすという行法は、注意深くおこなわないと、違った内容になってしまう。ちょっと後ろに行けば、反りの要素が強くなり、ちょっと前に行けば、前屈の要素が強くなり、ちょっとひねれば、ひねりの要素が強くなる、というやっかいな行法である。それだけにしっかりとおこなえれば、アーサナとして内容の濃いものになる。
　他のアーサナでも同じようなことがいえる。完成型が上手にできても、そこまでもって行く間の動作が雑だったり、意識が散漫だったりしたら、完成度の低いアーサナになってしまう。どこまで注意深く、きめ細かくおこなえるかがアーサナのキーポイントになる。

10 ウッティタ・トリコーナ・アーサナ　三角のポーズ

ウッティタ（utthita）は「伸ばされた」、トリコーナ（trikoṇa）は「三角」という意味である。

上になる体側が伸ばされ、倒す方の股関節が極端に屈曲する。このアーサナの完成型ができる人は、股関節がちょっと特殊な柔軟性をもっている。一般的には、倒して行く途中で保つようになる。

◆行法◆

1. 肩幅の倍ぐらい足を開いて立ち、息を吸いながら両手を横に広げる（写真106）。
2. 息を吐きながら右に体を倒していき、右手のひらを右足の横の床につけ、左手は頭の先へ持っていき、腰から左手の指先までが床と水平になるようにする。
3. 楽な呼吸で20～40秒ほど保つ（写真110）。
4. 息を吸いながら体を起こしてきて、吐きながら両手を降ろす。
5. そのまま呼吸をととのえてから、1～4までの要領で体を左へ倒して、戻すのをおこなう。
6. 戻したら、ムリタ・アーサナ（写真73）で休む。

◆注意点◆

行法2で「腰から左手の指先までが床と水平になるようにする」となっているが、ちゃんと横に倒していったら、普通はそこまではいかない。その場合はむしろ途中まででもいいから、前傾しないように注意して倒すほうがいい。

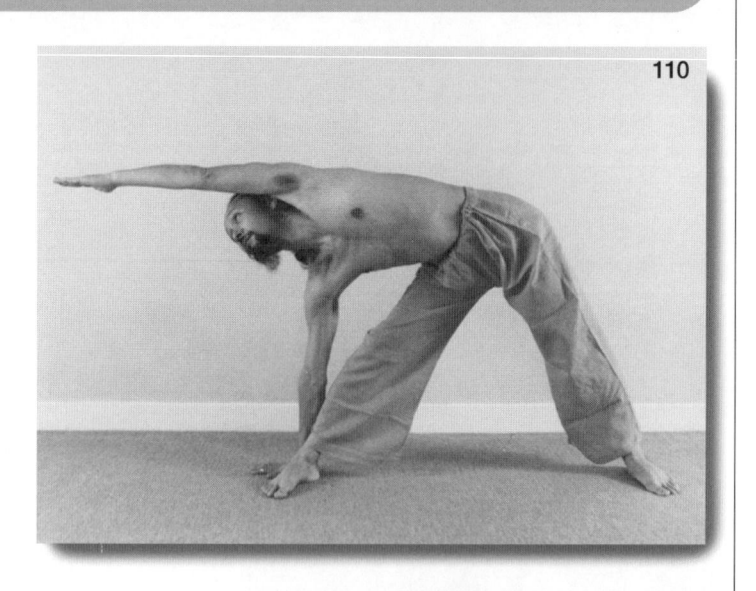

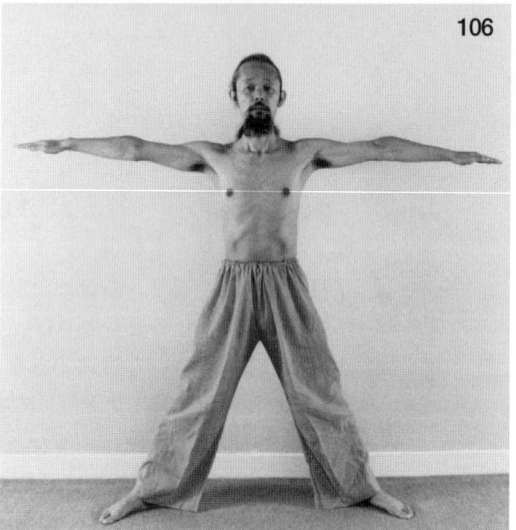

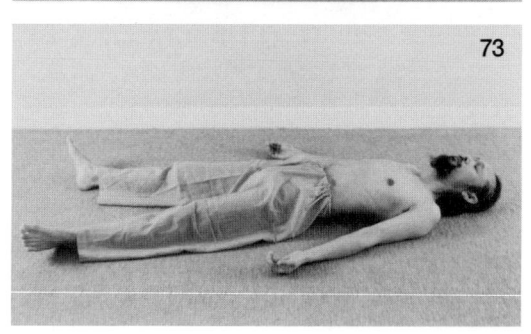

11 ウッティタ・パールシュヴァコーナ・アーサナ 体側を伸ばすポーズ

　ウッティタ（utthita）は「伸ばされた」、パールシュヴァ（pārśva）は「体側」で、コーナ（koṇa）は「角」を意味する。最初のうちはウッティタ・トリコーナ・アーサナと同じようになってしまうかも知れない。その時点では、たしかに体側を伸ばすポーズと言えるだろう。しかし、完成度が高くなってくると、逆に体側を伸ばすという要素が薄くなり、開脚の要素や股関節を柔軟にする要素が強くなる。

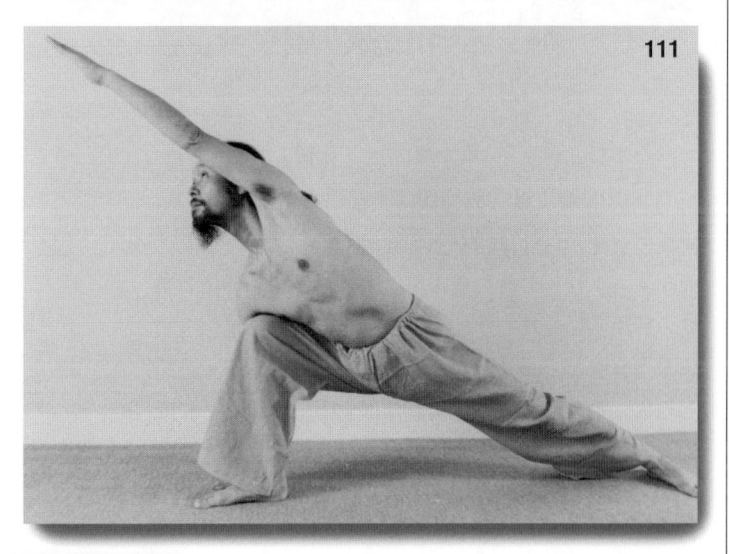

◆行法◆

1. できればウッティタ・トリコーナ・アーサナより広めに足を開いて立ち（写真108）、右足先を開いて右方向へ向け、息を吸いながら両手を横に広げる。
2. 息を吐きながら右に身体を倒していき、右ひざを曲げて右手のひらを右足の横の床につけ、左手は頭の先へもっていき、左足先から左手の指先までが斜めに一直線になるようにする。
3. 楽な呼吸で20〜30秒ほど保つ（写真111）。
4. 息を吸いながら身体を起こしてきて、両手を横に広げる。
5. 息を吐きながら両手をおろす。
6. そのまま呼吸をととのえてから、1〜5までの要領で身体を左へ倒して、戻すのをおこなう。
7. ムリタ・アーサナ（62頁参照）で十分に休む。

◆注意点◆

　折り曲げた足の角度が直角になるようにする。足幅が狭いとかかとが床から浮いてしまうことがあるので、両足とも足の裏は床につけておくようにする。また完成型では、伸ばした手の延長線上の空間に視線を定める。

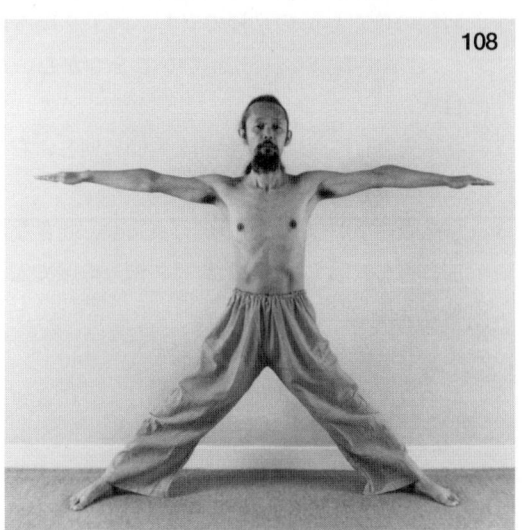

12 パールシュヴォーッターナ・アーサナ
立った片足前屈のポーズ

　パールシュヴァ（pārśva）は「体側」で、ウッターナ（uttāna）は「強く伸ばす」という意味であり、言葉の意味からは体側を強く伸ばすポーズとなる。このサンスクリット名の意味を優先して「体側伸ばし系統の行法」に入れたが、このアーサナは前の足の方に体の向きをしっかりと向けると、前屈の要素が大半を占める。その場合には体側を伸ばす要素は少なめになる。前屈と、股関節の柔軟度が中心になる。

◆行法Ⅰ◆

1．肩幅の倍ぐらいの足幅で立ち、両手を後ろに回し、合掌する（写真112）かひじをつかむ（写真113）。
2．右足先を右に向け、左足先を内側に回し、右を向く。
3．息を吸いながら上を向き（写真114）、吐きながら前に倒して顔を右足に近づけ、楽な呼吸で20〜40秒ほど保つ（写真115）。
4．息を吸いながらゆっくりと戻す。
5．2の要領で左を向いて、左で同じように3〜4をおこなう。
6．戻したら両手両足をそろえてタラ・アーサナ（写真72）になり、目を閉じて30〜40秒ほど休む。

◆注意点◆

　両足を開いた状態から右を向くときに、両足のかかとを軸にして向きを変えること。もし足先を軸にしたり、足の裏全体をすべらせたりして方向を変えると、前後の足が一直線上に並んでしまうことがあり、そうすると左右のバランスが崩れることになる。かかとの位置をずらさないで、しっかりと方向を変えれば左右のバランスが崩れることはない。

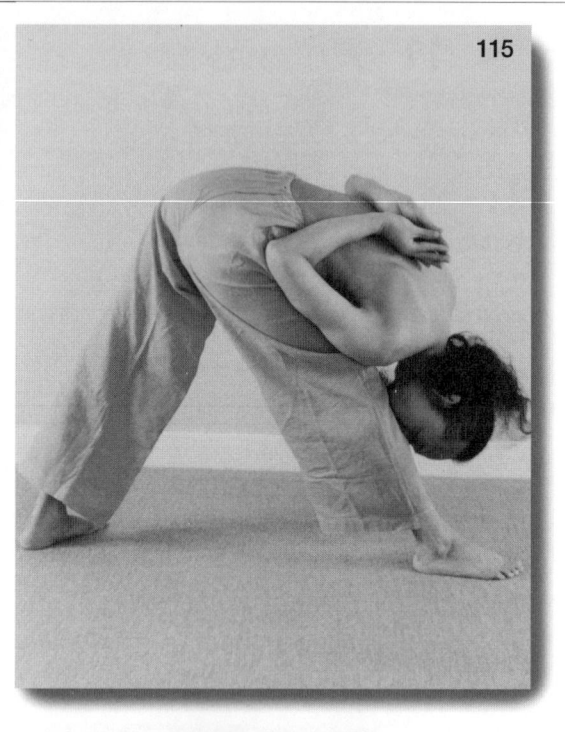

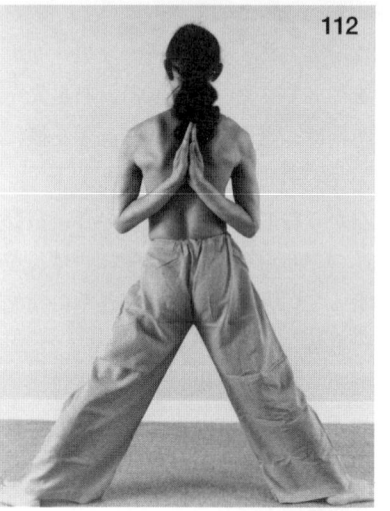

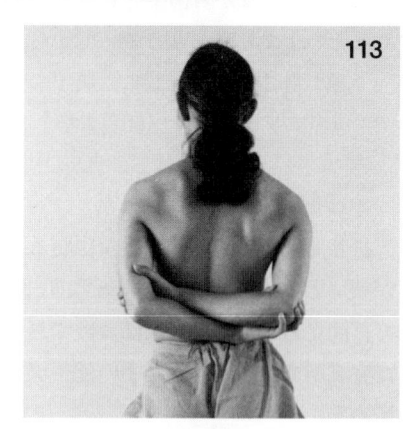

◆行法Ⅱ◆

1．肩幅の倍ぐらいの足幅で立ち、両手を後ろに回しひじをつかむか背中で合掌する。
2．右足先を右に向け、左足先を内側に回し、右を向く。
3．息を吸いながら上を向き、吐きながら前に倒して顔を右足に近づけ、吐き終わった状態で止める。
4．いくぶん苦しくなったら息を吸いながらゆっくりと戻す。
5．2の要領で左を向いて、左で同じように3〜4をおこなう。
6．戻したらムリタ・アーサナ（62頁参照）で十分に休む。

◆注意点◆

このアーサナから完成型で息を止めるパターンが出てくるが、必ず余裕のあるうちに戻すこと。ぎりぎりまで保つと、その後の動作が雑になってしまうし、呼吸が乱れるので良くない。

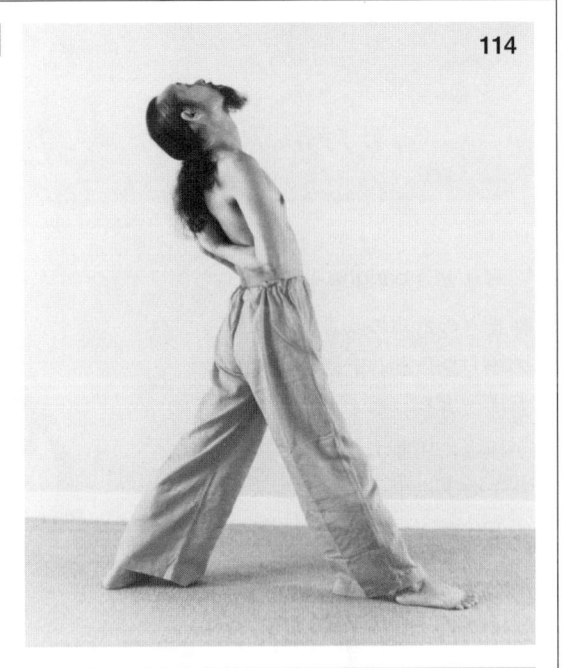

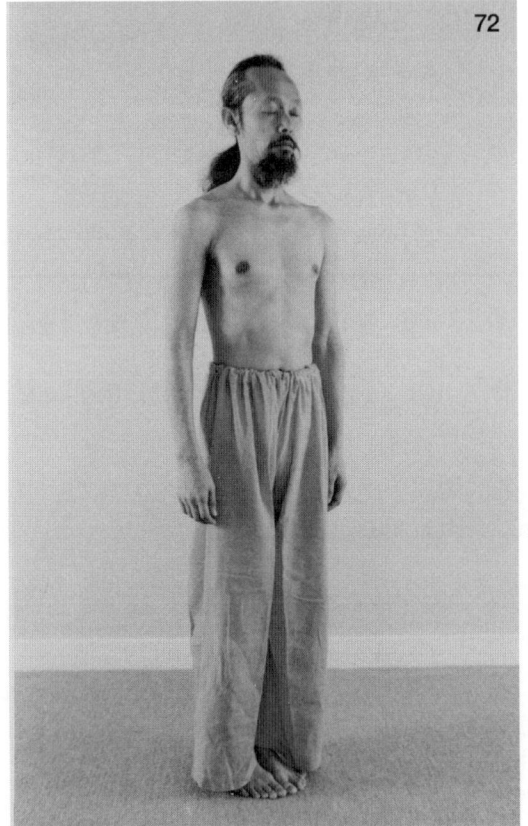

13 パリガ・アーサナ　　かんぬきのポーズ

パリガ（parigha）は「戸締まりのための鉄または木製の棒」を言う。上になる体側が伸ばされ、倒す方の股関節が極端に屈曲する。このアーサナで上の手が足先の方へくるとしたら、股関節がかなり特殊な柔軟性をもっていることになる。

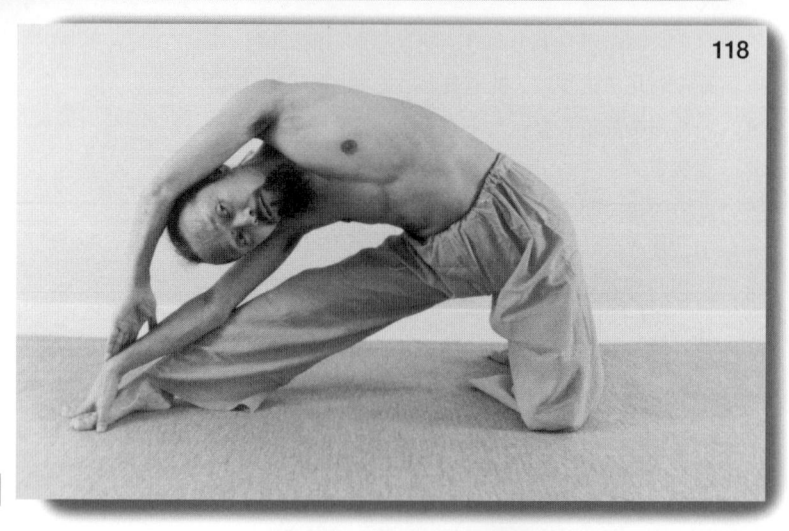

◆行法Ⅰ◆

1．ひざ立ちになり、右足を横へ伸ばす。
2．息を吸いながら両手を横へ伸ばし（写真116）、吐きながら右へ体を倒していく（写真117）。
3．左手は頭越しに楽に届くところまで持っていき、30秒〜1分ほど楽な呼吸で保つ（写真118）。
4．息を吸いながらゆっくりと戻し、吐きながら両手を降ろす。
5．左足を横へ伸ばして、2〜4を左へ倒す方で同じようにおこなう。
6．戻したらヴァジュラ・アーサナ（写真57）で30〜40秒ほど休む。

◆行法Ⅱ◆

1．ひざ立ちになり、右足を横へ伸ばす。
2．息を吸いながら両手を横へ伸ばし、吐きながら右へ体を倒していく。
3．左手は頭越しに楽に届くところまで持っていき、息を吐き終わった状態で止める。
4．いくぶん苦しくなったら息を吸いながらゆっくりと戻し、吐きながら両手を降ろす。
5．左足を横へ伸ばして、2〜4を左へ倒す方で同じようにおこなう。

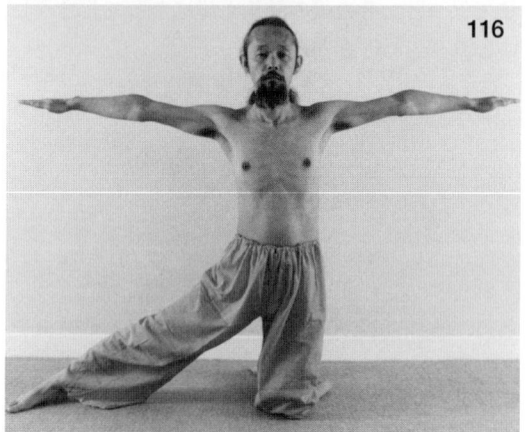

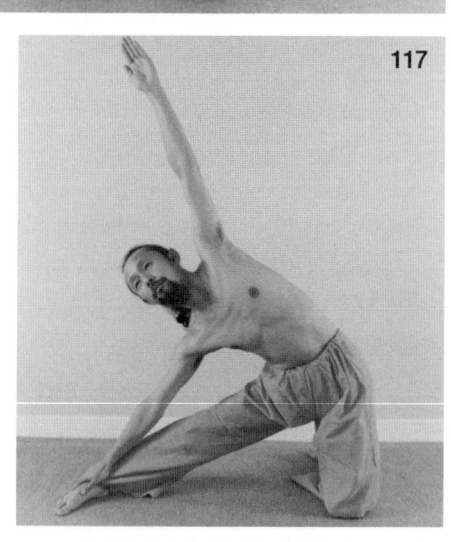

6．戻したらスカ・アーサナ（写真54・55）かムリタ・
　アーサナ（写真73）で十分に休む。

◆注意点◆

　たくさん倒そうとすると、どうしても前に傾きがちになるので、あまりたくさん倒さないようにして、できるだけ横に倒すように心掛けるといい。また、倒していくときに、足幅が拡がってしまうことが多いので、最初の足幅のままでおこなうようにする。ひざをついている足のひざから上が、なるべく床から垂直の状態を保つようにするといい。

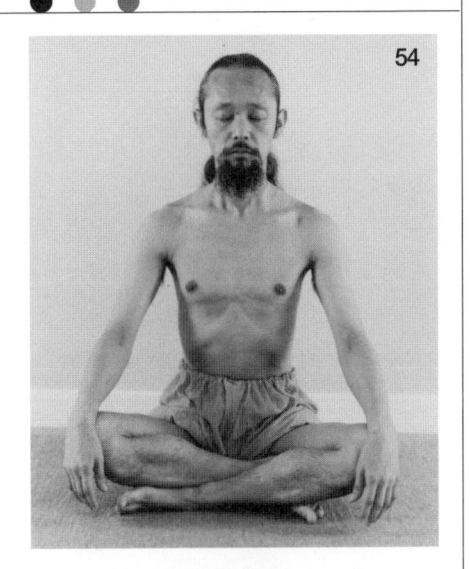

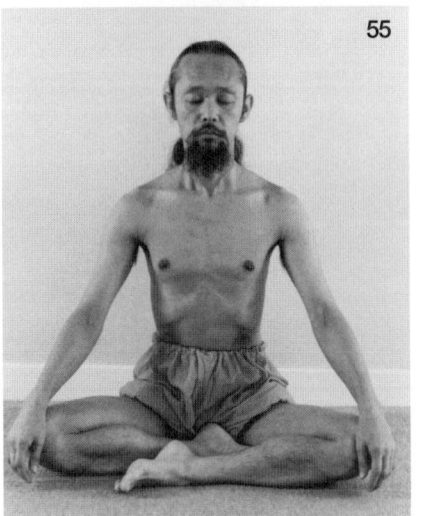

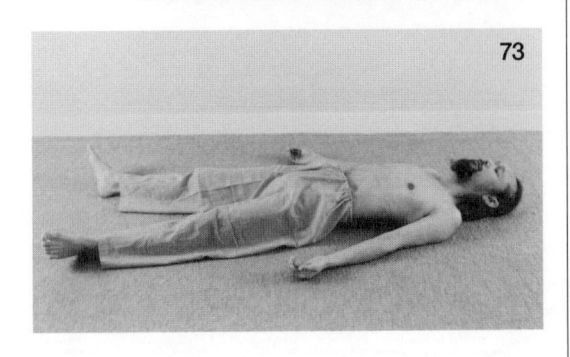

『実技編』

第3章

前屈系統の行法

　ここからは《準備型》と《行法》があるものが出てくるが、まずは《準備型》からできるようにしていけばいい。準備型だけをおこなっていても、ヨーガアーサナとしての内容は十分に高められる。とくにむずかしいポーズなどは、無理して行法をおこなっても、あまり意味はない。それよりは自分のできる範囲でおこない、観察力を向上させる方がはるかにいい。
　「前屈系統の行法」の準備型の中で「１〜２分ほど保つ」というものがあるが、それは５分でも10分でも保てれば保っていい。ひざの裏すじを伸ばすのは、時間をかけておこなうのが理想的である。

14

パシュチモーッターナ・アーサナ　前屈のポーズ

　パシュチマ（paścima）は「西」という意味だが、「後ろ」「あと」という意味もある。ウッターナ（uttāna）は「伸ばした」を意味する。

　前屈の要素と同時に背中を伸ばすという要素もある。このアーサナで背中を伸ばすのは、クンダリニー・エネルギーをスシュムナー・ナーディー（中央エネルギー管）に流れ込ませる目的も含まれている。

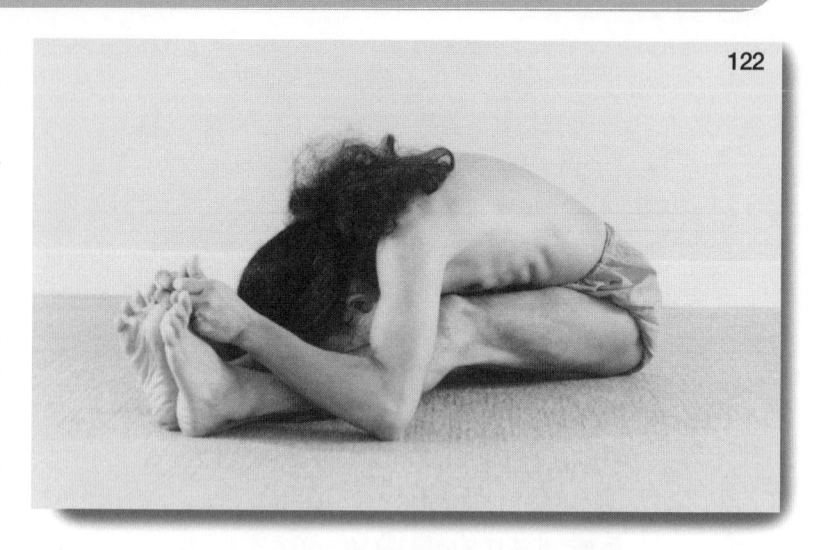

◆準備型◆

1. 両足を前に伸ばして坐り、左足を内側に折り曲げ、右ひざと太ももの間に足首を乗せる。
2. 両手のひじをつかみ、息を吐きながら上体を前に倒していく（写真119）。
3. 多少刺激があるぐらいのところで、楽な呼吸で1〜2分ほど保つ（写真120）。
4. 伸ばす足を替えて、1〜3を同じ要領でおこなう。

◆注意点◆

　保っている間に、自分の身体の状態を細かく観察する。時間の経過とともに、必ずなにかしらは変化があるので、それをできる限り細かく観察するようにする。そのためには、無理に前に倒さないことだ。たくさん前に倒すのが目的ではなくて、その間の状態をしっかりと観察することが重要である。

◆行法◆

1. 両足を前に伸ばして坐り、両足の親指をつかむ（写真121）か、足首あたりをつかむ。
2. 息を吸いながら、顔を上に向けて背中を伸ばし、

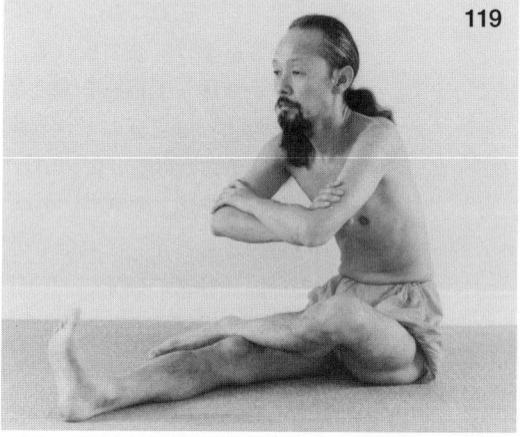

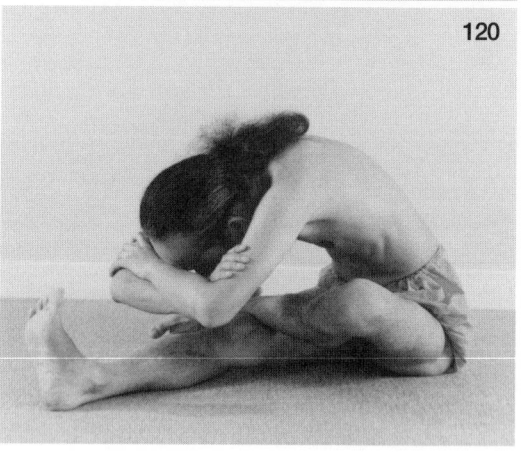

吐きながら上半身を前に倒す。
3．息を吐いて止めたまま保つ（写真122）。
4．いくぶん苦しくなってきたら、吸いながらゆっくりと戻す。
5．同じ方法か、さらに余裕のある人は足の先に手を回して手を組んでもう一度おこなう。
6．戻したら、パヴァナムクタ・アーサナ（写真71）かスカ・アーサナ（写真54・55）で1〜2分ほど休む。

◆注意点◆

行法では、視線の移動に注意すること。動きはじめから終わるまで、すべてなめらかに視線が移動するように心掛けること。できれば空間の等距離の一点に視点を定められるといい。

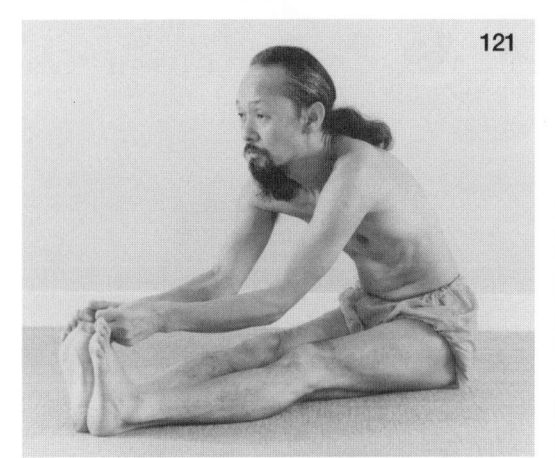

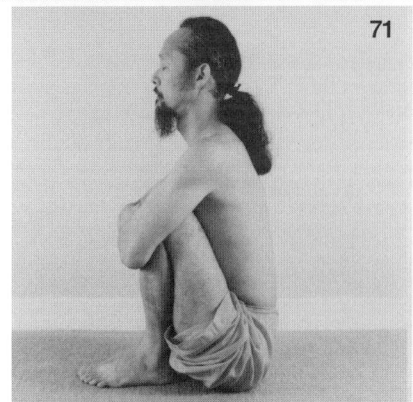

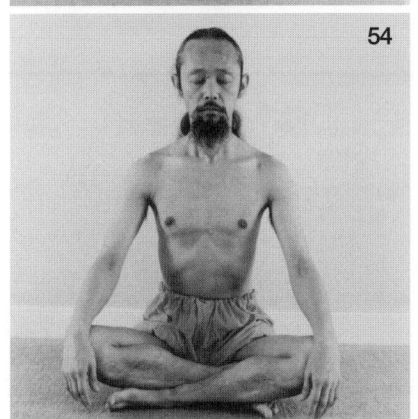

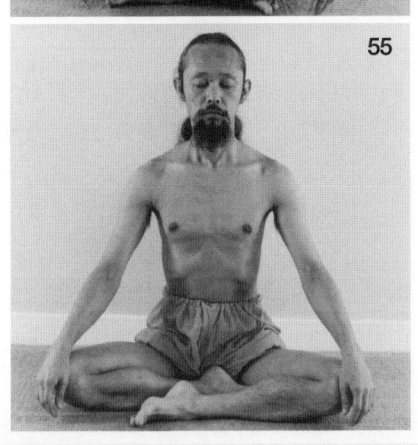

15 ジャーヌシールシャ・アーサナ・ひざに頭をつけるポーズ

ジャーヌ（jānu）は「ひざ」、シールシャ（śirṣa）は「頭」を意味する。言葉の意味通りだと「ひざに頭をつけるポーズ」だが、人種や個々の体型で条件が異なるので、必ずひざに頭をつけようとする必要はない。

◆準備型◆

1. 右足を斜め右前方に伸ばし、左足は内側に折り曲げる（写真123）。
2. 前の床に両手をついて、息を吐きながら前方へ倒していく。
3. 多少刺激があるぐらいのところで、楽な呼吸で1〜2分ほど保つ（写真124）。
4. 伸ばす足を替えて、1〜3を同じ要領でおこなう。

◆行法◆

1. 右足を斜め右前方に伸ばし、左足は内側に折り曲げる。
2. 伸ばしている足の方へ身体を向け、両手で足先か楽に届く範囲で足をつかむ。
3. 息を吸いながら、顔を上に向けて背中を伸ばし（写真125）、吐きながら上半身を前に倒す。
4. 息を吐いて止めたまま保つ（写真126）。
5. いくぶん苦しくなってきたら、吸いながらゆっくりと戻す。
6. 今度は左足を左前方に伸ばし、右足は内側に折り曲げて2〜5を同じ要領でおこなう。
7. 戻したら、パヴァナムクタ・アーサナ（60頁参照1）かスカ・アーサナ（51頁参照）で1〜2分ほど休む。

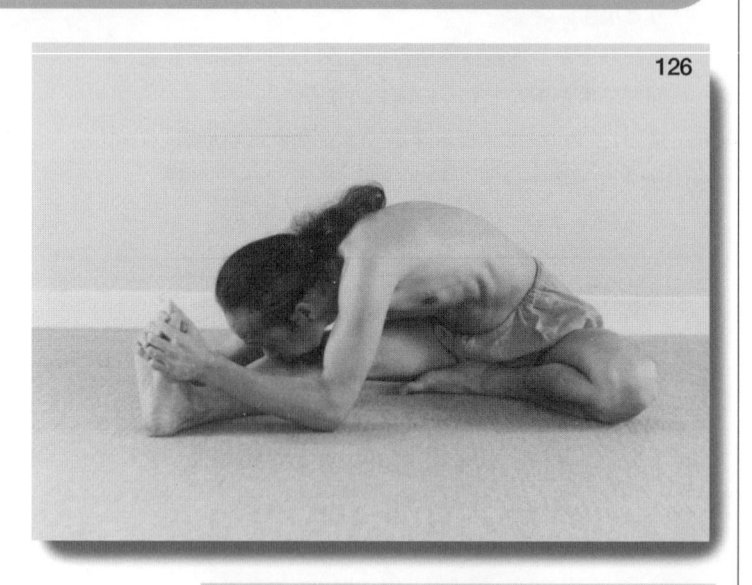

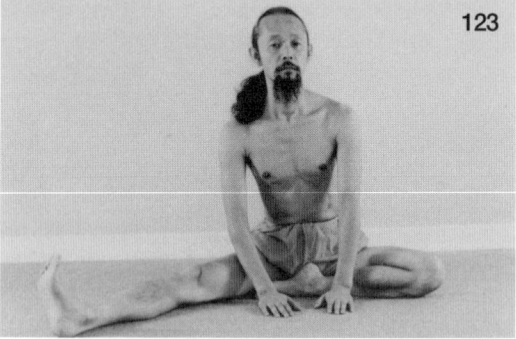

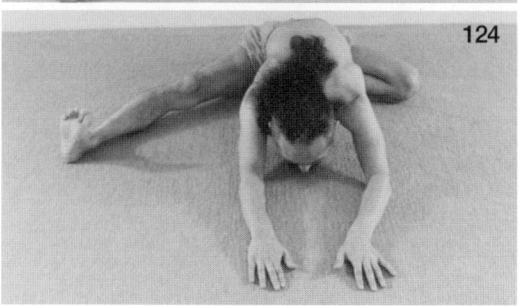

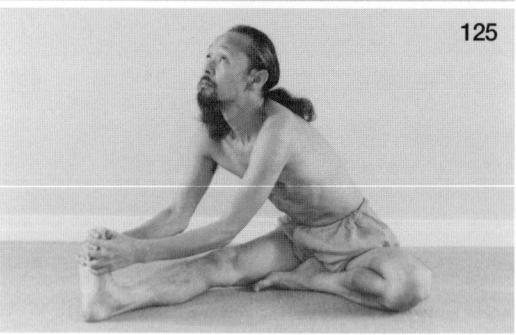

column 02

片手を上げる行者

　ヨーガは「解脱」が目標なので、解脱に向けての修行を実践しているのであれば、どんな修行でもヨーガ修行ということになります。

　たとえば片足立ちで12年間生活するという行者がいたり、片手を上に上げたまま12年間生活する行者とか、モウナ（沈黙）の修行を続けている行者もいます。ヨーガ修行は12年間という期限を切って実践することが多いです。もちろん生涯同じ修行を続ける行者もいます。

　片足立ちや、片手を上げたままの修行が解脱とどう関係しているのか、疑問に思うかも知れません。実はその修行をしている行者でも、その深い意味を知らずに実践していることが多いのです。

　私がその意味合いを理解できたのは、インドで瞑想中のことです。頭上にヨーガの開祖とされているシヴァ神の存在を感じました。そこで右手を上に上げると、シヴァ神が手をつないでくれた感覚があったのです。そして私を3メートルぐらい引き上げてくれたので、下を見ると瞑想している私の姿が見えたのです。

　その体験で、昔のヨーガ行者が瞑想しているときにシヴァ神と手がつながって、それを離すことができなくなり、手を上げたままになったのだと、理解できたのです。神との合一を願っているヨーガ行者が、シヴァ神と手がつながったら、それを離すなどというもったいないことができなくなったとしても不思議ではないです。そういう行者がいて、その後、神と手をつなぎたいという願望から、手を上げ続ける修行をするヨーガ行者が出始めたのだと思います。

16 トリアンガムカ・エーカパーダ・パシュチモーッターナ・アーサナ　片足前屈のポーズ

トリアンガ（**triaṅga**）は「三つの部分」「三肢」という意味で、ムカ（**mukha**）は「顔」で、エーカパーダ（**ekapāda**）は「片足」を意味する。

◆準備型◆

1. 両足を前に伸ばして坐り、足先を30センチ程度に開く。
2. 両手のひじをつかみ、息を吐きながら上体を前に倒していく。
3. 多少刺激があるぐらいのところで、楽な呼吸で1～2分ほど保つ（写真127）。
4. 息を吸いながら戻す。

◆注意点◆

絶対に無理に倒さないこと。ひざが曲がるのは倒し過ぎだし、反動をつけて前に倒そうとするのも良くない。「前に倒す」というという表現を使っているが、実際には前に倒せない人が多い。そこで、そういう人の場合には、無理に倒そうとしないで「両足を前に伸ばして保つ」というつもりでおこなうのが望ましい。

◆行法Ⅰ◆

1. 両足を前に伸ばして坐り、左足を外側に折り曲げ、ひざを開く。
2. 右足は真っすぐに伸ばし、両手で足先をつかむ。
3. 息を吸いながら、顔を上に向けて背中を伸ばし（写真128）、吐きながら上半身を前に倒す。
4. 息を吐いて止めたまま保つ（写真129）。
5. いくぶん苦しくなってきたら、吸いながらゆっくりと戻す。

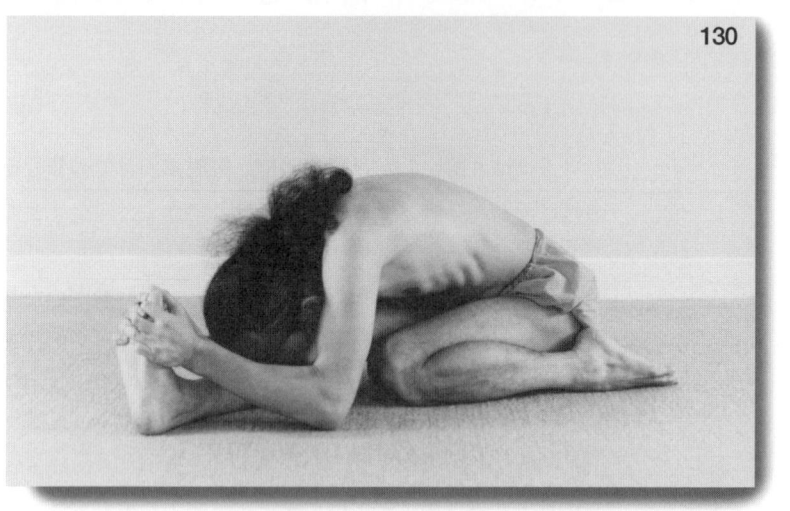

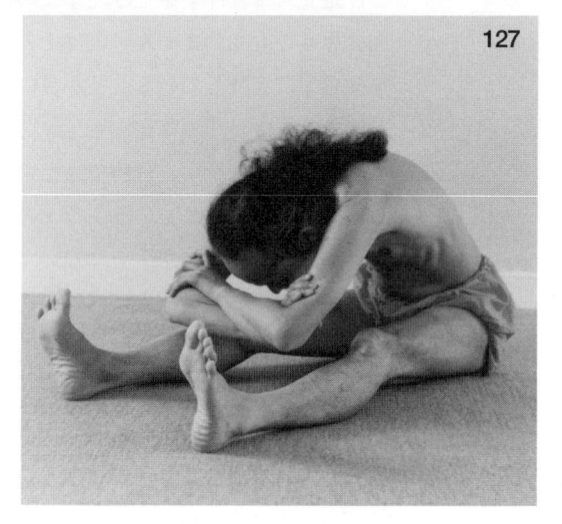

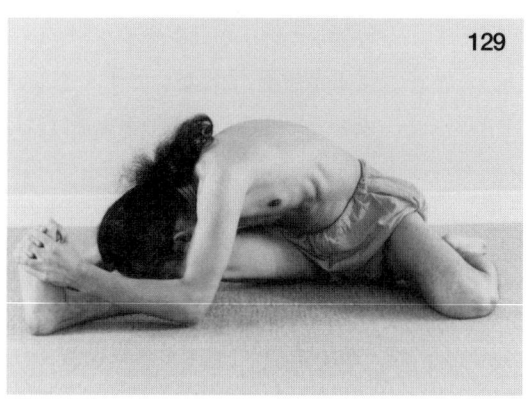

6．伸ばす足を替えて、1～5を同じ要領でおこなう。
7．戻したら、続けて行法Ⅱに入る。

　足先をつかもうとしてひざが曲がったり、やっと足先に届くぐらいなら、足首やひざに近いところをつかむ方がいい。

◆行法Ⅱ◆

1．両足を前に伸ばして坐り、左足を外側に折り曲げ、ひざを閉じる。
2．右足は真っすぐに伸ばし、両手で足先をつかむ。
3．息を吸いながら、顔を上に向けて背中を伸ばし、吐きながら上半身を前に倒す。
4．息を吐いて止めたまま保つ（写真130）。
5．いくぶん苦しくなってきたら、吸いながらゆっくりと戻す。
6．伸ばす足を替えて1～5を同じ要領でおこなう。
7．戻したら、パヴァナムクタ・アーサナ（60頁参照）かスカ・アーサナ（51頁参照）で1～2分ほど休む。

◆注意点◆

　行法ⅠとⅡではひざが開いているか閉じているかが違うだけで、それ以外はまったく同じである。しかし、ひざが開いているときと、閉じているときとでは、内容がかなり違うことを知ってほしい。その比較をしっかりとすることが重要である。

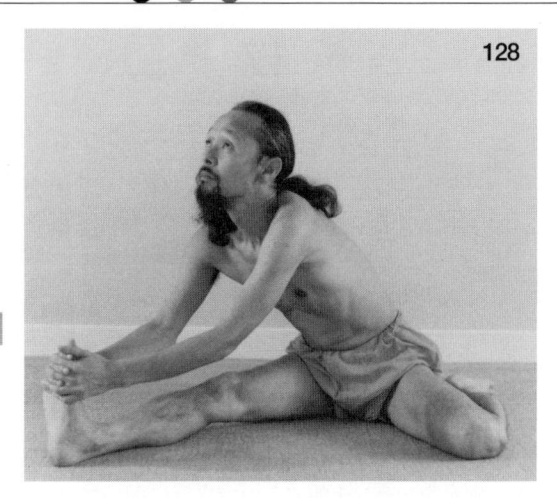

17 パーダハスタ・アーサナ
立った前屈のポーズ

パーダ（pāda）は「足」、ハスタ（hasta）は「手」という意味である。

◆準備型◆

1. 両足を10センチ幅ぐらいで平行に開いて立つ。
2. 両手のひじをつかみ、息を吐きながら上体を前に倒していく（写真131）。
3. 多少刺激があるぐらいのところで、楽な呼吸で1〜2分ほど保つ（写真132）。
4. 息を吸いながら戻す。
5. タラ・アーサナ（写真72）で目を閉じて1〜2分ぐらい保ち、呼吸を整え、気持ちを落ち着ける。

◆注意点◆

保つときにひざを曲げないようにして、できれば足先の方へ重心を置くといい。その間、上半身はなるべく力を抜くようにする。

◆行法Ⅰ◆

1. 両足をそろえて立つ。
2. 両足の親指を両手でつかみ、息を吸いながら、背中を伸ばし、吐きながら上半身を足の方に近づける。
3. 息を吐いて止めたまま保つ（写真133）。
4. いくぶん苦しくなってきたら、吸いながらゆっくりと立った状態まで戻す。
5. そのまま行法Ⅱに入る。

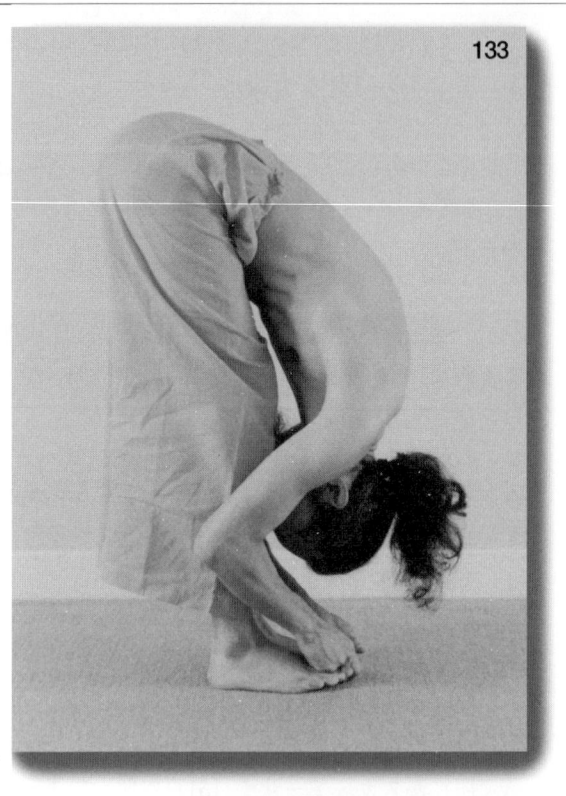

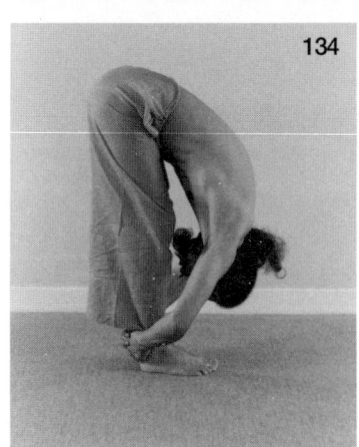

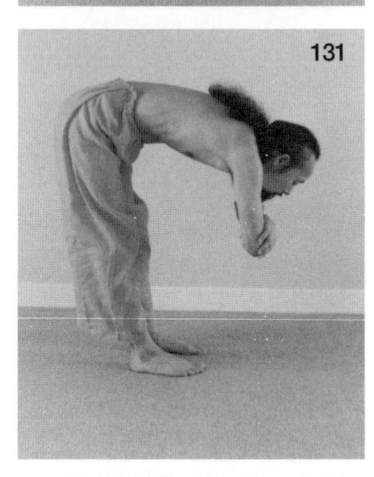

◆行法Ⅱ◆

1．両足をそろえて立つ。
2．両足の後ろで手を組み、息を吸いながら、背中を伸ばし、吐きながら上半身を足の方に近づける。
3．息を吐いて止めたまま保つ（写真134）。
4．いくぶん苦しくなってきたら、吸いながらゆっくりと立った状態まで戻す。
5．坐って、スカ・アーサナ（51頁参照）で休む。

◆注意点◆

　行法Ⅰで足の親指をつかむのがむずかしい人は、足首やひざに近いところをつかむ方がいい。同じように、行法Ⅱの場合は、組んだ手が床に近い方がいいのだが、前屈の苦手な人には当然無理があるので、できる範囲でおこなえばいい。

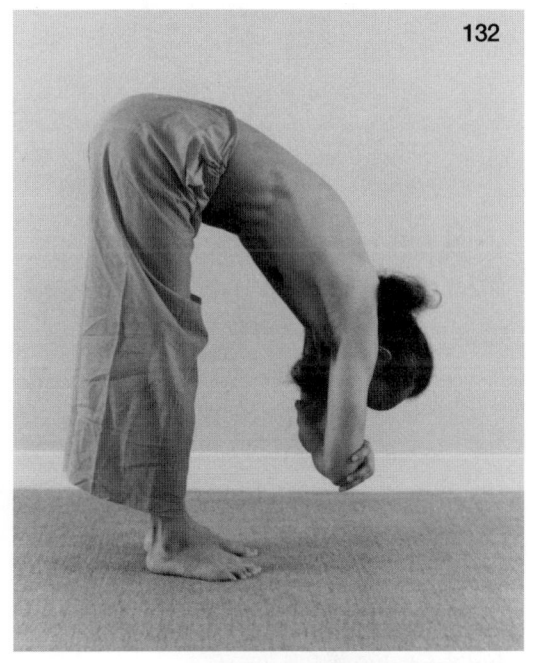

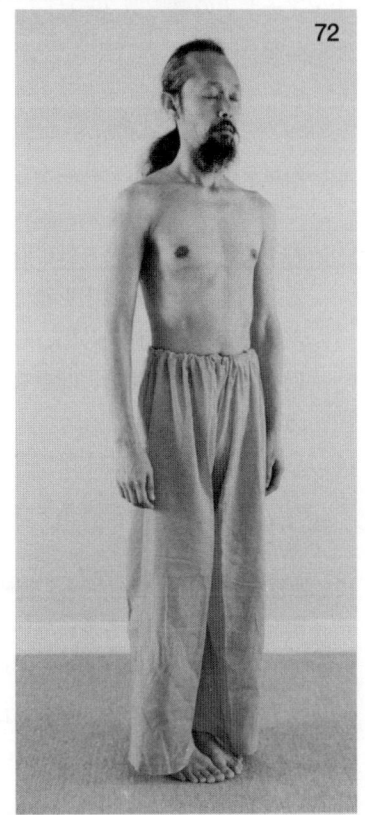

18

マリーチ・アーサナⅡ　マリーチ聖者のポーズⅡ

マリーチ（**Marîci**）とは、ブラフマー神（**Brahmā**）の意識から生まれた10人の息子のうちの一人の名前である。

◆準備型◆

トリアンガムカ・エーカパーダ・パシュチモーッターナ・アーサナの準備型（96頁）をおこなう。

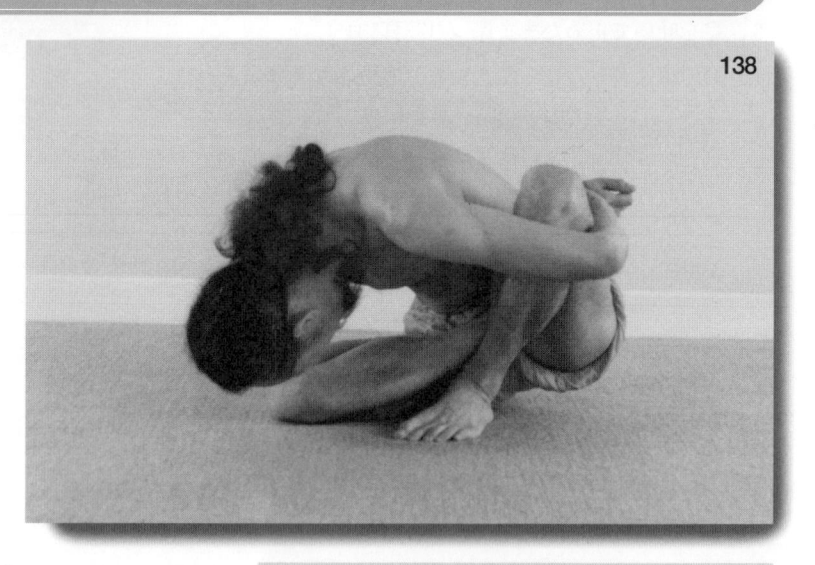

◆行法Ⅰ◆

1. 両足を前に伸ばした状態から、右ひざを折り曲げて胸の前にもってくる。
2. 右手をひざの内側から外に回し左手をそのまま後ろに回し、できれば手をつなぐ（写真135）。
3. 左足を真っすぐ伸ばして、息を吸いながら、上を向いて背中を伸ばし、吐きながら上半身を左足の方に近づける。
4. 息を吐いて止めたまま保つ（写真136）。
5. いくぶん苦しくなってきたら、吸いながらゆっくりと戻す。
6. 伸ばす足を替えて、1～5を同じ要領でおこなう。
7. 戻して、呼吸が落ち着いていたら続けて行法Ⅱに入っていいが、呼吸が乱れていたらスカ・アーサナで呼吸をととのえてから行法Ⅱに入る。

◆行法Ⅱ◆

1. 両足を前に伸ばした状態から、右足を内側に折り曲げて左足の付け根に乗せ、右ひざはなるべく床に近づけておく。
2. 左ひざを折り曲げて胸の前にもってくる。

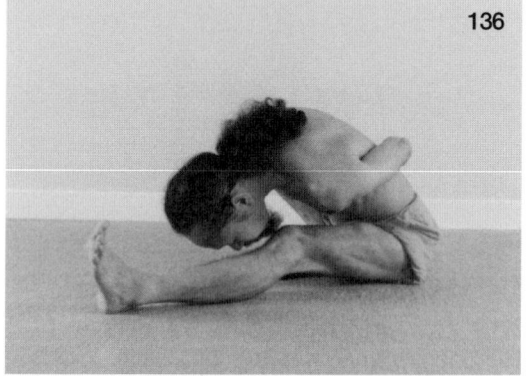

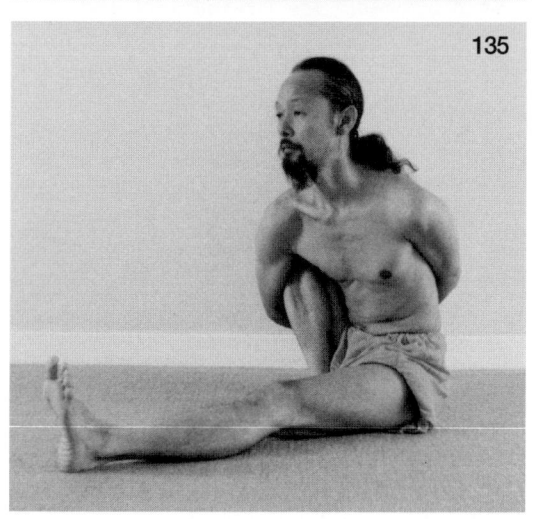

実技編 | 3章 | 前屈系統の行法

3．左手をひざの内側から外に回し右手をそのまま後ろに回し、できれば手をつなぐ（写真137）。
4．息を吸いながら、上を向いて背中を伸ばし、吐きながら上半身を前に倒し右ひざの方に近づける。
5．息を吐いて止めたまま保つ（写真138）。
6．いくぶん苦しくなってきたら、吸いながらゆっくりと戻す。
7．伸ばす足を替えて、1〜6を同じ要領でおこなう。
8．戻したら、パヴァナムクタ・アーサナ（写真71）かスカ・アーサナ（写真54・55）で1〜2分ほど休む。

◆注意点◆

行法Ⅱの2でひざが胸の前までこない人は、右足を床において、左ひざをしっかりと立てて3〜6をおこなう方がいい。

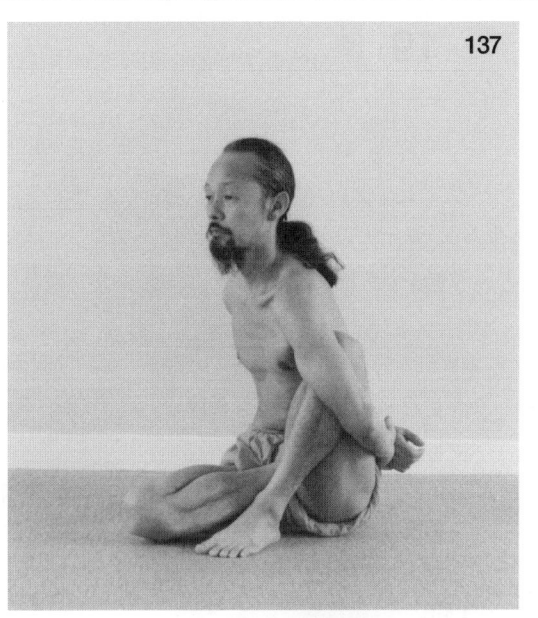

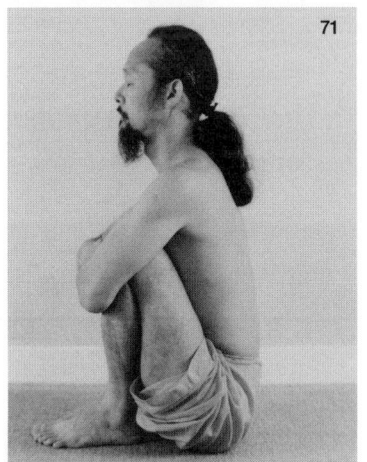

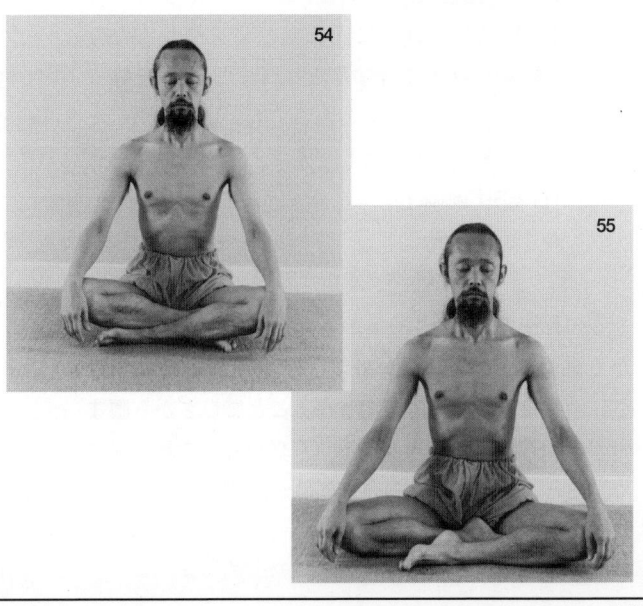

19 ウパヴィシュタコーナ・アーサナ　坐った開脚のポーズ

ウパヴィシュタ（upaviṣṭha）は「坐る」、コーナ（koṇa）は「角」という意味である。

◆準備型◆

1. 両足を横に開き、ひざの脇が少し張るぐらいにする。
2. 左足の外側の床に両手をつき、身体を左にひねり、両手をついた床に顔を近づける（写真139）。
3. 30秒ほど保ってから戻す。
4. そのまま身体を右にひねり、右足の外側の床に両手をつき、その床に顔を近づける。
5. 30秒ほど保ってから戻す。

◆行法◆

1. 両足を横に開き、ひざの脇が少し張るぐらいにして合掌で20秒ほど保つ（写真140）。
2. 前の床に両手をつき、少しずつ上体を前に倒していく。
3. 無理のない範囲で倒したところで、30秒～1分ほど保つ（写真141）。その間、両手を横に拡げ（写真142）たり、背中に回してひじをつかんだり（写真143）背中で合掌したり（写真144）というヴァリエーションをおこなってもいい。
4. ゆっくりと上体を起こしてから、スカ・アーサナ（51頁参照）で休む。

《修行者へのヒント》

この行法のヴァリエーションには、空中浮揚につながる重要なテクニックがある。写真140の状態からひざに両手をおき、両足を突っ張ることでひざから腰までが床から離れて浮き上がる（写真145）。これが楽にできると、空中浮揚成功の可能性が出てくる。

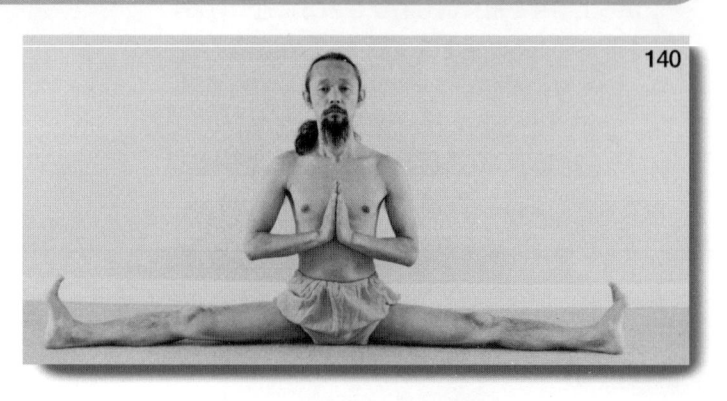

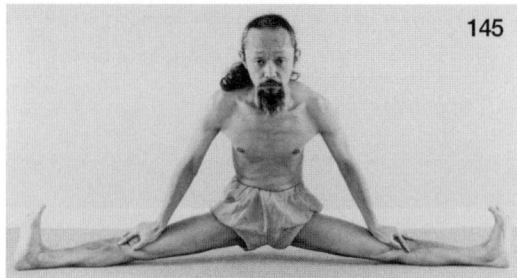

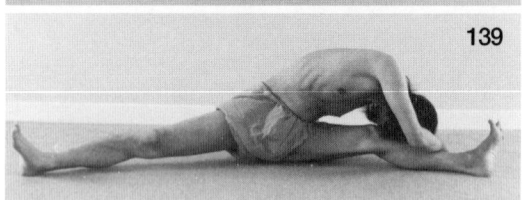

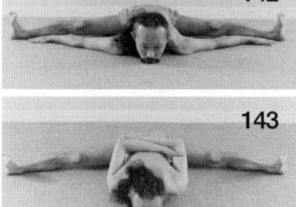

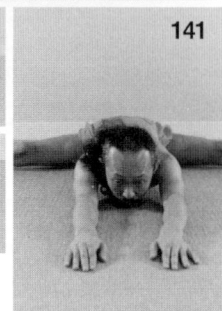

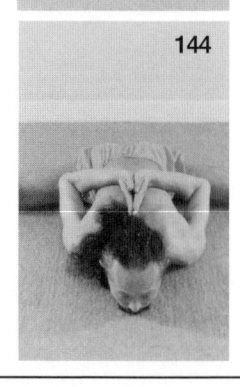

実技編 | 3章 | 前屈系統の行法

20 ハヌマーン・アーサナ　猿王のポーズ

　ハヌマーン（**Hanumān**）は「顎骨を持つ者」という意味で、『ラーマーヤナ』で大活躍をする猿の英雄の名前。風の神パヴァナを父に持ち、母親アンジャナーとの間に生まれた。

　『ラーマーヤナ』では、空を飛びランカーに渡り、魔王ラーヴァナの都を偵察して、ふたたび空を飛び海を渡ってラーマの元に報告に戻る。魔王ラーヴァナの息子インドラジットとの戦いで、ラーマと弟のラクシュマナが重傷を負ったときに、ハヌマーンは4種の薬草を求めてカイラーサ山へ飛ぶ。しかし目的の薬草が見つからず、カイラーサの山頂ごと戦場に持ち帰った。ラーマ、ラクシュマナをはじめラーマ軍の勇士たちの傷は、ハヌマーンの持ち帰った山頂の薬草の効果で治ったので、ハヌマーンはふたたび空を飛び山頂を元に戻した。

　激しい戦いでハヌマーンはインドラジットに捕らえられ、尾に火をつけられるが、その火のついた尾でランカーの町に火災を起こし、ラーヴァナ軍に損害を与えた。このような大活躍をするハヌマーンはインド人のアイドルとなり、現在でも人気者である。

◆準備型◆

1．足先が右側にくる横坐りになる。
2．右足を後ろに伸ばし、左ひざの上に両手を置く。
3．のどを伸ばして体を反らせて20秒ほど保つ（写真146）。
4．足先が左側にくる横坐りになり、2〜3を同じようにおこなう。

◆行法◆

1．両足を前に伸ばして坐り右足を外側に折り曲げる。
2．右ひざを開いて徐々に右足を後ろに伸ばしていく。
3．前後に開脚できたら、合掌をして20秒ほど保つ（写真147）。
4．足を替えて同じようにおこなう。
5．戻したら、パヴァナムクタ・アーサナ（62頁参照）かスカ・アーサナ（51頁参照）で1〜2分ほど休む。

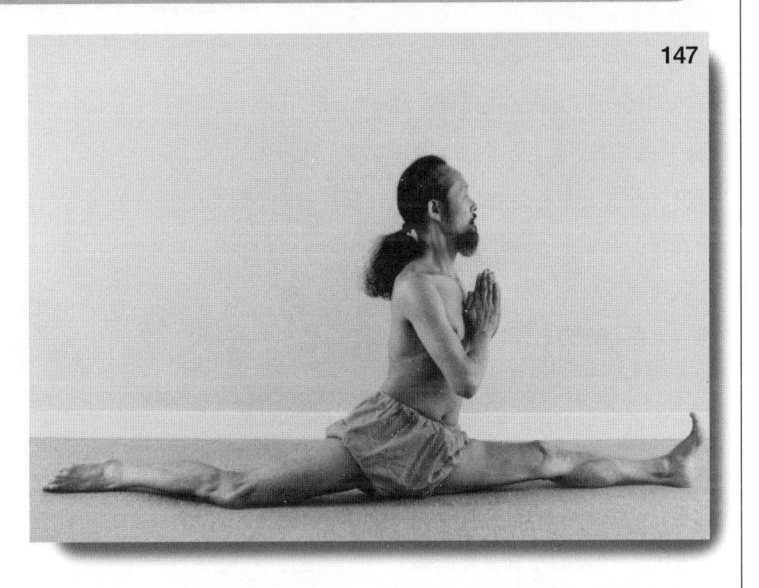

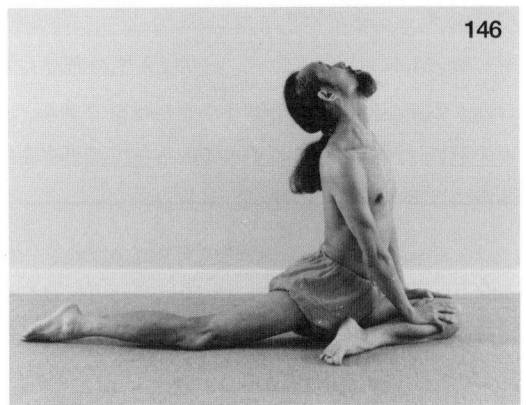

◆注意点◆

　行法で後ろに足を伸ばしていくのは、無理をしないでできる範囲でおこなうこと。また、もう少しでできそうなら、両手を床につき、腰を浮かして両足を前後に一直線にしてもいい。

21 クールマ・アーサナ　亀のポーズ

　クールマ（kūrma）は、「亀」のことであるが、ヴィシュヌ神が化身をした亀のことを指す。ヒンドゥー教の神話を説くプラーナ文献では、神々と魔族が力を合わせて乳海を撹拌し、不死の霊薬アムリタを取り出そうとするのを、ヴィシュヌ神が亀の姿となり、力を貸したとされている。

　また、代表的なヨーガ経典の『ハタ・ヨーガ・プラディーピカー』には、「ハタ・ヨーガは人生の苦熱になやむ人々のすべてにとって寄りたのむ庵室であり、ヨーガの道にはげむ人たちのすべてにとっては世界を支える亀にひとしい」という一節がある。

　つまり、ハタ・ヨーガは悩みをもつ人の人生の助けとなり、俗世の悩みに煩わされずにヨーガに励む行者には、ハタ・ヨーガは世界を救うほどの力となるというのだ。

　このクールマ・アーサナは、世界を支えるほどの力を持った亀を形にしたものである。

◆準備型◆

1．両足を前に伸ばし、45〜60度ほど開く。
2．前の床に両手をつき、息を吐きながら前に倒す。
3．多少刺激があるぐらいのところで、楽な呼吸で1〜2分程保つ（写真148）。
4．ゆっくりと上体を起こし元に戻す。

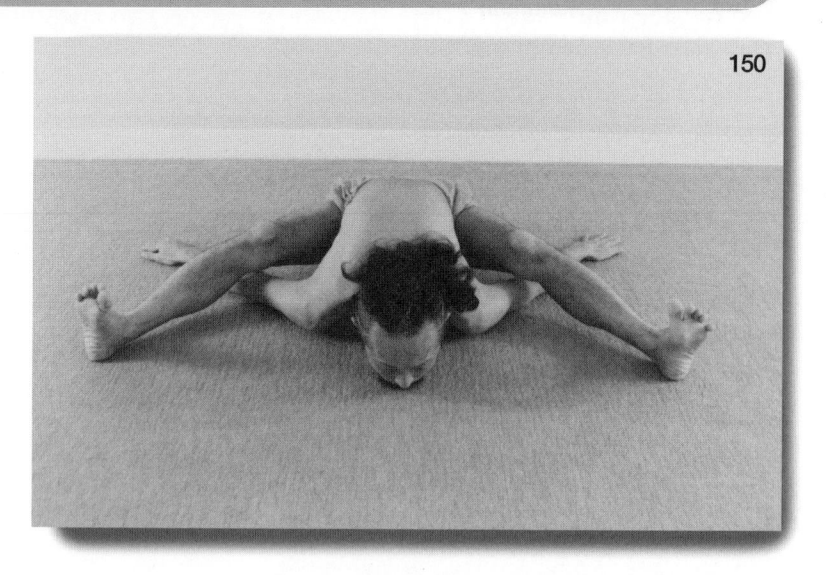

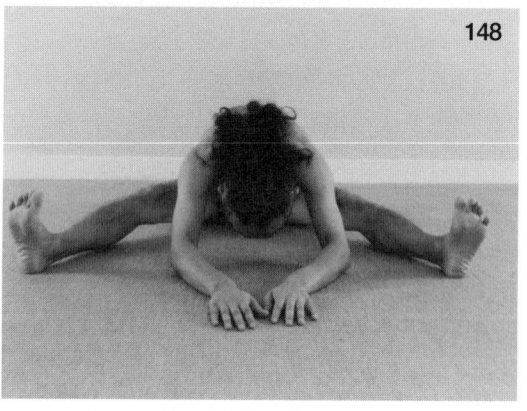

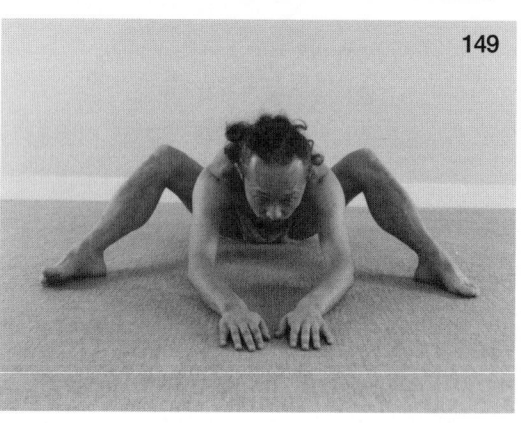

◆行法◆

1. 両足を前に伸ばし、40～60度ほど開き、ひざを少し折り曲げる。
2. 前の床に両手をつき、少しずつ上体を前に倒していく。
3. 無理のない範囲で倒したところで、20秒～30秒ほど保つ（写真149）。
4. 両手をひざの下から入れて斜め後ろへ伸ばし、ひざを伸ばしながら上体を前に倒す。
5. 楽な呼吸で30秒～1分程保つ（写真150）。
6. ゆっくりと上体を起こしパヴァナムクタ・アーサナ（写真71）で休む。

《修行者へのヒント》

　このクールマ・アーサナを含め、前屈系統の行法はすべて「多少刺激のあるところで保つ」ことに特徴がある。前に倒して行ったときに、どのぐらい倒して、どのぐらいの刺激になったところで保つかが、重要なポイントになる。

　痛いのをこらえて保つと、観察どころではなくなる。かといって、全く刺激がない状態で保っても仕方がない。冷静に観察できて、なおかつ刺激がある状態にして保つのだが、最初のうちはそれがなかなかうまくいかない。たいていは倒し過ぎてがまんすることになる。慣れるとその力みが取れて、自然体でアーサナができるようになり、そうすると内容が良くなり、完成度が高くなる。体が固くても完成度の高いアーサナができるというのは、そのことである。

　観察力がついてくると、刺激の発生するポイントが判り、その刺激が体のどの部分に、どのように伝わって行っているかが判る。そして、それが時間の経過とともに変化していく様子もしっかりとつかめるようになる。

　そこまでの観察力がつけば、自分の心が揺れ動く様子もつかめるようになる。そうすると、アーサナをおこなうことで同時に、しっかりとした瞑想法をおこなうことになるのである。それが完成度の高いアーサナであり、そういうアーサナは、動きや静止状態を見ていても、実にきれいである。

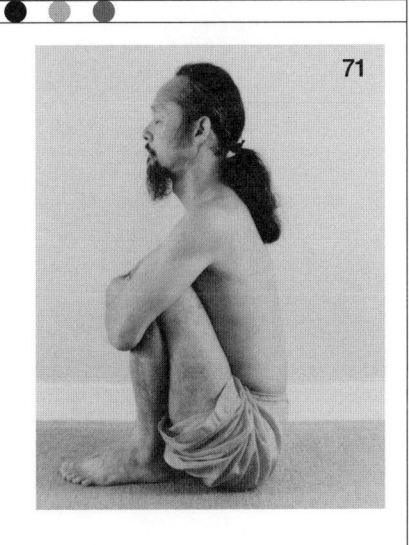

『実技編』

第4章 反り系統の行法

　アーサナには、年齢に関係なく練習次第で上達するものと、いくら練習しても駄目になっていくものがある。たとえば開脚などは、60、70歳という年齢から始めても180度開くようになることができる。無理をしないで毎日こつこつと練習すれば十分に可能性がある。

　しかし体を反らせる動作は、60、70歳から始めて、こつこつと練習しても限度があり、それほど反らせることができるようにはならない。ヨーガを続けていても、60、70歳ぐらいになると、体を反らせる系統の行法は少しずつ弱くなるのは仕方ないことである。それだけに注意深く、無理をしないで練習する必要がある。

　体のバランスを整えるためにも、前屈のアーサナの後には反り系統の行法をおこなうべきであるが、くれぐれも不用意に反ったりしないように注意しながら練習してほしい。

22 シャラバ・アーサナ
バッタのポーズ

シャラバ（śalabha）は「バッタ」「いなご」などの意味がある。

◆準備型Ⅰ◆

1. うつ伏せになって、手のひらを下にした両手を重ね、その上に額を乗せる。
2. 右足を床から10センチくらい上げて遠くへ伸ばす（写真151）。
3. 20～30秒ぐらい伸ばしたら下ろして、力を抜く。
4. 左足を床から10センチくらい上げて遠くへ伸ばす。
5. 20～30秒ぐらい伸ばしたら下ろして、力を抜く。

◆準備型Ⅱ◆

1. 準備型Ⅰで額を乗せていた両手の上に、今度はあごを乗せる。
2. 息を吸いながら、右足をゆっくりと高く上げる。
3. 高く上がったところで止めて、息も吸いこんだまま止める（写真152）。
4. いくぶん苦しくなってきたら、息を吐きながら右足をゆっくりと床まで戻す。
5. 2～4を左足で同じようにおこなう。
6. うつ伏せのまま、手足は自由な形で1分ほど休む。

◆注意点◆

準備型Ⅰでは、力で足を伸ばすのではなく、むしろなるべく力を使わないで、意識を働かせて伸ばすようにする。足先まできめ細かく意識が行き渡るようにして、さらにその先まで意識を伸ばして行くようなつもりにするといい。

準備型Ⅱでは、足を単に高く上げようとすると上げ

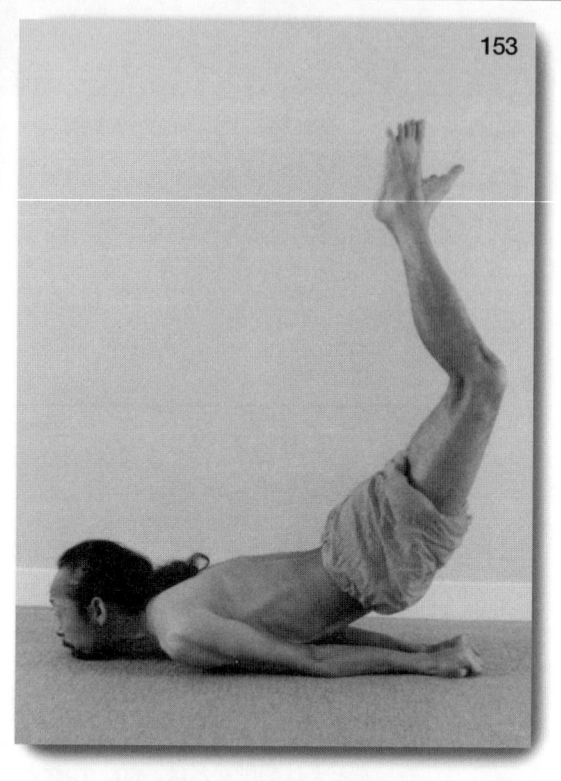

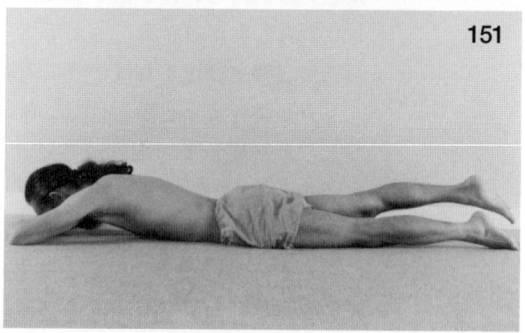

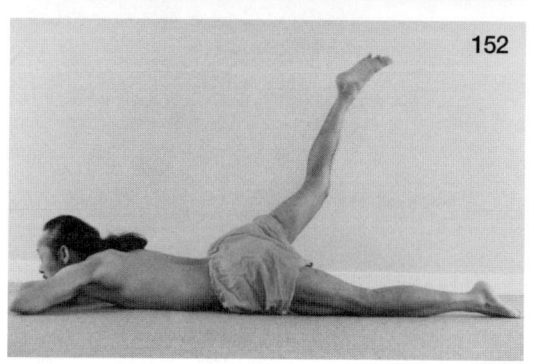

た右足は左に行ってしまうし、左足を上げた場合には右に行ってしまう。それをなるべく真っすぐ上がるように注意するといい。

◆行法◆

1. 親指を中にいれた握りこぶしを作り、腕を伸ばした状態で体の下に入れて、あごを床につける。
2. 息を吸い込んで止め、そのまま両足を高く上げて保つ（写真153）。
3. 息を止めた状態が少し苦しくなってきたら、息を吐きながらゆっくりと床まで戻す。
4. 仰向けになり、ムリタ・アーサナ（62頁参照）で十分に休む。

◆注意点◆

1のときに握りこぶしの甲が床のほうを向くようにする。持ち上げたときに高さを出すには、腕をひねって甲が上向きになるようにする。

23 アンジャナー・アーサナ
猿のポーズ

　アンジャナー（**Añjanā**）は『ラーマーヤナ』で知られる猿王ハヌマーンの母親である。

◆準備型◆

1．両ひざ立ちから右足を前に出す。
2．両手を腰に当て、息を吐きながらひざを曲げて腰を前に出す。
3．息を吸いながら、上半身を後ろにもっていき、のどを伸ばして後ろの床を見るようなつもりで体を反らせる（写真154）。
4．楽な呼吸で30秒ほど保ってから、ゆっくりと戻す。
5．左足を前に出してから、2〜4を同じようにおこなう。
6．ヴァジュラ・アーサナ（写真57）で呼吸をととのえる。

◆行法◆

1．両ひざ立ちから右足を前に出す。
2．合掌した両手を前に伸ばす。
3．ひざを曲げて腰を前に出すと同時に、伸ばした両手の先を見ながら上に上げていく。
4．真上か、余裕があればもっと先へもっていき、のどを伸ばして後ろの床を見るようなつもりで体を反らせる（写真155）。
5．楽な呼吸で30秒ほど保ってから、ゆっくりと戻す。
6．左足を前に出してから、2〜5を同じようにおこなう。
7．ムリタ・アーサナ（62頁参照）で十分に休む。

◆注意点◆

　ひざを曲げて腰を前に出すときに、踵が床から離れない程度にする。

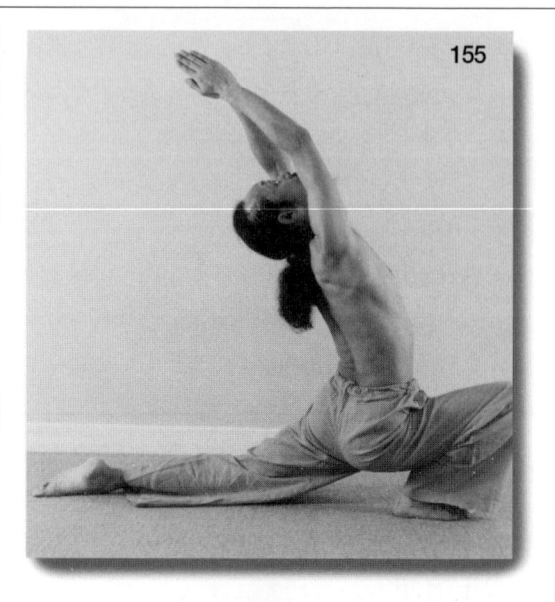

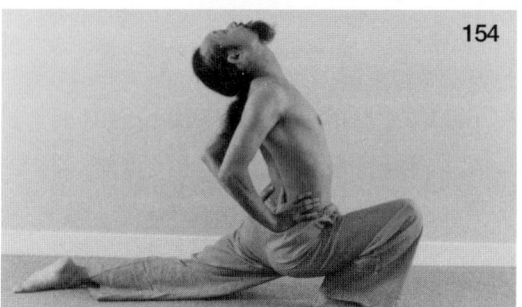

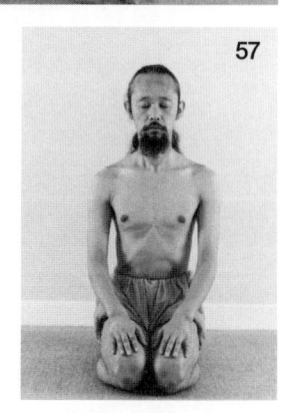

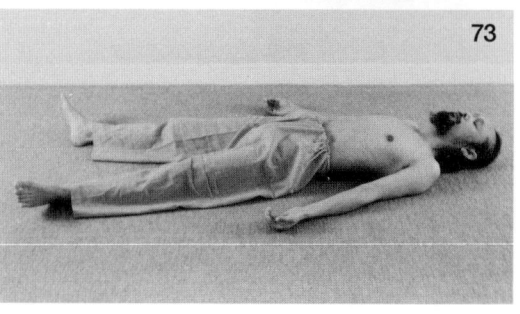

24 ウシュトラ・アーサナ
ラクダのポーズ

ウシュトラ（uṣṭra）は「ラクダ」という意味である。

◆準備型◆

1. 腰幅に開いたひざ立ちになり両手を腰に当てる。
2. のどを伸ばして上半身を後ろに反らし、楽な呼吸で20秒ほど保つ（写真156）。
3. 戻したらそのままヴァジュラ・アーサナ（写真57）で呼吸をととのえる。

◆行法Ⅰ◆

1. 腰幅に開いたひざ立ちになり、足先から踵（かかと）を立てる。
2. 両手でかかとを押さえ、のどを伸ばして上半身を後ろに反らし、楽な呼吸で20〜30秒ほど保つ（写真157）。
3. 戻したらそのままヴァジュラ・アーサナ（写真57）で呼吸をととのえる。

◆行法Ⅱ◆

1. 幅を狭く取ったひざ立ちになる。
2. のどを伸ばして上半身を後ろに反らし、手のひらと足の裏を合わせ、楽な呼吸で20秒〜1分ほど保つ（写真158）。
3. 戻したらスカ・アーサナ（51頁参照）かムリタ・アーサナ（62頁参照）で十分に休む。

◆注意点◆

準備型、行法ともに、保つときに腰を少し前に出すようにするといい。

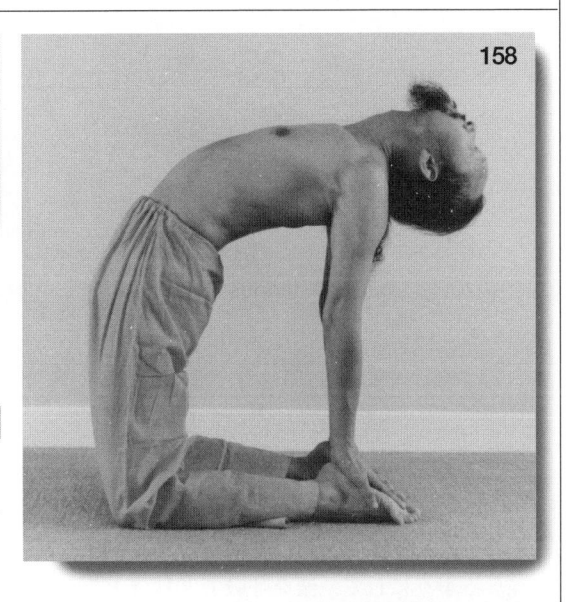

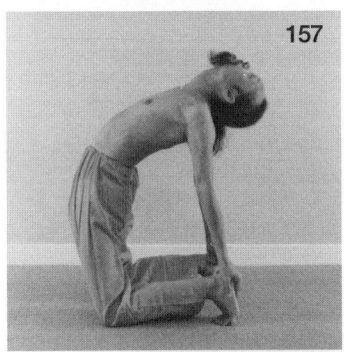

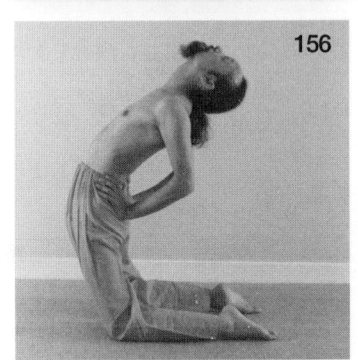

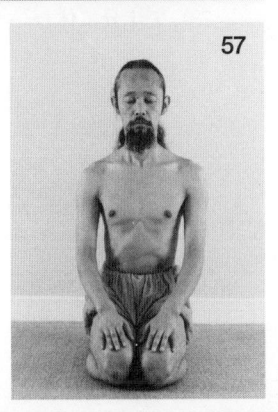

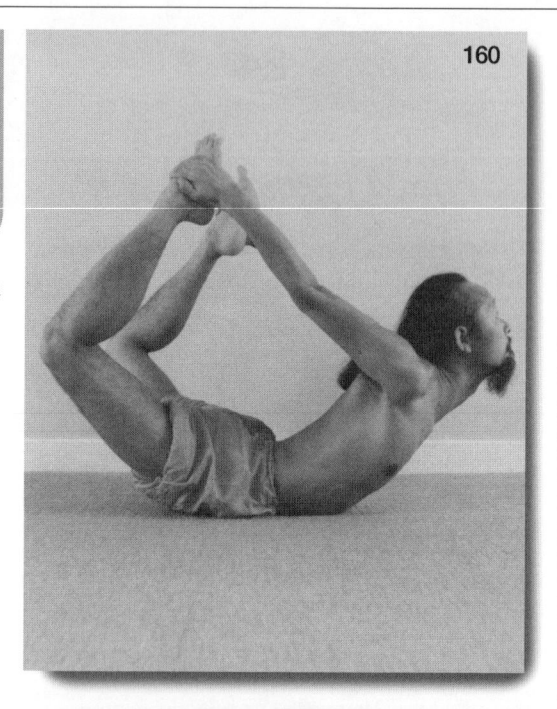

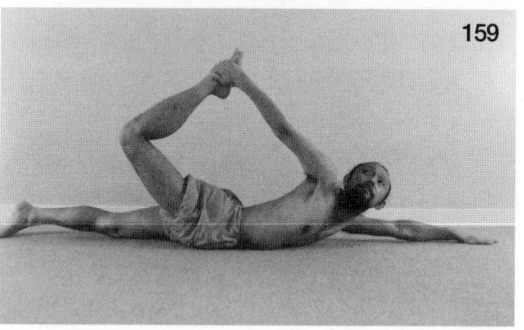

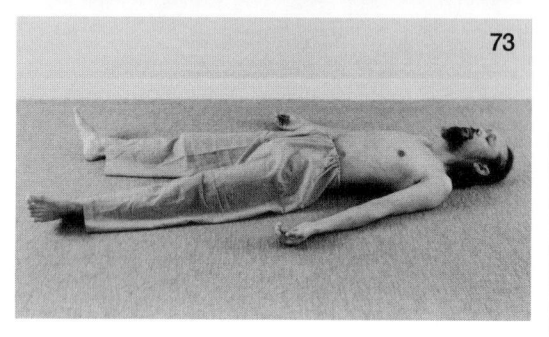

25 ダヌル・アーサナⅠ
弓のポーズⅠ

　ダヌル（dhanur＝dhanus）は「弓」という意味である。

◆準備型◆

1．うつ伏せになり両手を前に伸ばす。
2．右ひざを折り曲げて右手で甲か足首をつかむ。
3．右足を高く上げて、顔を右へひねって右足先を見るようにして、楽な呼吸で20秒ほど保つ（写真159）。
4．そのまま顔を左にひねって左側から右足先を見るようにして、楽な呼吸で20秒ほど保つ。
5．戻したらつかむ足を左手左足に替えて、2〜4を同じようにおこなう。
6．戻したらうつ伏せのまま、手足は自由な形で30秒ほど休む。

◆行法◆

1．うつ伏せになり、両ひざを折り曲げて両手で両足の甲か足首をつかむ。
2．息を吸いながら両足を高く上げて、のどを伸ばしてなるべく上の方を見るようにして、楽な呼吸で30秒ほど保つ（写真160）。
3．多少反動をつけて、体を前後に8〜12回ほどゆすってから、ゆっくりと戻す。
4．戻したら仰向けになり、ムリタ・アーサナ（写真73）で十分に休む。

26 ダヌル・アーサナⅡ　弓のポーズⅡ

◆準備型◆

1. うつ伏せになり、手のひらを下にして両手を重ね、その上にあごを乗せる。
2. ひざを直角に折り曲げてから、真上に向けて上げ、楽な呼吸で20秒ほど保って（写真161）から戻す。
3. 両手を組んで後頭部に当て、ひざを直角に折り曲げる。
4. 2と同じ要領で足を真上に上げると同時に顔も上げて、上を見るようにして20秒ほど保って（写真162）から戻す。
5. 戻したらうつ伏せのまま、手足は自由な形で30秒ほど休む。

◆行法◆

1. うつ伏せになり両手を前に伸ばす。
2. 右ひざを折り曲げて左手で右足をつかむ。
3. 息を吸いながら右足を高く上げて、のどを伸ばしてなるべく上から後ろの方を見るようにして、楽な呼吸で30秒ほど保つ（写真163）。
4. 床についている右手と左足をなるべく高く上げて楽な呼吸で20秒ほど保って（写真164）から、ゆっくりと戻す。
5. 戻したら呼吸をととのえてから手足を替えて右手で左足をつかむ。
6. 3～4を同じ要領でおこなう。
7. 戻したら仰向けになり、ムリタ・アーサナ（62頁参照）で十分に休む。

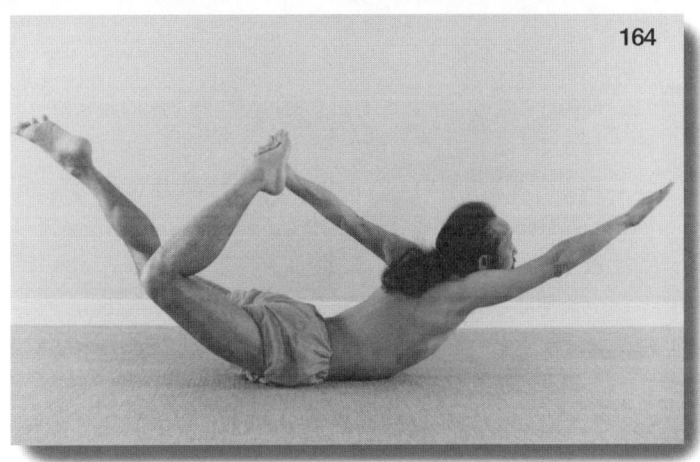

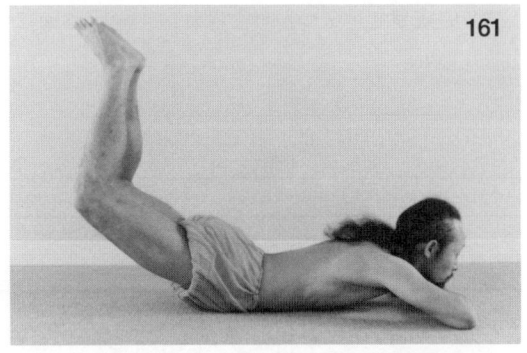

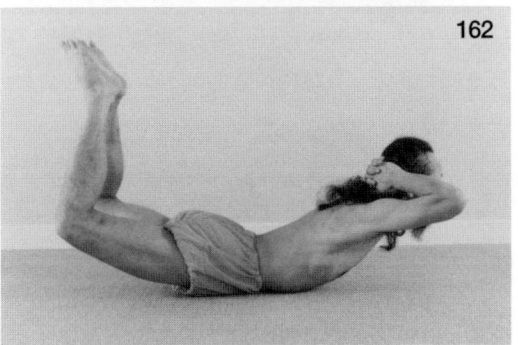

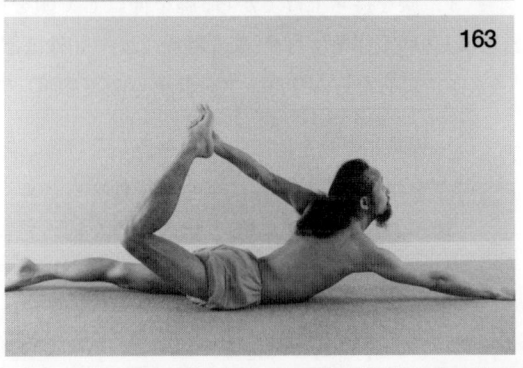

27 ウールドヴァムカ・ダヌル・アーサナ
上を向いた弓のポーズ

ウールドヴァムカ（ūrdhvamukha）は「上を向いた」という意味である。

◆行法

1．仰向けになり、両ひざを折り曲げて、踵を腰のわきに持ってくる。
2．両手を返して肩の下に入れ、手のひらを床につける（写真165）。
3．腰を持ち上げて腕を伸ばして頭を持ち上げてから、のどを伸ばして額に近い頭部を床につける（写真166）。
4．両手を床から離して両足首をつかみ、なるべく体を反らせ楽な呼吸で20～40秒ほど保つ（写真167）。
5．戻したらムリタ・アーサナ（62頁参照）で休む。

◆注意点

完成型で足をつかめなければ、両手は床につけたままでいい。

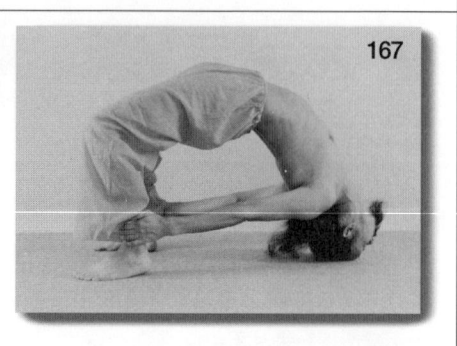

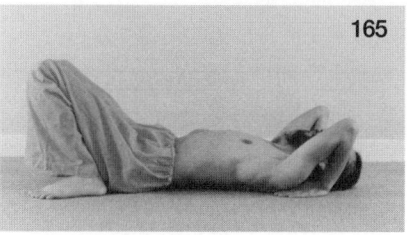

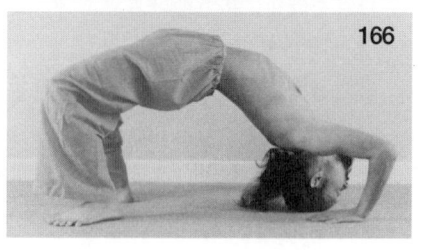

28 チャクラ・アーサナ
輪のポーズ

チャクラ（cakra）は「輪」「車輪」「円盤」「回転する皿」という意味である。人体内の霊的エネルギーセンターのこともチャクラという。

◆行法

1．仰向けになり、両ひざを折り曲げて、踵を腰のわきに持ってくる。
2．両手を返して肩の下に入れ、手のひらを床につける（写真166）。
3．腰を持ち上げてから、腕を伸ばして頭を持ち上げて、なるべく体を反らせ、楽な呼吸で20～40秒ほど保つ（写真168）。
4．戻したらムリタ・アーサナ（62頁参照）で休む。

◆注意点

行法3で腕を伸ばして頭を持ち上げることができたら、ひざを伸ばして腕の方に重心を移動するとよくなる。さらに余裕があるようなら、腕と足の距離を縮めてきて、最終的には足首をつかむぐらいになると、名前通りのチャクラ・アーサナ（輪のポーズ）になる。

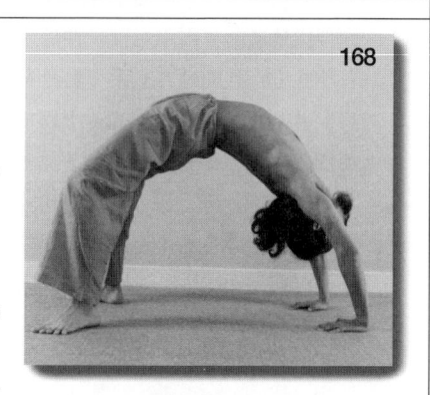

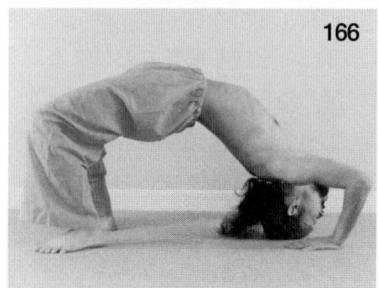

column 03

瞑想の練習は短時間がいい

　瞑想は長時間坐り続けなければならないと思っている人がいるでしょうが、そんなことはないです。ヨーガ行者が長時間坐り続けるのは瞑想で広げる世界が広大だからなのです。瞑想は「我慢大会」ではありません。ただ坐り続ける瞑想をする必要はないです。長時間坐るのではなく、坐っていたら長時間になっていた、という瞑想が正しいです。

　その「瞑想」と「瞑想の練習」は違います。たとえばマラソンとマラソンの練習が違うようなものです。マラソンは42.195キロ走らなければならないのですが、マラソンの練習は1キロでも5キロでもいいのです。同じように瞑想の練習は、1分でも5分でもいいのです。意味もなく長時間坐っているよりは、短時間しっかりとした内容のある練習をするべきなのです。

　このことは、ヨーガアーサナにも呼吸法にもいえます。初心者が「さあ、今日から頑張ってヨーガを毎日2時間やるぞ」と意気込んで始めると、たいていは3日坊主に終わってしまいます。なぜなら2時間という時間を決めたために、我慢しながら練習することになるからです。それよりは、ほんの5分でも練習する方がいいし、毎日でなくてもいいのです。

　時間数より練習の仕方や内容の方が問題なのです。とくに瞑想の場合は、ただ坐っているだけでも、達人のように見えてしまうからこそ、本当にしっかりとした内容の瞑想をするべきです。そのためには、まずは短時間、瞑想の基礎となる練習を積み重ねるべきなのです。もし、瞑想していて不安になったり怖くなったり、我慢が始まったりしたら、すぐに瞑想を中止しましょう。短時間の基本的な瞑想が、瞑想能力を高める秘訣なのです。

29 ブジャンガ・アーサナ　コブラのポーズ

ブジャンガ（bhujaṅga）は「蛇」という意味である。インドでは蛇といえば一般的にコブラを指す。それでこのアーサナ名は「蛇のポーズ」なのだが「コブラのポーズ」と呼ばれる。

◆準備型◆

1. うつ伏せになり、両手を前に出す。
2. 息を吸いながら右手を上げていき、同時に顔も上げてなるべく上を見るようにして、吸いこんだところで、息を止めて保つ（写真169）。
3. いくぶん苦しくなってきたら息を吐きながらゆっくりと戻す。
4. 左手で2～3を同じようにおこなう。
5. 両手で2～3を同じようにおこなう。
6. うつ伏せのまま、手足は自由な形で30～40秒ほど休む。

◆行法◆

1. うつ伏せになり、両ひじを折り曲げて体の脇でひじから指先までを床につけ、額を床につける（写真170）。
2. 息を吸いながら顔を上げていきひじが床から離れない範囲でのどを伸ばして、吸い込んだ息を止めて保つ（写真171）。

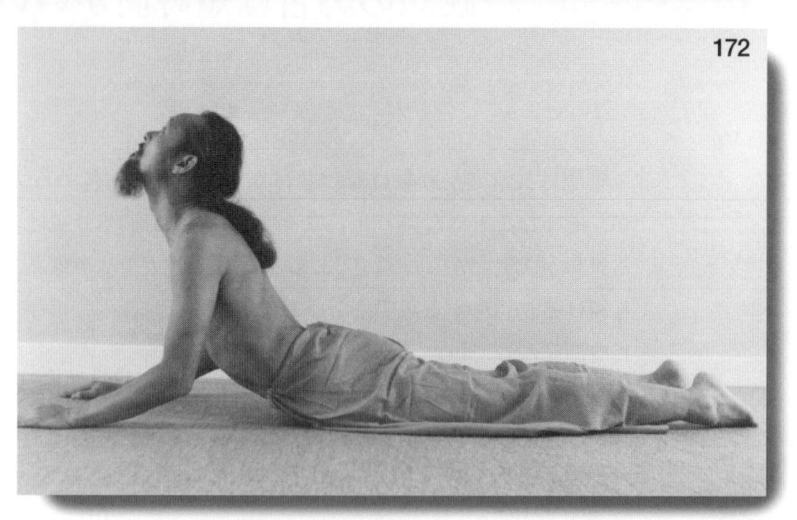

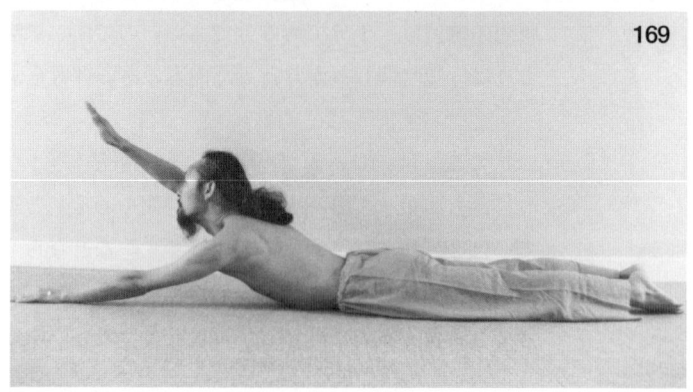

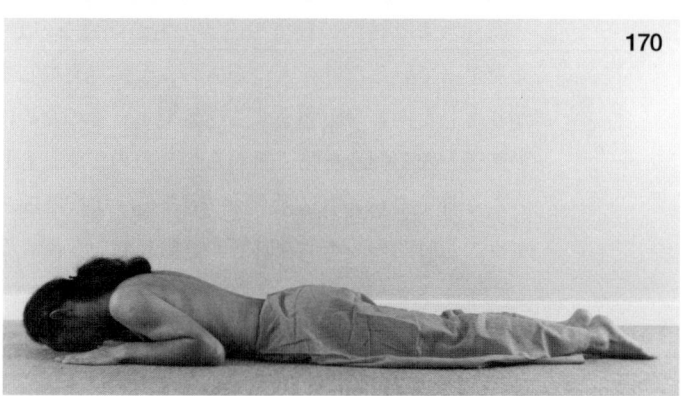

3．いくぶん苦しくなってきたら、息を吐きながらゆっくりと戻す。
4．うつ伏せのまま、手足は自由な形で1分ほど休む。
5．1～4までを、同じ要領でもう一度おこなうが、完成型でひじが床から少し離れるぐらいにする（写真172）。
6．戻したら仰向けになり、ムリタ・アーサナ（62頁参照）で十分に休む。

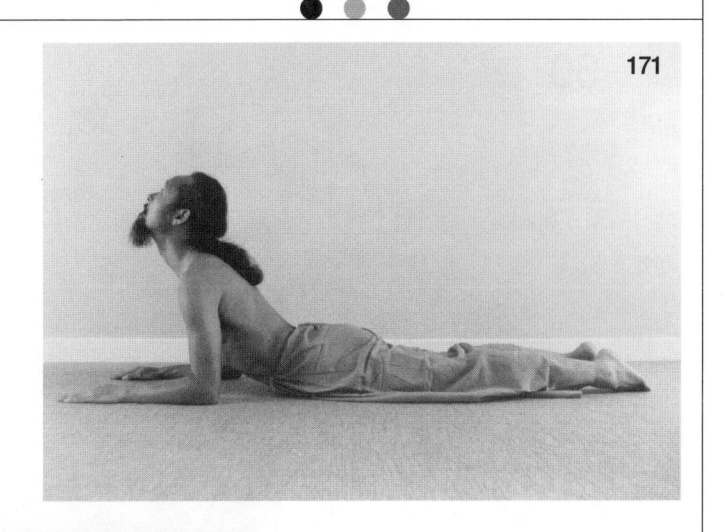

◆注意点◆

　持っていくときと、戻してくるときに視線がなめらかに移動するように注意する。空間の一線上を視線が移動するようにできれば一番良い。少なくとも視線が飛び飛びにならないようにすることと、視線の移動中だけはまばたきをしないように注意した方がいい。

　また、腕の力で持ち上げたり、体の各部にむだな力が入ったりしないように注意する必要もある。

《修行者へのヒント》

　最初に額を床につけたところから動き出すときに、不用意に顔を上げてはいけない。この動き出すところと、戻してきて最後に額を床につけるところが重要な部分である。あごを床につけたところからスタートする方法もあるが、その入り方ではブジャンガ・アーサナとしての内容が薄まってしまう。額を床につけたところからスタートすることで、いろいろな問題が生じるが、それをうまく処理することで、内容の濃い、完成度の高いアーサナになる。

　水のいっぱい入ったコップを移動するには、慎重に持ち上げ、慎重に置かなければならない。それと同じように額を床から離すときにも、床につけるときにもていねいにしなければならない。動かそうという意識がどこから生じ、実際の動きは体のどこから誘発され、動きだしの起点がどこにあるのか、などを細かく観察していくと、そういうことをすべて把握した上でアーサナをおこなうことの大変さが判ってくる。

　このブジャンガ・アーサナはそういう面で、いろいろなヒントが詰まっているので、完成度を高めていく練習には、最適のアーサナである。

30 ベーカ・アーサナ　蛙のポーズ

ベーカ（bheka）は「蛙」のことである。

◆準備型◆

1. うつ伏せになり左ひじを床につけて上体を起こす。
2. 右ひざを折り曲げて、右足の内側（親指側）から右手を入れて足の甲をつかむ。
3. 右足の裏を床に近づけ、楽な呼吸で20秒ほど保つ（写真173）。
4. 戻したら右ひじを床につけて、2～3を同じようにおこなう。
5. 戻したらうつ伏せのまま呼吸をととのえる。

◆行法◆

1. うつ伏せで両ひざを折り曲げて、両足の内側（親指側）から両手を入れて足の甲をつかむ。
2. つかんだ両足を床に近づけながら、同時に顔も上げて上体を反らせ、楽な呼吸で20秒ほど保つ（写真174）。
3. 戻したら仰向けになり、ムリタ・アーサナ（62頁参照）で休む。

◆注意点◆

準備型の3で足の裏を床に近づけるときに、手を内側に回すようにして指先の向きを前方に向けるようにする。足の裏が床につくぐらいまで来ると、手の指先と足の指先がそろって体と平行に前方を向いた状態になる。これは行法2で両足をつかんだ場合もまったく同じように、手の指先と足の指先がそろって体と平行に前方を向いた状態になる。

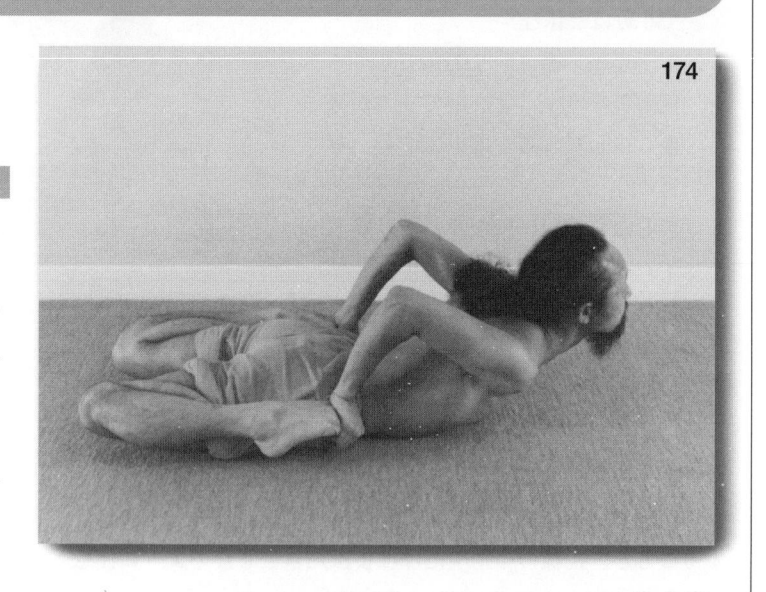

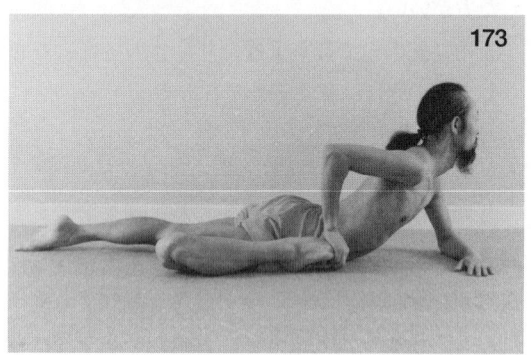

31 スプタベーカ・アーサナ　上を向いた蛙のポーズ

　このスプタベーカ・アーサナはベーカ・アーサナをそのまま上向きでおこなった状態になる。練習するときには、この二つのアーサナは連続しておこなうようにした方がいい。

◆行法◆

1．スプタヴィーラ・アーサナ（写真13）になり、両足の内側（かかとの下）から両手を入れて足の甲をつかむ（写真175）。
2．腰を持ち上げてから、つかんだ両足を持ち上げて床から離す。
3．のどを伸ばして体全体を反らせるようにして、頭（できれば額）を床につけて楽な呼吸で30秒ほど保つ（写真176）。
4．戻したら仰向けになり、両足を伸ばしてムリタ・アーサナ（62頁参照）で十分に休む。

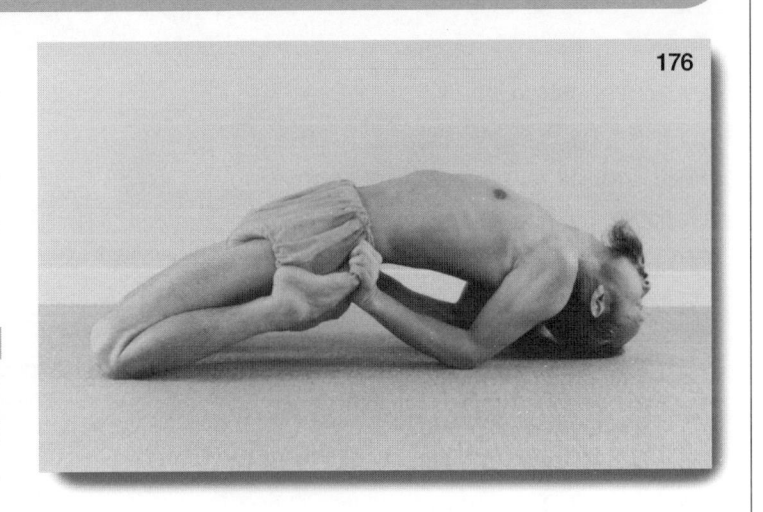

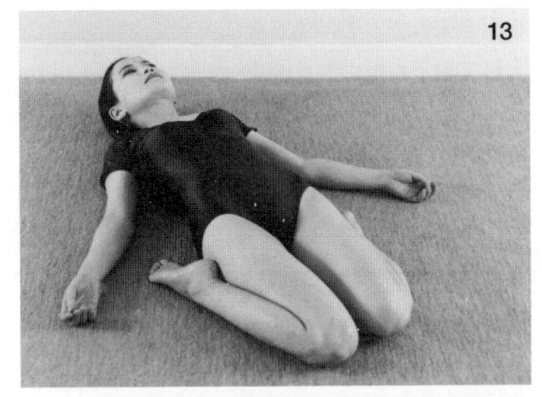

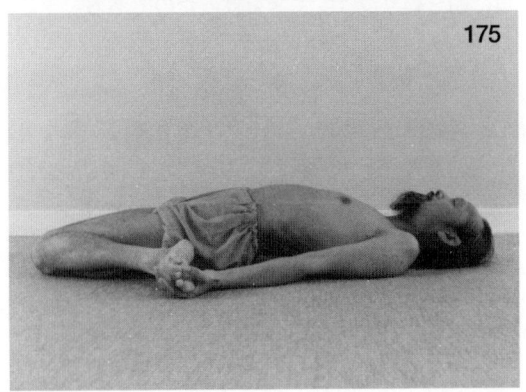

32 マッツヤ・アーサナ　魚のポーズ

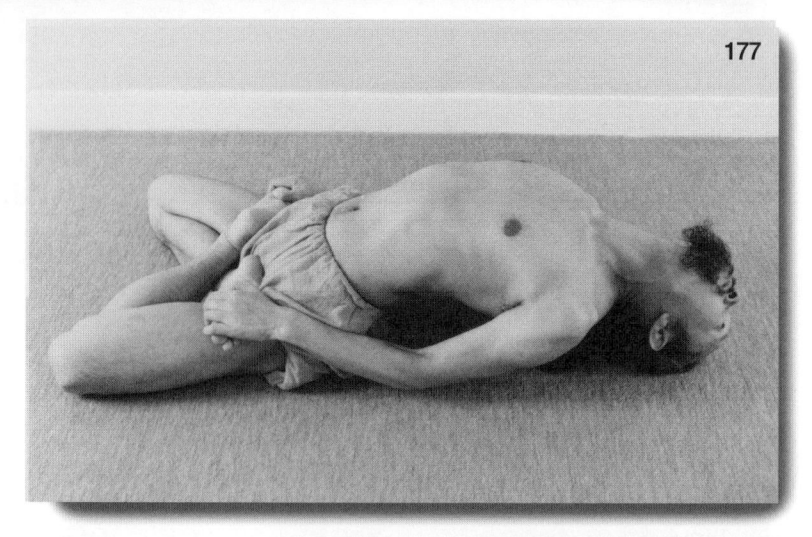

マッツヤ（**matsya**）は「魚」のことである。ヴィシュヌ神が終末期の大洪水のときに、魚に化身して賢者マヌを救う話が知られている。

賢者マヌが祖霊へ水を奉納しようとしたときに、手の中の水に一匹の魚が現れ、大きな魚に食べられてしまうから河に投げ込まないでほしい、と救いを求めた。マヌはそれを聞き入れて、その魚を壺に入れて飼ったが、大きくなったので池にいれて飼った。しかしさらに大きくなったので湖に放し、最後には海に放した。巨大になった魚は、大洪水が七日後に起きるとマヌに予言し、それまでに船を用意して、あらゆる種類の種子と、七人の賢者を船に乗せるように言い、姿を消した。

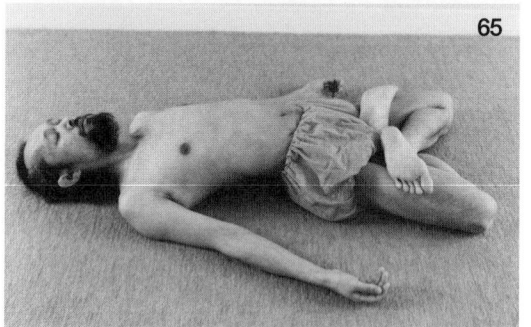

七日後に予言通りに大洪水が起きた。マヌが船に乗ると、ヴィシュヌ神が大きな角のある魚になって現れ、角に船を縛りつけてマヌを救ったのである。

◆行法◆

1. スプタ・パドマ・アーサナ（写真65）になり、のどを伸ばして上体を反らし、なるべく額に近い頭部を床につける。
2. 両手で足先をつかみ、ひじを床につけて楽な呼吸で20〜30秒ほど保つ（写真177）。
3. 戻したら、両足を伸ばしてムリタ・アーサナ（62頁参照）で休む。

◆注意点◆

パドマ・アーサナが組めない人は両足を伸ばして、上半身を反らせるようにする。この場合は両手は力を抜いて床につけておく。このマッツヤ・アーサナはの

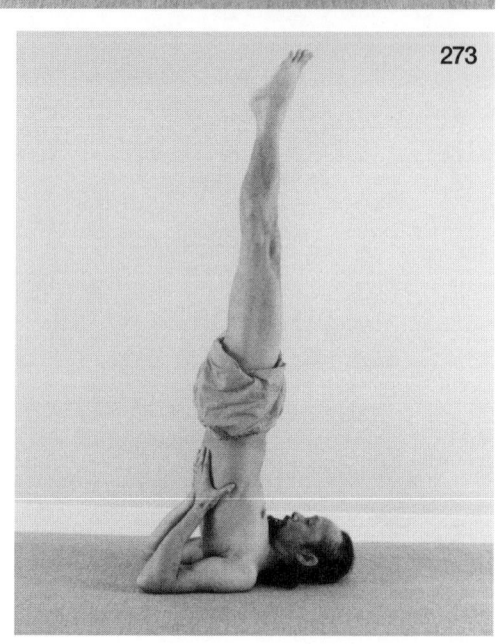

どを締め付ける内容のアーサナの後におこなうとよい。とくに、サルヴァーンガ・アーサナ（写真273）とハラ・アーサナ（写真275）の後には続けておこなうようにした方がいい。

《修行者へのヒント》

　反り系統の行法は、呼吸のコントロールが重要なポイントになる。とくに完成型で「楽な呼吸で保つ」と指定してあるアーサナは、実際には楽な呼吸という訳にはいかないことが多い。体を反ってのどを伸ばして保つアーサナは、どうしても普通の呼吸という訳にはいかない。その間の呼吸をいかにコントロールするかが、大きな課題となる。

　しかしそれが逆に、呼吸のコントロール能力を深められるチャンスでもある。胸からのどまでが伸ばされているので、大きな呼吸はできなくなるが、その分繊細な呼吸にすることができる。その繊細な呼吸を注意深く観察することで、自分の呼吸に対する理解が深まる。そのことが、根源的生命エネルギーである「プラーナ」の本質をつかみ取る大きなヒントでもある。

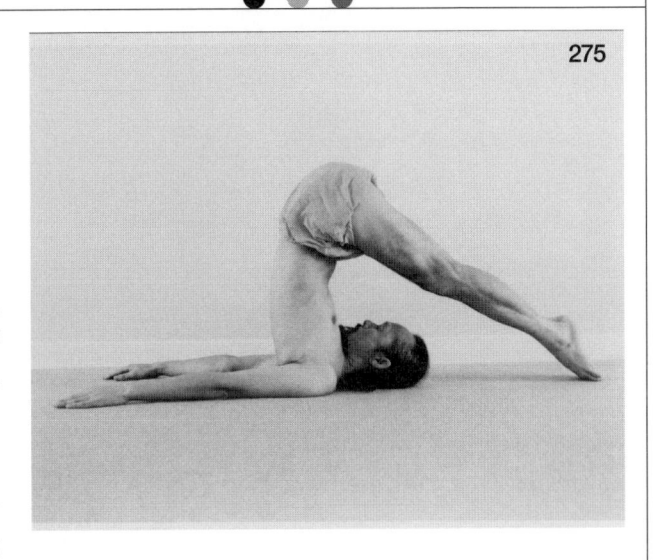

『実技編』

第5章 バランス系統の行法

　バランスは苦手だという人が多いが、バランスの能力というのは訓練次第でいくらでも高めることができる。たとえばサーカスや中国の雑技団などは、訓練によって驚異的なバランス能力を身につけてしまう。しかし普通の人にはそこまでのバランス能力というのは必要ないが、それでもバランス能力を高める努力はした方が良い。
　なぜなら、バランス能力というのは動物的な能力であり、バランス能力が高まることは、生命力が高まることになるからだ。野生動物の場合、バランス能力が落ちるというのは、そのまま命取りになるほどの大きなウエイトを占めている。人間は、バランス能力に対してはそれほどの必要性を感じていないので、動物のようなバランス能力がないのである。
　バランスに限らず、必要性があるかないかで能力の高まり度合いがちがう。当然必要性があるほど、能力は高まる。必要性がそれほどなければ、能力はそれに応じてしか高まらない。バランス能力を高めることが「生命力」を高めることになることを知り、必要性を感じて貰えれば、バランス能力はどんどん高まるだろう。

33 ヴリクシャ・アーサナ
立ち木のポーズ

　ヴリクシャ（vṛkṣa）は「木」という意味であり、片足で立った姿勢が、大地に根を張った一本の木に似ているところからこの名前が付けられた。

◆行法Ⅰ◆

1. 右足を内側に折り曲げて足の甲を左足の付け根につける。
2. 胸の前で合掌して、目を閉じて30秒〜1分ほど保つ（写真178）。
3. バランスが崩れたら立つ足を替えて1〜2を同じようにおこなう。
4. 続けて行法Ⅱに入る。

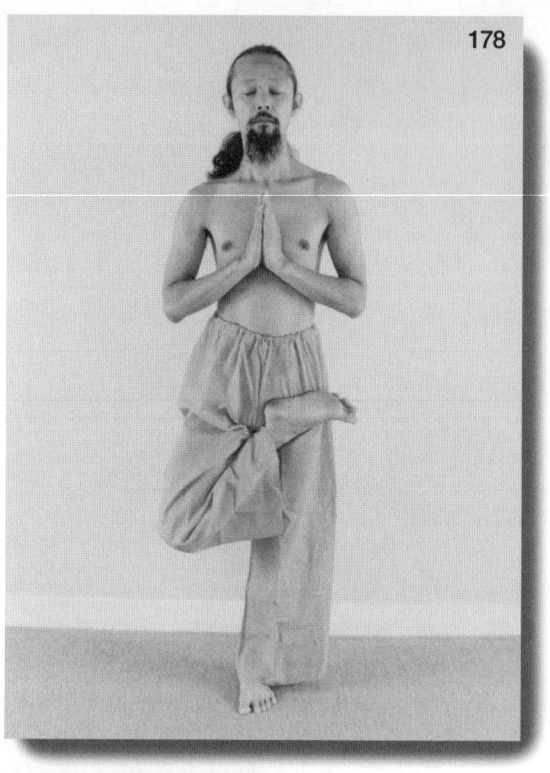

◆注意点◆

　目を開けているうちはまだいいが、目を閉じるとバランスが難しくなる。最初に気づくのは、足の裏がバランスを取るために活躍していることだろう。足の指、とくに親指がバランスを取るためには大活躍する。しかし、それだけではなく体のいろいろな部分がバランスを取るために使われている。それを少しずつ見つけて行くことでバランスの能力は向上する。

◆行法Ⅱ◆

1. 右足を折り曲げて足の裏を左足の付け根につける。
2. 腕を真上に伸ばして合掌し、目を閉じて保つ（写真179）。
3. バランスが崩れたら立つ足を替えて1〜2を同じようにおこなう。
4. タラ・アーサナ（写真72）で目を閉じて30秒ほど休む。

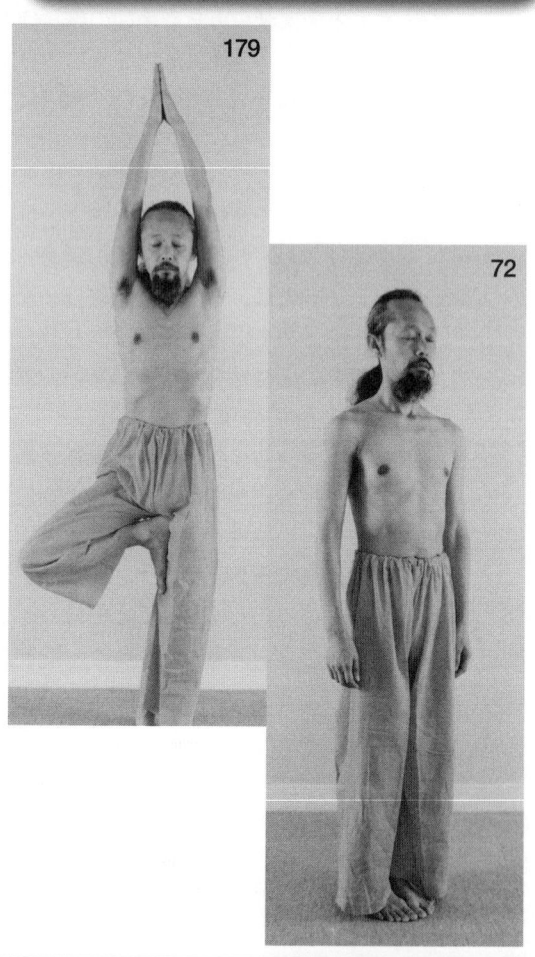

◆注意点◆

行法Ⅰと同じことをするのだが、手と足の形がちがうだけで、バランスの感じがちがうはずだ。また、左右の足でもバランスの取りやすさがちがうと思うが、そういうことも観察して徐々に自分を知っていく手掛かりにするといい。

◆行法Ⅲ◆

1．右足を内側に折り曲げて足の甲を左足の付け根につける。
2．胸の前で合掌して、のどを伸ばして顔を上に向けてから目を閉じて30秒〜1分ほど保つ（写真180）。
3．バランスが崩れたら立つ足を替えて1〜2を同じようにおこなう。
4．戻したら、ムリタ・アーサナ（写真73）で休む。

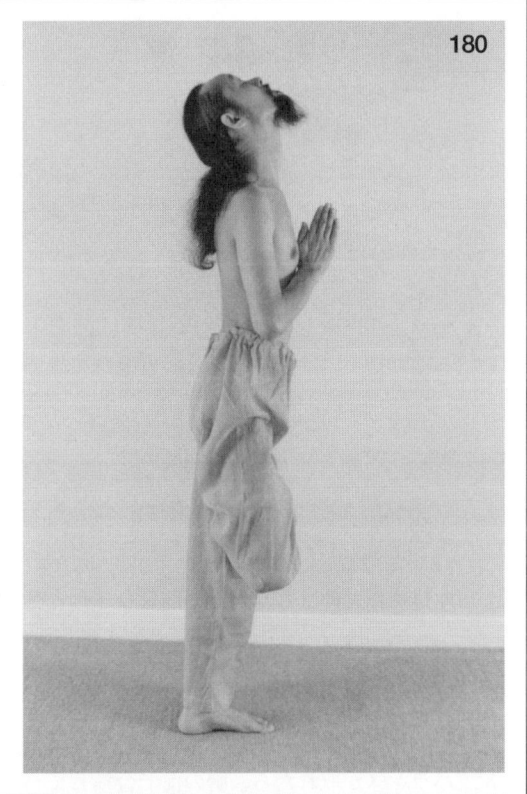

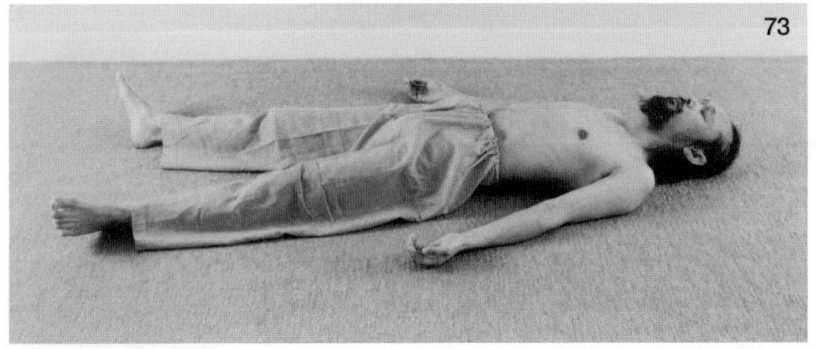

◆注意点◆

行法Ⅰ、Ⅱと比べると、かなり難しいのがこの行法Ⅲである。顔が正面を向いているときと、上を向いたときとでは、バランス感覚が極端にちがう。この行法Ⅲの場合は、しっかりと顔を上に向けてから目を閉じるようにしなければ意味がない。上を見るのではなく、顔を上に向ける必要がある。目を閉じると、すぐにバランスが崩れるかも知れないが、それが普通の状態である。むしろ、バランスが崩れるときの感じをつかみ取るつもりで練習するといい。

34 パーダーングシュタ・アーサナ
バランスのポーズ

　パーダ（**pāda**）は「足」を意味し、アングシュタ（**aṅguṣṭha**）は「親指」という意味である。

◆行法Ⅰ◆

1．ヴァジュラ・アーサナ（金剛坐）から足先を立てる（写真181）。
2．左足を前に伸ばし、右足の踵はなるべく体の中央にもってくる。
3．両手を床について、右ひざと左足先を床から離す。
4．両手を床から離してバランスを取る。
5．バランスが取れたら、胸の前で合掌してバランスを保つ（写真182）。
6．さらに、合掌した両手を頭上に上げて行き、真っすぐ伸ばしてから胸の前まで戻す。
7．バランスが安定していたら目を閉じて保つ。
8．バランスが崩れたら、1〜7を足を替えて同じようにおこなう。
9．ヴァジュラ・アーサナ（写真57）で呼吸をととのえる。

◆注意点◆

　目を開けている間は、視線を一点に定めておくこと。視線が定まっていないと、バランスは崩れやすくなる。いきなり合掌しないで、両手を横に広げてバランスを取り、ある程度安定させてから合掌するといい。

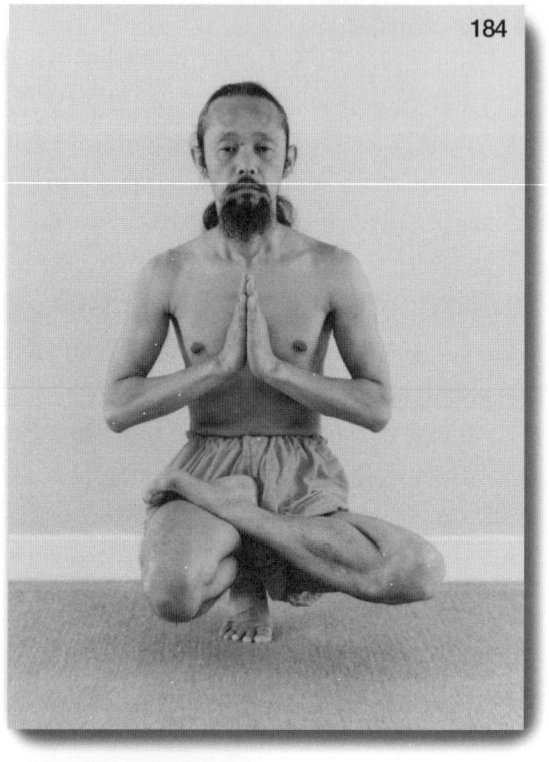

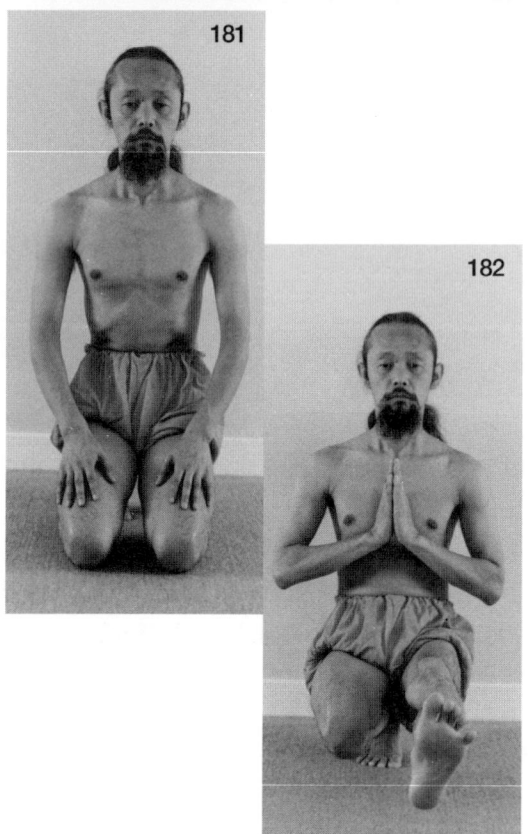

◆行法Ⅱ◆

1. ヴァジュラ・アーサナ（金剛坐）から足先を立てる。
2. 左足を内側に折り曲げて右足の付け根に乗せ、右足のかかとはなるべく体の中央にもってくる。
3. 両手を床について、両ひざを床から離す。
4. 両手を床から離してバランスを取る（写真183）。
5. バランスが取れたら、胸の前で合掌してバランスを保つ（写真184）。
6. さらに、合掌した両手を頭上に上げて行き、真っすぐ伸ばしてから胸の前まで戻す。
7. バランスが安定していたら目を閉じて保つ。
8. バランスが崩れたら、1～7を足を替えて同じようにおこなう。
9. 戻したら、ムリタ・アーサナ（62頁参照）で休む。

◆注意点◆

行法ⅠとⅡで、どちらがやりやすいかは人によってちがう。どちらも同じようにバランスを取れるように練習してほしい。

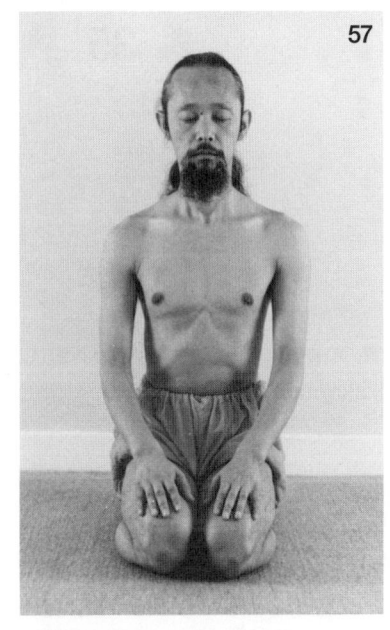

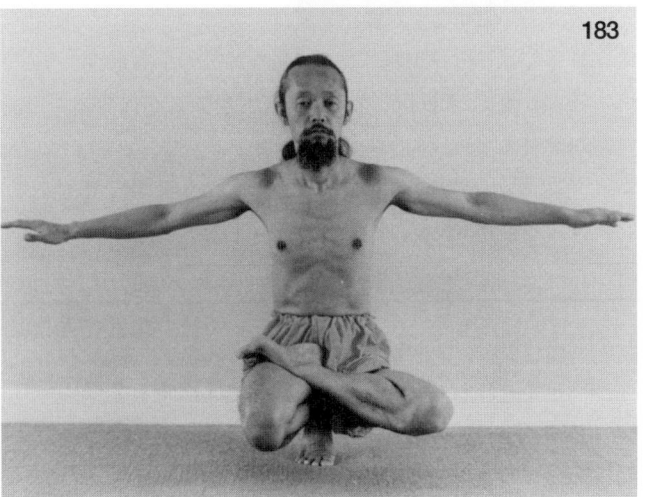

35 ウールドヴァプラサーリタ・エーカパーダ・アーサナ
前後開脚での立ちバランスポーズ

ウールドヴァ（ūrdhva）は「上方」、プラサーリタ（prasārita）は「伸ばす」、エーカパーダ（ekapāda）は「片足」という意味である。

◆準備型◆

1. 両足をそろえて立ち、上体を倒して床に両手をつける。
2. 左足を後ろへもっていき、足先が少し床から離れるぐらいにする（写真185）。
3. 片手で足首をつかみ、続いてもう片方の手も足首をつかんで、30秒ほど楽な呼吸でバランスを保つ。
4. 足を替えて同じようにおこなう。
5. タラ・アーサナ（62頁参照）で目を閉じて30秒～1分ほど休む。

◆行法◆

1. 両足をそろえて立ち、上体を倒して床に両手をつける。
2. 左足を後ろへもっていき、なるべく上に上げて、顔と胸を右足の方へ近づける。
3. 片手で足首をつかみ、続いてもう片方の手も足首をつかんで、30秒ほど楽な呼吸でバランスを保つ（写真188）。
4. 足を替えて同じようにおこなう。
5. 戻したら、ムリタ・アーサナ（62頁参照）で休む。

◆注意点◆

準備型、完成型のどちらも「足首をつかんで」という部分は、ひざが曲がるようなら足首ではなくて、ふくらはぎでもひざに近いところをつかんでもいい。完成型では片足が上に上がり、顔が軸足に近づくほどバランスがむずかしくなる。

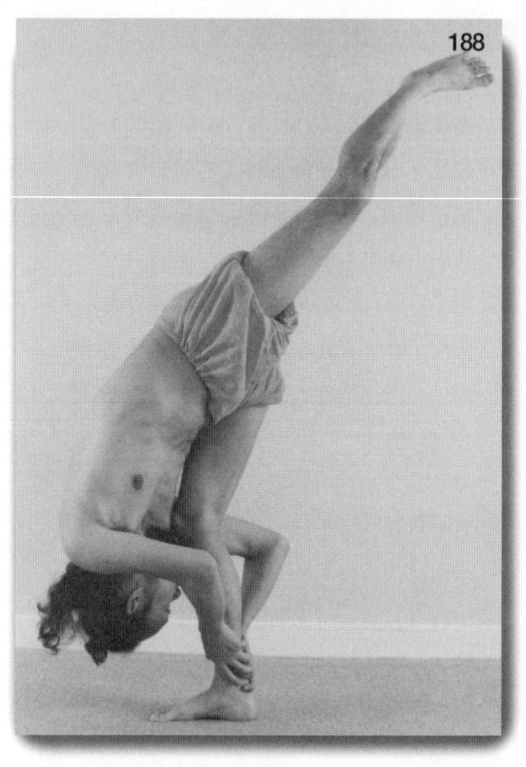

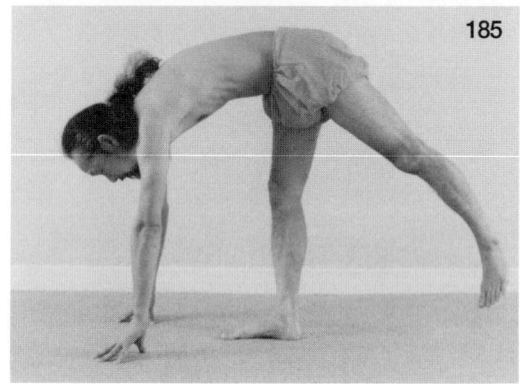

36 ヤーノーッディーヤナ・アーサナ
飛行のポーズ

ヤーナ（yāna）は「行くこと」「動くこと」「乗り物」、ウッディーヤナ（uḍḍiyana）は「飛び上がる」という意味である。

◆準備型◆

1. ひざ立ちになり、両手を横に広げる。
2. 右に重心を傾けて、左足を床から離し30秒ほどバランスを保つ（写真189）。
3. 左足を床に戻してから、左に重心を傾けて、右足を床から離し30秒ほどバランスを保つ。
4. ヴァジュラ・アーサナ（52頁参照）になり呼吸をととのえる。

◆注意点◆

横に広げている両手でなるべくバランスを保つが、目を開けているバランスなので、視線を一点に定めておく。また、完成型の方がむずかしいので、この準備型のときにバランスの感覚をつかんでおくと良い。

◆行法◆

1. ひざ立ちで足先を立てる。
2. 前の床に両手をついて、左足のひざの少し上を右足の踵の上に乗せる（写真190）。
3. 両手を床から離して、上半身を起こしバランスを保つ（写真191）。
4. 1～2分ほどで、足を替えて同じようにおこなう。
5. 戻したらムリタ・アーサナ（62頁参照）で休む。

◆注意点◆

踵の上に乗せる部分がひざより下だと上半身が起こせないので、上半身を起こせない人はどこが踵の上に乗っているかを確認すること。また、踵の上に乗せた足は、ひざを曲げておく。バランスが取れなくても1～2分ぐらいはあきらめずにやってみるようにする。

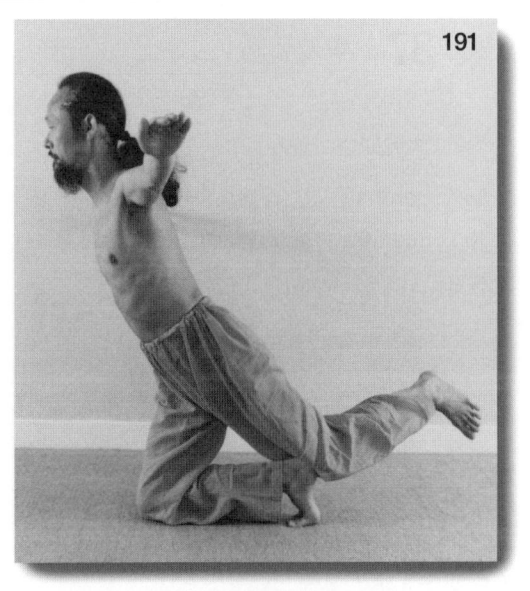

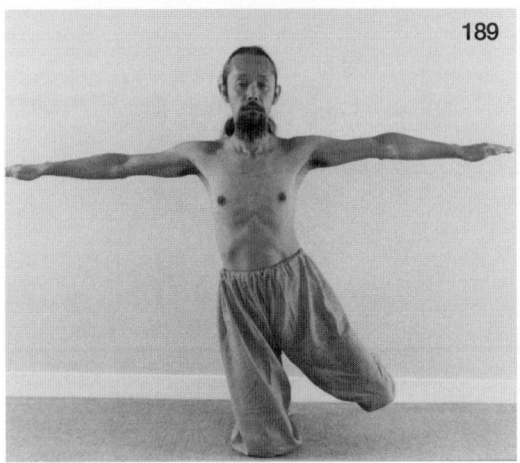

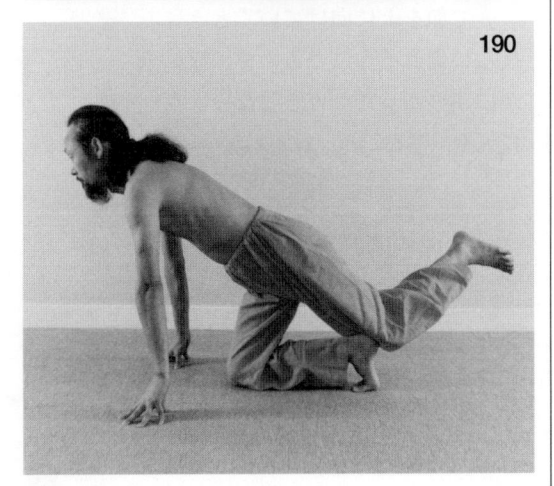

37 アルダチャンドラ・アーサナ　半月のポーズ

アルダ（ardha）は「半分」、チャンドラ（candra）は「月」のことである。

◆行法◆

1. 開脚で立った状態から左足先を左側に開き、その30センチぐらい先の床に左手を付ける（写真192）。
2. 右足を床から離し、左足を伸ばしてバランスを取る。
3. 離した右足は身体と一直線になるようにし、胸を開いて顔を上に向け30秒ぐらいバランスを保つ（写真194）。
4. 手足を替えて同じようにおこなう。
5. 戻したら、ムリタ・アーサナ（写真73）で休む。

◆注意点◆

3で顔を上に向けていくときに後ろに倒れそうになるので、なにかにぶつかってケガをしないように気をつけること。

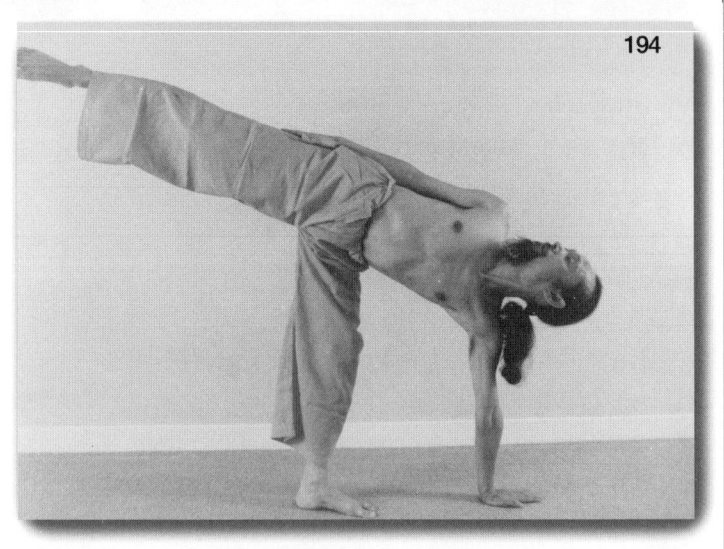

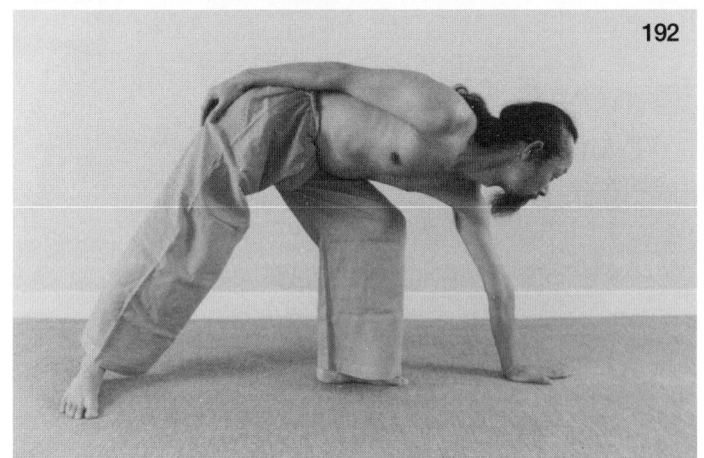

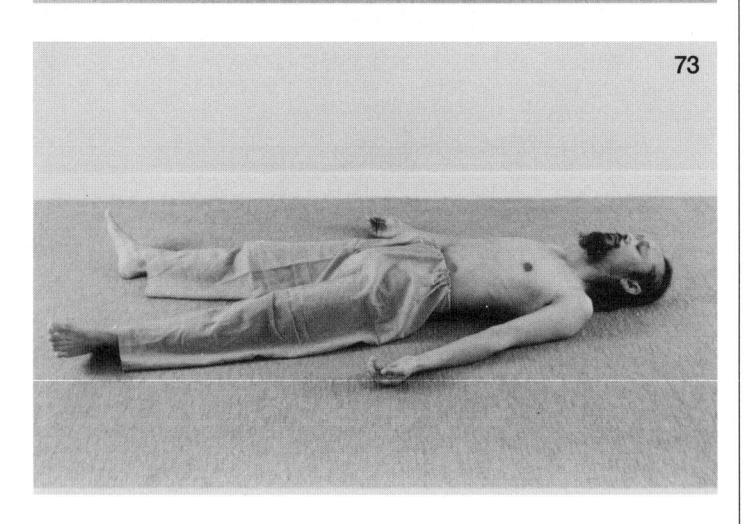

実技編 | 5章 | バランス系統の行法

38 ヴァスィシュタ・アーサナ ヴァスィシュタ聖者のポーズ

ヴァスィシュタ（Vasiṣṭha）は『リグ・ヴェーダ』の讃歌の作者と伝えられる聖者たちの一人。

ヴァスィシュタには、妻のアルンダティーとの間に7人の子供がいて、その子供達はいずれもすぐれた聖仙になった。ダクシャの供犠祭で多くの神々が死に、ヴァスィシュタも神々とともに死に、妻のアルンダティーも夫のあとを追った。そしてヴァスィシュタとアルンダティーの夫妻は大空の二つの星になったという。

ヴァスィシュタはその後二度の生まれ変わりをすることになり、その二つの生涯には多くの逸話があるが、興味があればインド神話の本を読まれるといい。

◆行法◆

1. ひざを伸ばして坐り、後ろの床に左手を付ける（写真195）。
2. 腰を床から離し身体を左に回して左足先から頭までの身体を一直線にする（写真196）。
3. 右足を折り曲げて、右手で親指をつかんで（写真197）から、その右足を伸ばす。
4. 胸を開き、顔を上に向けて20～30秒ほど保つ（写真198）。
5. 戻したら、足を替えて同じようにおこなう。
6. 戻したらムリタ・アーサナ（62頁参照）で休む。

◆注意点◆

できれば床についている方の足の裏をなるべく床につけるようにする。それには、足首の返りがよほど良くないとうまくいかない。少なくとも小指側の足の裏は床に付けるようにするべきである。また身体を一直線にするのだが、たいていは腰が落ちたり、逆に腰の位置が高くなったりするので注意するように。

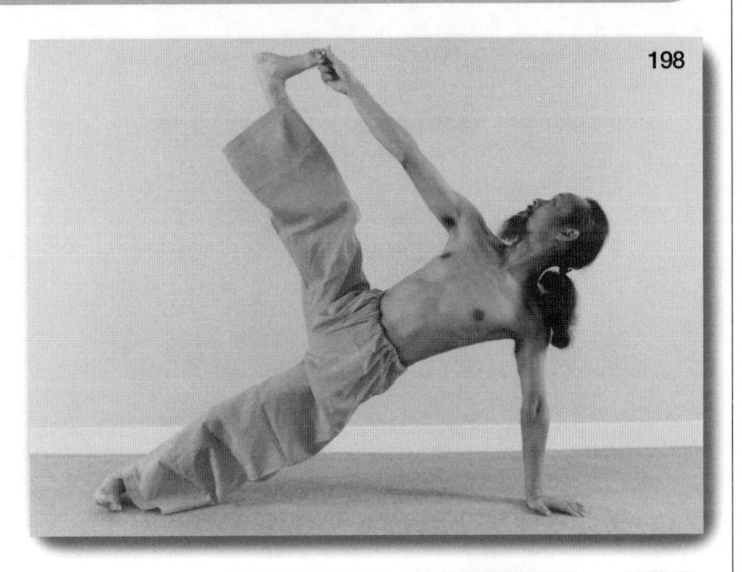

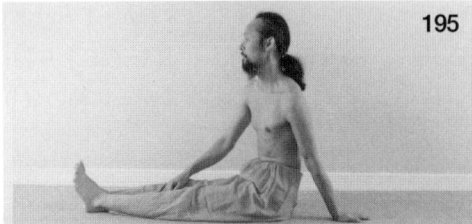

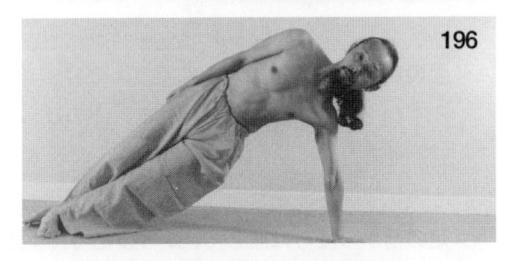

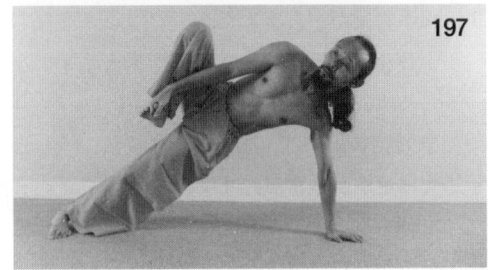

39 ガルダ・アーサナ
ガルダ鳥のポーズ

　ガルダ（garuḍa）はヴィシュヌ神の乗り物として崇拝される聖鳥。頭、クチバシ、翼、爪が鷲の形をしていて、体は人間の姿をしている。

　『マハーバーラタ』では、ガルダが生まれたとき、彼の母はナーガ（蛇）族に賭けで負けて、隷属していた。そこで、ガルダはナーガ（蛇）族たちに自由にしてくれるように求めると、天界にある不死の霊薬アムリタを持ってくるように言われた。

　ガルダは言われた通りに天界へ行き神々やナーガ族に勝ちアムリタを獲得した。そして帰ろうとするガルダの前にヴィシュヌ神が現れ戦いとなった。なかなか勝負がつかないのでヴィシュヌ神が「アムリタを与え、高い座につかせる代わりに、私を運ぶ乗り物になれ」と言い、ガルダは納得してヴィシュヌ神の乗り物になったという。

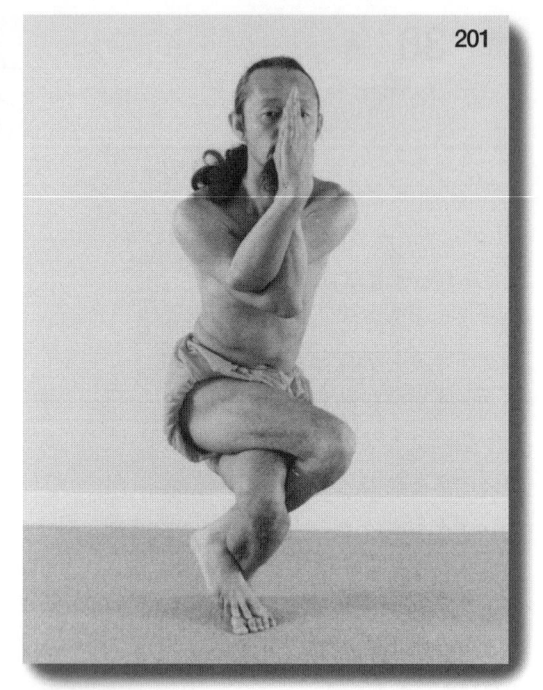

◆行法◆

1. タラ・アーサナ（62頁参照）で立ち、顔の前で両手のひじから指先までを立てて、そのまま右手を左手の下から回してからませて、手のひら同士を合わせる。
2. その状態から、ひざをほんの少し曲げ、右足を左足の前から後ろに回して、からませる（写真199）。
3. 両手両足がからまったら、バランスを保ちながら上体を前に倒していき、体が床と水平になったところで20秒ほど保ち（写真200）、ゆっくりと正面まで戻す。
4. 次に足がからまったまま、なるべく重心を高くして体を真っすぐに起こす。
5. そこから右に体をひねって右横を向いたら、すぐに正面まで戻し、こんどは左にひねって左横を向いてから正面まで戻す。
6. 手足のからませ方を逆にして、左手を右手の下から回し、左足を右足の前から回してからませ、3〜5を同じようにおこなう。
7. 戻したら、ムリタ・アーサナ（62頁参照）で十分に休む。

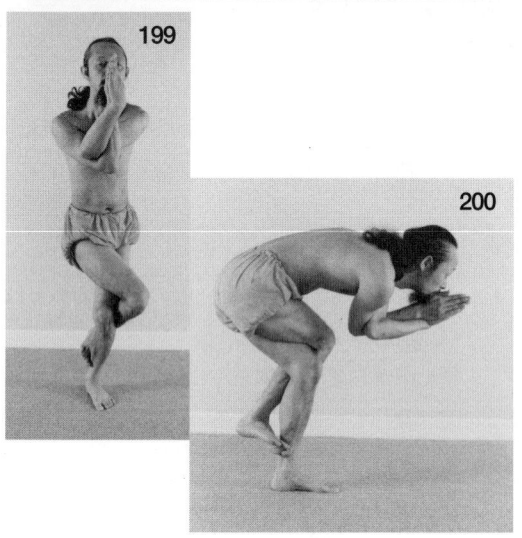

《ヴァリエーション》

　写真199からひざを深く折り曲げて、重心を落としてからませ方を深くする。重心が下がるほどからませかたが深くなり、完成型では軸足の甲の上にもう片方の足先がくるようになる（写真201）。

40 アナンタ・アーサナ アナンタ蛇のポーズ

アナンタ（ananta）は「永遠の」「終わりのない」という意味である。

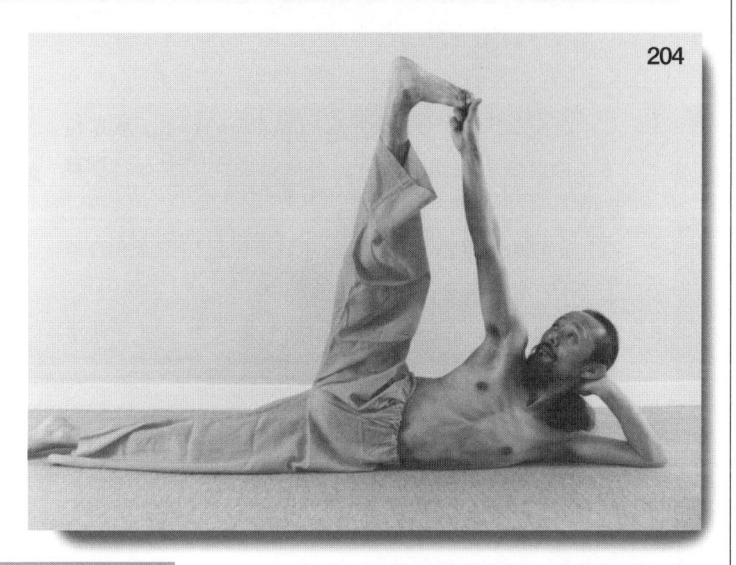

宇宙は周期的に消滅するという考えがヒンドゥー教にはある。その宇宙の終末期の世界は形のない混沌とした海が拡がり、そこでヴィシュヌ神は多くの頭を有するアナンタ蛇の上で横臥したまま瞑想し、新たな宇宙の創造を願う。そのヴィシュヌのへそからブラフマー神が蓮華に乗って現れ、新たな宇宙の創造を開始するという。

◆行法◆

1. 体の左側面を下にして寝る。
2. 左ひじを床につけて手のひらで頭部を支える。
3. ひじから足先までを一直線にする（写真202）。
4. 右ひざを折り曲げて、右足の親指を右手でつかむ（写真203）。
5. 右手と右足を真っすぐ伸ばして30秒ほどバランスを保つ（写真204）。
6. 戻したら、体の右側面を下にして2～5を同じようにおこなう。
7. 戻し終わったらムリタ・アーサナ（62頁参照）で十分に休む。

◆注意点◆

3で体が安定していたら、一直線ではないと思ったほうがいい。たいていは足先が手前に来過ぎていて、くの字型になっているので、少し足先を後ろに持っていくと一直線になる。一直線になっていると、前後に倒れそうになるはずである。その倒れそうなぎりぎりのところでバランスを保つようにする。

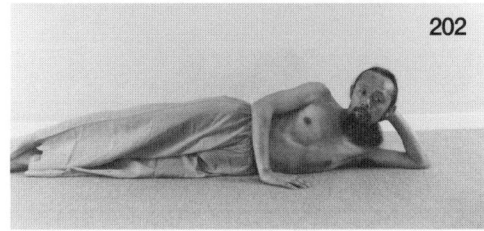

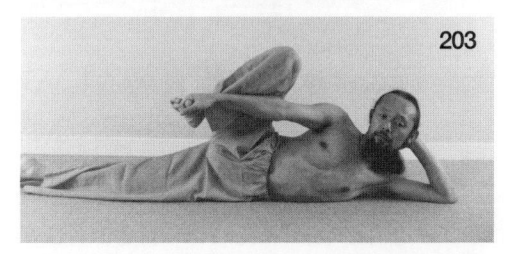

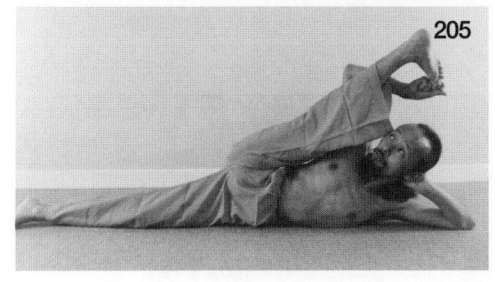

《ヴァリエーション》

行法の5で余裕があれば、つかんでいる足を体の方へ寄せてきて、20秒ほど保つ（写真205）といい。

41 カーガ・アーサナ
カラスのポーズ

カーガ（kāga）またはカーカ（kāka）というのは「カラス」という意味である。

◆行法
1．しゃがんだ状態から、両手を肩幅ぐらいにして床に付き、両ひざの内側に両手が当たるようにする（写真206）。
2．爪先立ちから重心を前にもっていき、足先を床から離して、バランスを保つ（写真207）。
3．30秒〜1分ほど保ってから、戻してスカ・アーサナ（51頁参照）で休む。

◆注意点
　最初のうちは、両手が当たる足の位置は写真のように腕の付け根ではなく、肘あたりか肘よりほんの少し上ぐらいの方がやりやすいだろう。

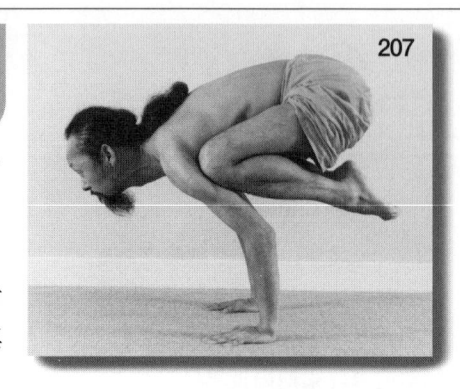

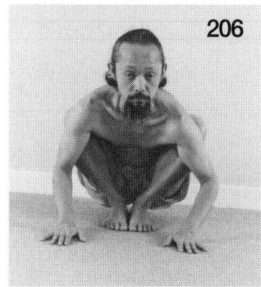

42 パールシュヴァカーガ・アーサナ
横向きカラスのポーズ

パールシュヴァ（pārśva）は「脇腹」という意味。このポーズは、ひねりの入ったカラスのポーズである。

◆行法
1．しゃがんだ状態から、両ひざを左方向へ向けて、両手を肩幅ぐらいにして床に付き、右ひざの外側に左腕が当たるようにする（写真208）。
2．爪先立ちから重心を前にもっていき、足先を床から離して、バランスを保つ（写真209）。
3．30秒〜40秒ぐらいおこなってから、両ひざを右方向へ向けて、反対方向にひねって同じようにおこなう。
4．戻したら、スカ・アーサナ（51頁参照）かムリタ・アーサナ（62頁参照）で休む。

《ヴァリエーション》
　行法の2で安定していたらひざを伸ばしてバランスを保つ（写真210）。ひざを伸ばしていくときの重心の移動に注意しないとバランスが崩れる。

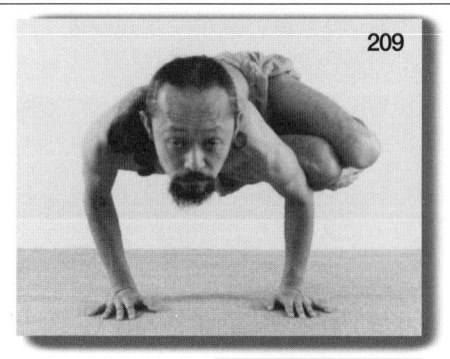

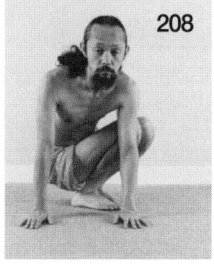

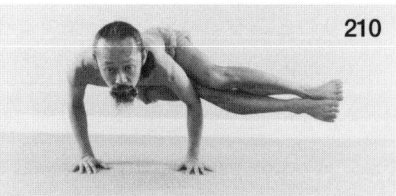

43 ジャーヌバッダ・パーダーングラ・アーサナ
ひざを抱いたバランスのポーズ

　ジャーヌ（jānu）は「ひざ」、バッダ（baddha）は「縛った」、パーダーングラ（pādāṅgula）は「足の指」という意味で、このポーズは、つま先立ちでひざを抱えたバランスのポーズである。

◆行法◆

1. 両足をそろえて、足先を立ててしゃがみ、両手で両ひざをかかえ上体をなるべく起こして10秒ほど保つ（写真211）。
2. 大腿部を床と水平にして両手を両ひざにおいて10秒ほど保つ。
3. そのまま両ひざをなるべく開いて足の裏が合わさるぐらいにして10秒ほど保つ。
4. ひざにおいた両手を離し、胸の前で合掌して（写真214）からそのままゆっくりと上に上げて、腕を真上に伸ばす（写真215）。
5. 頭上で合掌した状態で10秒ほど保ってから、その合掌した両手をゆっくりと胸の前まで戻す（写真214）。
6. 両ひざの上に手をおき、開いている両ひざを閉じて大腿部を床と水平にして10秒ほど保つ。
7. バランスに気をつけながら両ひざを立てて、胸の前まで持ってきたら両手で両ひざをかかえて20秒ほど保つ（写真211）。
8. そのまま腰をおろしてパヴァナムクタ・アーサナ（60頁参照）で休む。

◆注意点◆

　最初から最後までバランスに気をつけるのだが、主に後半でバランスが崩れやすくなるので注意すること。一番危ないのは7で両ひざを立てて両手で抱える部分である。

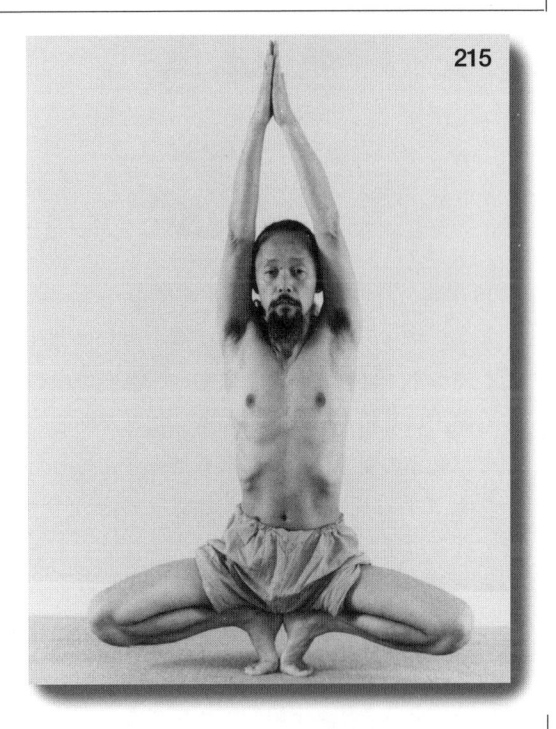

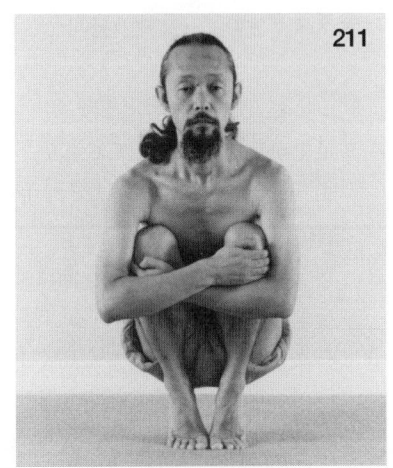

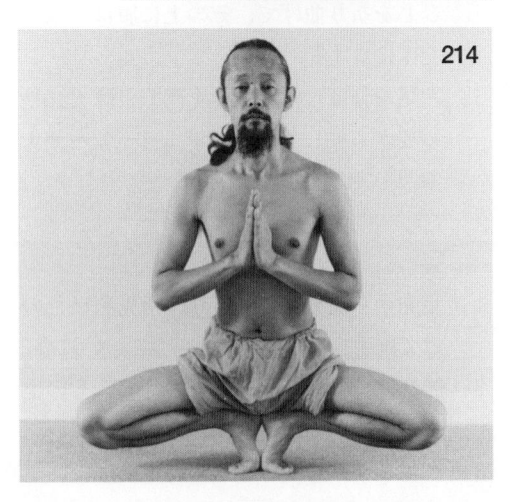

44

マユーラ・アーサナ I
クジャクのポーズ I

　マユーラ（**mayūra**）は、「孔雀」という意味である。インドでは孔雀が非常に多い。都会を歩いていても路上に孔雀がいたりして驚くことがある。観光地では孔雀の羽で作った団扇をたくさん持った子供が、観光客に売り付けようと寄ってきたりする。その孔雀は学問と技芸を司るサラスヴァティー女神の乗り物（ヴァーハナ）とされている。サラスヴァティー女神はヴィーナという弦楽器を抱え、孔雀を従えた姿で描かれている。またアーサナ名に使われているサンスクリット語のデーヴァナーガリー文字はサラスヴァティー女神の発明とされている。

◆準備型 I ◆

1. 足先からかかとを立てて坐り、ひざの前の床に、指先をひざの方に向けて両手をつける（写真216）。
2. 腰を立てて両ひじを折り曲げて、その上に腹部を乗せて、額を床につける（写真217）。
3. 右足を伸ばしてなるべく高く上げて10秒ほど保って（写真218）から1の状態に戻す。
4. 呼吸をととのえてから、もう一度腰を立てて両ひじを折り曲げて、その上に腹部を乗せて、額を床につける。
5. 左足を伸ばしてなるべく高く上げて10秒ほど保ってから戻して、ヴァジュラ・アーサナ（52頁参照）で呼吸をととのえる。

◆準備型 II ◆

1. 足先から踵を立てて坐り、指先をひざの方に向けて両手を床につけて、四つん這いになる。
2. 腰を立てて両ひじを折り曲げて、その上に腹部を乗せて、額を床につける。
3. 右足を伸ばしてなるべく高く上げて、さらに左

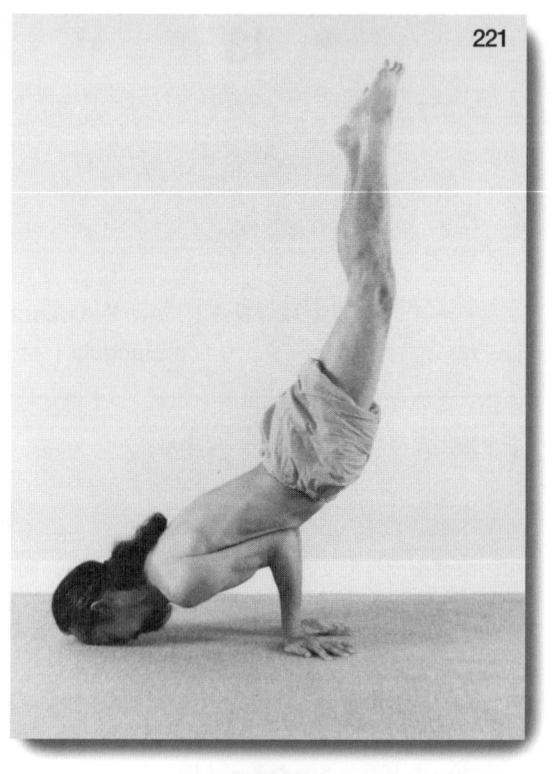

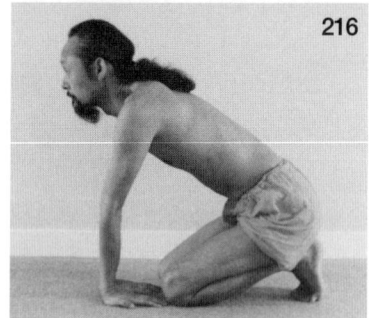

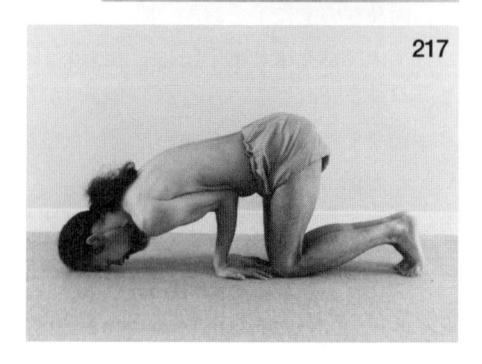

足もひざを床から離して、真っすぐ伸ばして（写真220）10～20秒ほど保ってから四つん這いの状態に戻す。
4．呼吸を整えてから、足を替えて1～3を同じようにおこなってから戻して、スカ・アーサナ（写真54・55）で呼吸をととのえる。

◆行法◆

1．足先からかかとを立てて坐り、ひざの前の床に、指先をひざの方に向けて両手をつける（写真216）。
2．腰を立てて両ひじを折り曲げて、その上に腹部を乗せて、なるべく前に乗り出す。
3．額を床につけて、両足をなるべく高く上げて20～30秒ほど保つ（写真221）。
4．両足を床に戻したら、仰向けになりムリタ・アーサナ（62頁参照）で十分に休む。

◆注意点◆

両ひじの上に腹部を乗せた状態にできるかどうかが、このアーサナのキーポイントになる。できるだけ両ひじを寄せるようにしておこなうといい。

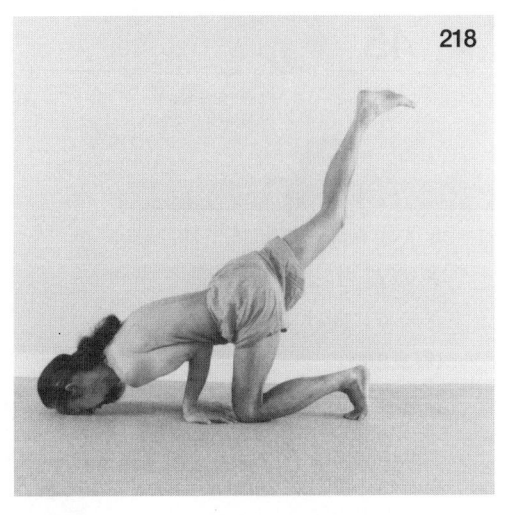

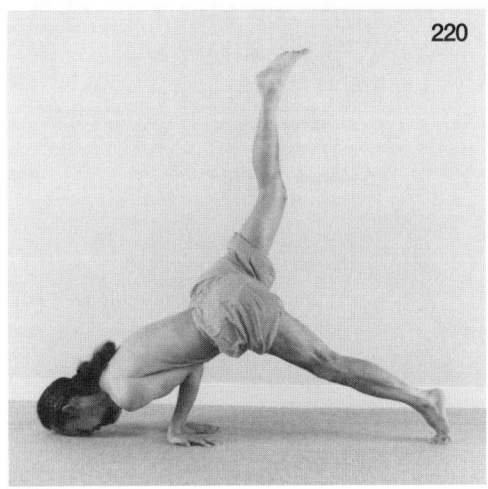

45 マユーラ・アーサナⅡ　クジャクのポーズⅡ

◆行法Ⅰ◆

1. 足先から踵を立てて坐り、ひざの前の床に、指先をひざの方に向けて両手をつける（写真216）。
2. 腰を立てて両ひじを折り曲げて、その上に腹部を乗せて、なるべく前に乗り出す。
3. のどを伸ばして前を見るようにして、両足を伸ばして両手で体を支え、体が床と水平になるようにしてバランスを取り、20～30秒ほど保つ（写真222）。
4. 両足を床に戻したら、仰向けになりムリタ・アーサナ（62頁参照）で十分に休む。

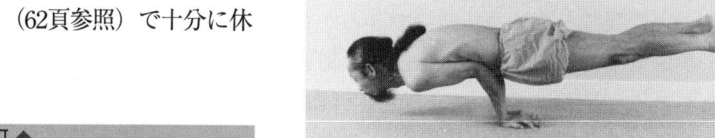

◆行法Ⅱ◆

1. パドマ・アーサナ（写真64）で坐り、指先を体の方に向けて前の床に両手をつける。
2. 腰を立てて両ひじを折り曲げて、その上に腹部を乗せてなるべく前に乗り出す。
3. のどを伸ばして前を見るようにして両手で体を支え、体が床と水平になるようにしてバランスを取り、20～30秒ほど保つ（写真223）。
4. 両足を床に戻したら、仰向けになりムリタ・アーサナ（62頁参照）で十分に休む。

◆注意点◆

女性の場合はこのマユーラ・アーサナは難しいかも知れない。その場合は、マユーラ・アーサナ。の準備型を十分に練習してほしい。

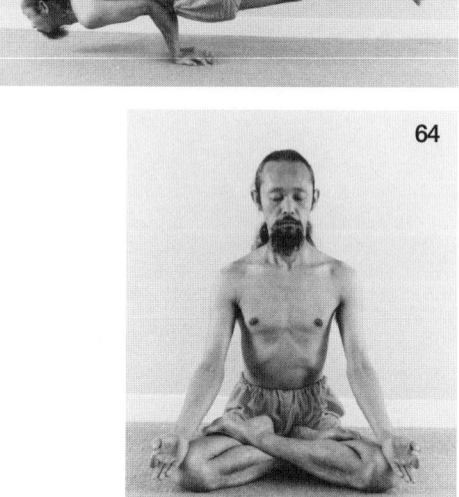

46
クックタ・アーサナ
雄鶏のポーズ

クックタ（kukkuṭa）は「雄鶏」という意味。

◆準備型◆

1. 両足を前に出して坐り、右足を内側に折り曲げて左足の付け根に乗せる。
2. 左足の内側の床に左手をついてから左足を内側に折り曲げて、左ひじを挟み込んで右足の付け根に乗せる（写真224）。
3. 右側の床に右手をついて体を浮かし20秒ほど保つ（写真225）。
4. 戻したら、1〜2の要領で足の組み方を逆にして、右ひじを挟み込んでから、左側の床に左手をついて体を浮かし20秒ほど保つ。
5. 戻したら、スカ・アーサナ（写真54・55）で呼吸をととのえる。

◆行法◆

1. 両足を前に出して坐り、右足を内側に折り曲げて左足の付け根に乗せる。
2. 左足の内側の床に左手をついてから左足を内側に折り曲げて、左ひじを挟み込んで右足の付け根に乗せる（写真224）。
3. その乗せた左足の甲と折り曲げた右足の間へ右手を差し入れて、なるべくひじぐらいまで入り込ませる。
4. 床に両手をついて（写真226）から体重を前に移動し、体を浮かして20〜40秒ほど保つ（写真227）。
5. 戻したら、スカ・アーサナ（51頁参照）で呼吸をととのえる。

◆注意点◆

行法で両手を足の間に差し入れるのは、かなり難しいかも知れない。行法の2〜3の要領ではできない人もいるのでパドマ・アーサナを組んでから差し入れたり、その他各人がやりやすい方法を工夫して構わない。

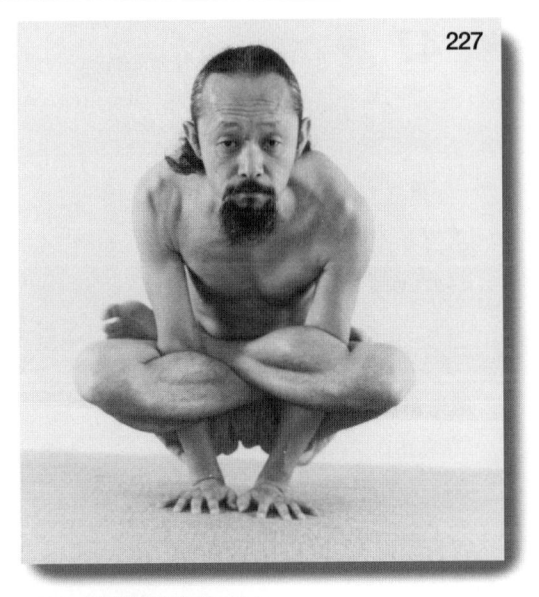

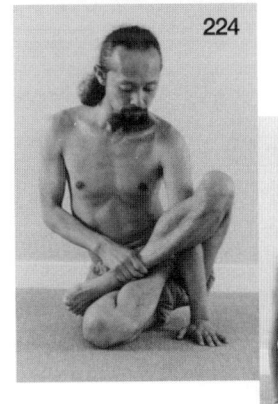

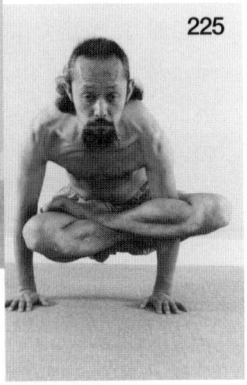

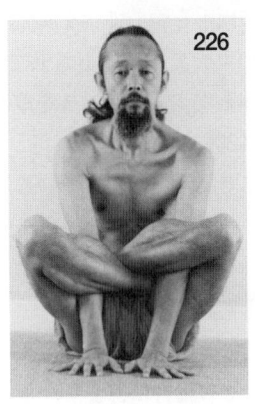

47 ウールドヴァクック タ・アーサナ　持ち上げた雄鶏のポーズ

ウールドヴァ（ūrdhva）は「上へ」、クックタ（kukkuṭa）は「雄鶏」という意味である。

◆準備型◆

1. 足先からかかとを立てて坐り（写真181）、右足を内側に折り曲げて左足の付け根に乗せる（写真228）。
2. 両手を肩幅ぐらいで床につき、ひじより少し上の腕に両足を乗せる。
3. 重心を前に移して左足先を床から離し、両手で体を支えてバランスを取り20秒ほど保つ（写真229）。
4. 戻したら、今度は左足を内側に折り曲げて、右足の付け根に乗せてから、同じ要領で2〜3をおこなう。
5. 続けて行法に入る。

◆行法◆

1. パドマ・アーサナ（54頁参照）で坐り、ひざの少し内側に両手をついて腰を持ち上げる（写真230）。
2. 両ひじの上までスライドさせて両足を持ち上げ、両手で体を支えてバランスを取り20〜40秒ほど保つ（写真231）。
3. 体を床まで戻したら組んでいる足をほどいてムリタ・アーサナ（62頁参照）で十分に休む。

◆注意点◆

最初のうちは両ひじの上までスライドさせるのは難しいだろう。その場合は、まず片足を手首の少し上にもってきてから、もう片方の足を手首の少し上にもってきて保つようにする。それができたら、その状態から腹に力を入れてほんの少しでも上にスライドさせて見るといい。

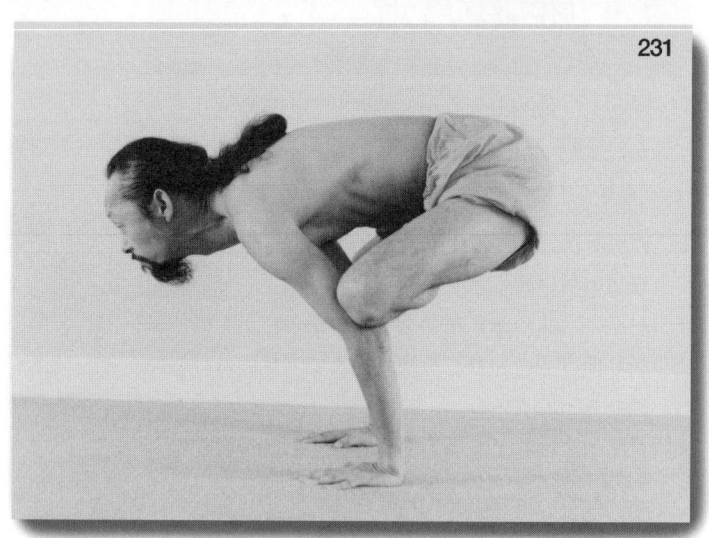

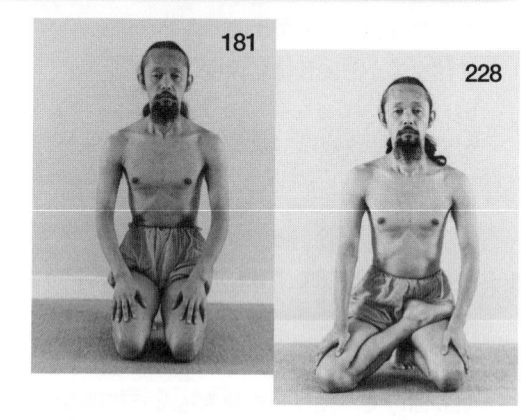

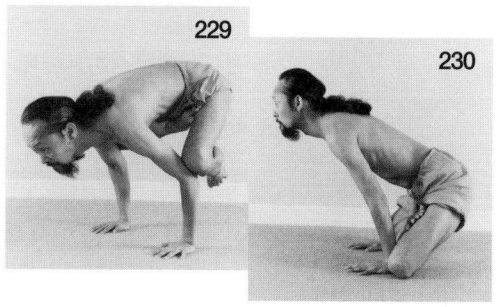

『行者編』の196頁に、もっていきかたの違うウールドヴァクックタ・アーサナが紹介されているので参照してほしい。

column 04

サンスクリット語について

　ヨーガ用語にはインドの古語サンスクリット語が使われています。私は少しサンスクリット語を学びましたが、とても使いこなせるには至りませんでした。もっともサンスクリット語は、一般的な会話語ではないので、それを使って生活するというものではありません。主に宗教儀式や祭祀に使われる言語です。日本で言えば祝詞(のりと)のようなものです。

　そういう言語だからサンスクリット語は世界の言語の中でもずば抜けて難しいのです。例えば名詞は変化が24あるのです。まず主格、対格、具格、与格、奪格、属格、所格、呼格という8つの格変化があります。そのそれぞれに単数、両数、複数があるので、合計24になるのです。連声法というのがあり、いくつもの単語と単語がズラッとつながってしまうので、どこで切れるのかが理解できないと意味が判らないのです。切れるところを間違えると、まったく違う意味の文章になってしまうというやっかいさがあります。

　もう一つサンスクリット語の、ちょっとおかしな特徴は「ワ」という発音がないことです。会話語ならワという発音は自然に使われるでしょうが、サンスクリット語にはありません。インドの僧侶のことをスワミといいますが、これはもともとサンスクリット語のスヴァーミー（僧侶）が崩れてヒンディー語化した言葉です。ワという発音が使われていたら正しいサンスクリット語ではありません。

　現在ヨガという表記や発音が流通していますが、これはサンスクリット語が理解されていない結果です。ＹＯＧＡと表記されていると、ヨガと読んでしまいますが、サンスクリット語ではヨーガと読みます。ＯとＥはサンスクリット語では長母音といってオではなくオー、エではなくエーと発音するのです。だからヨガで はなくヨーガなのです。

48 開脚バランスのポーズ

スティタ・ウールドヴァ・パーダ・ヴィストゥリタ・アーサナ

スティタ（**sthita**）は「立つ」「保つ」、ウールドヴァ（**ūrdhva**）は「上へ」、パーダ（**pāda**）は「足」、ヴィストゥリタ（**vistṛta**）は「広げた」「伸ばされた」という意味である。

◆行法◆

1. 合蹠(がっせき)（写真11）になり、両足の親指をつかむ（写真232）。
2. 両足を伸ばして、腰が床についた状態でバランスを取る（写真233）。
3. 両足を折り曲げて足の裏を合わせる（写真234）。
4. 右足を伸ばして（写真235）から、折り曲げて足の裏を合わせた状態に戻す。
5. 左足を伸ばしてから、折り曲げて足の裏を合わせた状態に戻す。
6. 両足を伸ばして、しっかりとバランスを取る（写真233）。
7. 右足を折り曲げてから、しっかり伸ばす。
8. 左足を折り曲げてから、しっかり伸ばす。
9. 右足を折り曲げてから、伸ばすと同時に左足を折り曲げる。
10. 左足を伸ばすと同時に右足を折り曲げる。
11. もう一度右足をしっかり伸ばしてバランスを取り20秒ほど保って（写真233）から足先を床におろす。
12. 戻したら、そのままひざをかかえてパヴァナムクタ・アーサナ（写真71）で休む。

◆注意点◆

最後まで足の踵を床につけないように注意すること。足を伸ばしたときに、ひざが伸びなければできる

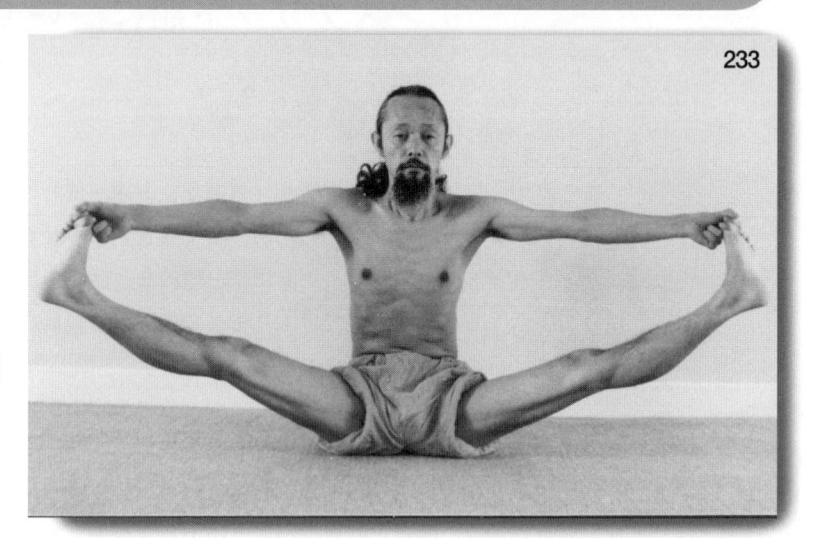

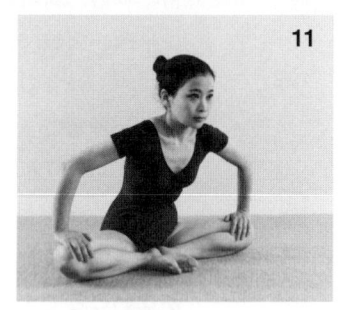

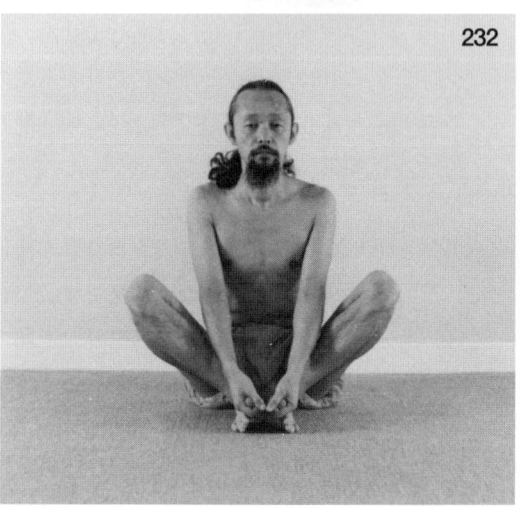

範囲でいいが、その場合バランスを崩さないように気をつけること。

《修行者へのヒント》
　バランス系統の行法は、いろいろある行法の中でも、自分を観察するという意味では、非常に効果的なアーサナだと言える。バランスを取っている間の、刻々と変化する身体の状態や精神状態など、観察の対象となる事柄が多い。
　細かな観察ができるほど、バランスの能力も高まってくる。精神状態が乱れていたらバランスのアーサナは失敗する。精神を安定させ、繊細な観察力を発揮してこそ、バランスのアーサナはうまくいく。その意味では、バランスのアーサナで長時間保てるのは、瞑想法に長けていることになる。
　また、バランスはあきらめた段階でだめになる。バランスはあきらめなければ、かなり長く保つことができる。精神の持続力がどこまで続くかがポイントになる。

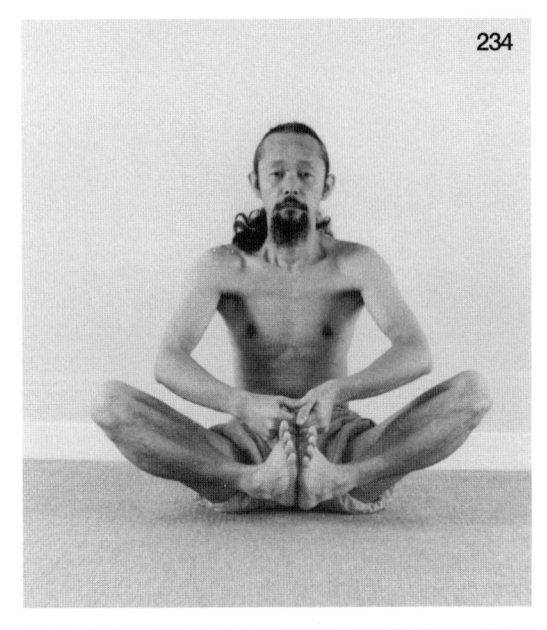

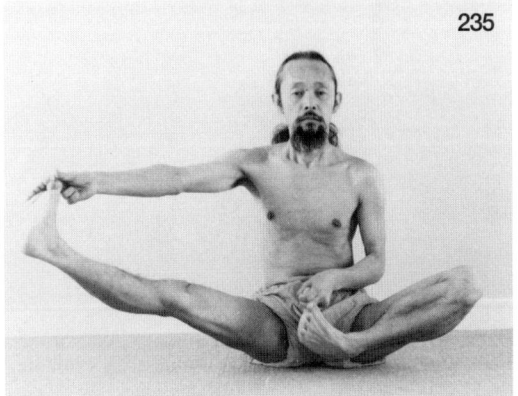

234

235

『実技編』

第6章 関節系統の行法

　ヨーガのアーサナには関節を柔軟にする、という内容をもったものが多い。一つには、パドマ・アーサナ（蓮華坐）を組めるように、ということもある。しかし、もっと重要なのは「エネルギーの流れ」にある。
　「プラーナ」と呼ばれている宇宙に満ちている根源的な生命エネルギーを体内に取り入れ全身に満たすには、関節部分の柔軟さが必要になってくる。その意味では、関節系統の行法はヨーガを代表する行法だとも言える。
　私の修行のなかでは、この関節系統の行法にかけるウエイトは大きい。ヨーガ行法の奥義ともいえる「空中浮揚」を成功させるには、当然のことながら膨大なエネルギーを必要とする。それには、関節の柔軟さはぜひとも必要になってくる。
　しかし、関節の柔軟さは、1年や2年で得られるものではない。なかなかできないからといってあきらめないで、少なくとも10年とか20年という単位で取り組むぐらいの気持ちで挑戦してほしい。

49 ヴァーマデーヴァ・アーサナ I
ヴァーマデーヴァ聖仙のポーズ I

　ヴァーマデーヴァ（Vāmadeva）は『リグ・ヴェーダ』の讃歌の作者の一人とされる聖仙。彼は生まれる前に「脇腹から生まれさせてくれ」と言ったという。ヴァーマデーヴァは『マハーバーラタ』にも聖仙として登場する。またシヴァ神の別名でもある。
　このアーサナはひざの関節を柔軟にする効果が高いので、パドマ・アーサナを組むのが苦手な人は積極的に練習するといい。

◆行法◆

1. 足先が左側にくる横坐りになる。
2. 左手で左足先をつかんで立てて、身体の横からなるべくなら前方に持ってくる（写真236）。
3. 右手で右足先をつかんで持ち上げ、両足の裏を合わせるようにする。
4. 楽な呼吸で30秒ほど保つ（写真237）。
5. ゆっくりと戻して右に足先を持っていった横坐りになってから、2～4を同じようにおこなう。
6. 戻したら、スカ・アーサナ（写真54・55）で呼吸をととのえる。

◆注意点◆

　このアーサナも、両足の裏を合わせるところまでは、なかなか難しい。床についている足を少しでも上に引き上げて、もう片方の足に近づけるようにすればいい。現時点で自分がどれぐらいできるかを認識することが重要である。

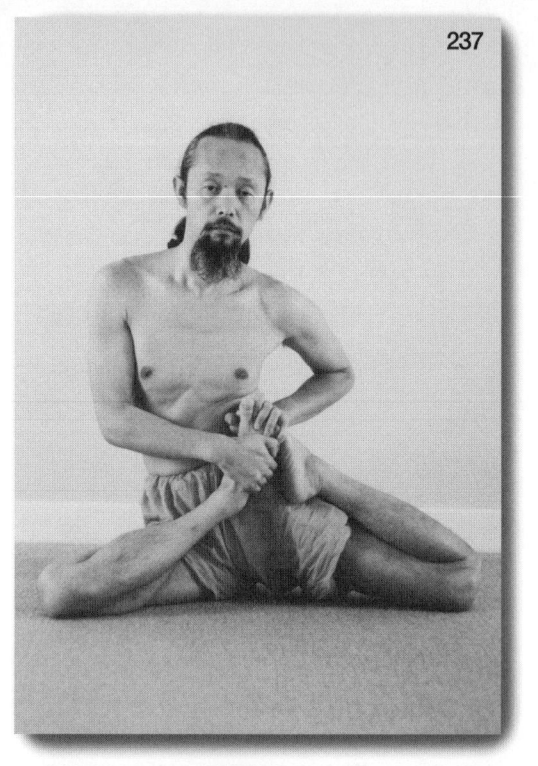

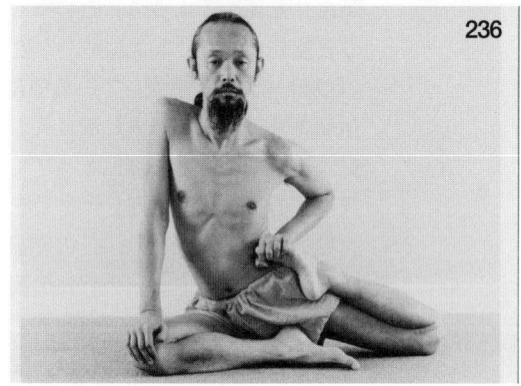

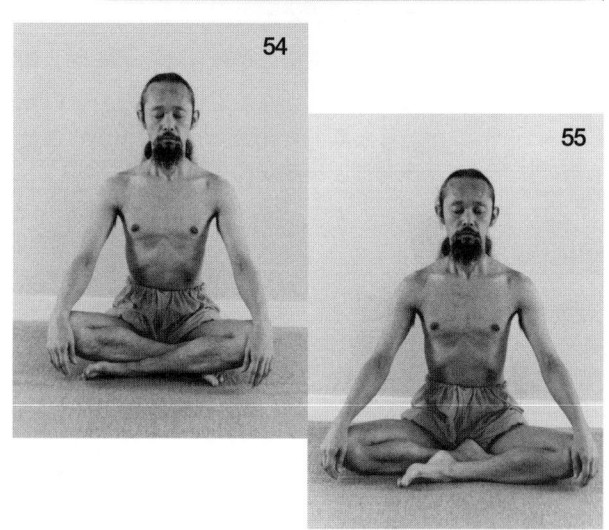

50 パーダヴィカラーンガ・アーサナ
横で足をからませるポーズ

パーダ（**pāda**）は「足」、ヴィカラーンガ（**vikalāṅga**）は「身体の不自由な」という意味である。足の不自由なアーサナということになる。

◆行法◆

1. 足先が右側にくる横坐りになり、右足先を体から離す（写真238）。
2. 左足を右太ももの上に乗せてから、足先を右足の下に差し入れて両足をからませる（写真239）。
3. 体を左に傾けて左ひざを床につける（写真240）。
4. そのまま上体を起こして、胸の前で合掌して20秒ほど保つ（写真241）。
5. 戻したら、足先が左側にくる横坐りになり、左足先を体から離して、2～4を同じようにおこなう。
6. 戻したらスカ・アーサナ（51頁参照）で呼吸をととのえる。

◆注意点◆

足をからませられない場合でも、行法3から先を同じようにおこなえばいい。また、行法4で上体を起こしてくるのが難しいときには、右手で右足先をつかんで、体を起こすようにし、左ひざが浮かないように左手でひざを押さえるといい。

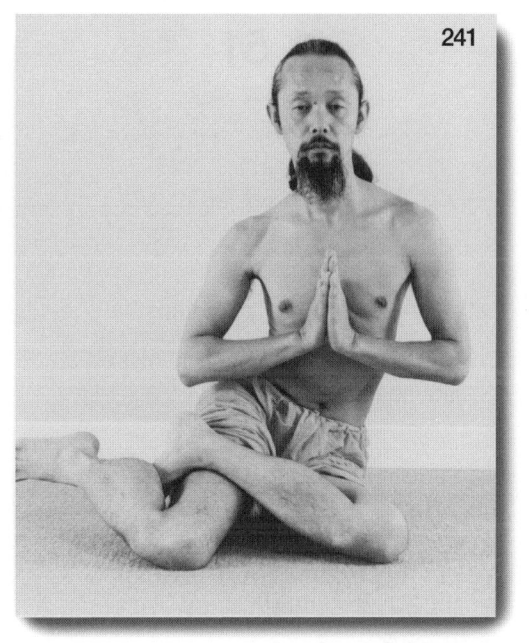

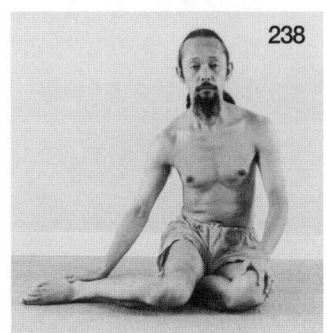

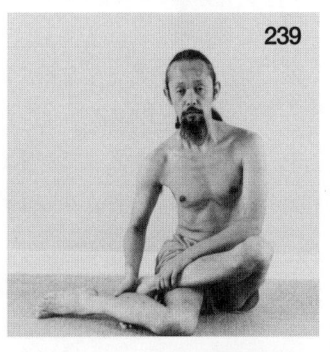

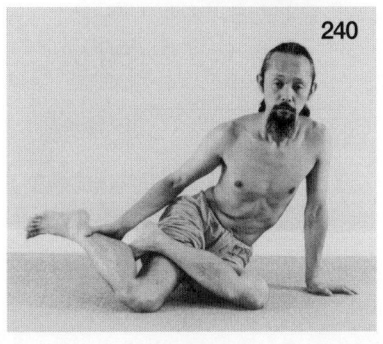

51 パーダーングシュタ・スティタニタンバ・アーサナ
足先を立てた割り坐のポーズ

パーダーングシュタ（pādāṅguṣṭha）は「足の親指」、スティタ（sthita）は「立つ」「保つ」、ニタンバ（nitamba）は「臀部」という意味である。

◆準備型◆

1. ヴィーラ・アーサナ（英雄坐）になり、右足先を立てる。
2. 足先から踵までが床から垂直の状態で、ひざと腰が床から浮かないようにして腰を右に寄せる（写真242）。
3. 身体の状態をよく観察しながら30秒ほど保ってから戻す。
4. 左足先を立てて、2～3を同じようにおこなう。
5. 続けて行法に入る。

◆行法◆

1. ヴァジュラ・アーサナ（金剛坐）から両足先を立てる。
2. 両ひざをそろえて足先を開き、その間に腰を落として床につける。
3. 足先からかかとまでが床から垂直の状態で、ひざと腰が床から浮かないようにして胸の前で合掌する（写真243）。
4. 空間の一点を見つめたまま身体の状態をよく観察し、30秒～1分ほど保って（写真244）から戻す。
5. 戻したら、スカ・アーサナ（写真54・55）になり、目を閉じて2分ほど休む。

◆注意点◆

行法の4で目を閉じれば簡単なアーサナになってしまうが、「空間の一点を見つめたまま」意識を内面に向けるので、1分ほど保つのはかなりの集中力を要する。

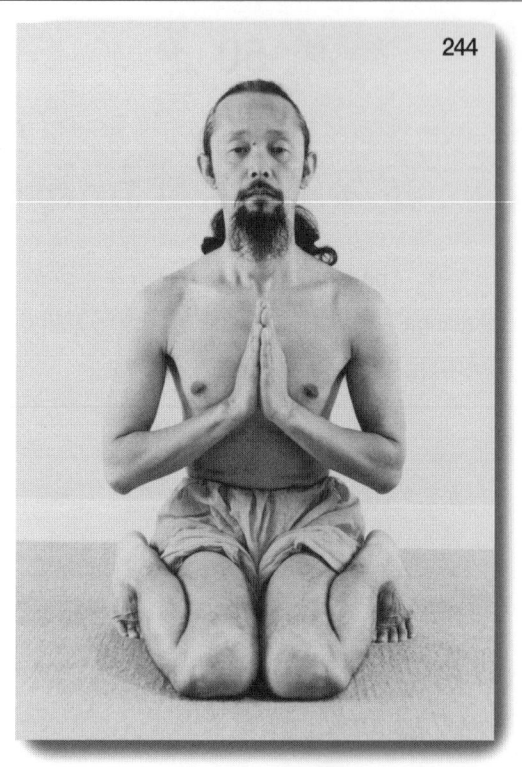

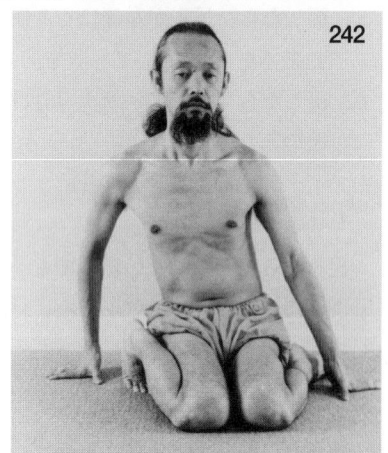

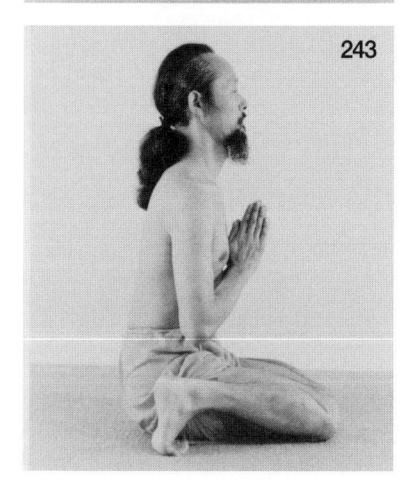

52 パーダグンピータ・ウッティタ・アーサナ
足をからませるひざ立ちポーズ

パーダ（pāda）は「足」を、グン（guṇ）は「巻く」、ピータ（piṭha）は「座った特殊な姿勢」、ウッティタ（utthita）は「持ち上げる」「起き上がる」などを意味する。

◆行法◆

1. ひざ立ちになり、床に手をついて右足を左足の前から後ろへからませる（写真245）。
2. 右ひざを床につけてから手を離し、体を起こして胸の前で合掌する（写真246）。
3. 10～20秒ほど保ち、安定していたら重心を少し前に移動して、両足先を床から離して20～30秒ほど保つ（写真247）。
4. 戻したら足を替えて、左足を右足の前から後ろへからませ、2～3を同じようにおこなう。
5. 戻したら、スカ・アーサナ（写真54・55）になり、目を閉じて2分ほど休む。

◆注意点◆

足をからませられない場合でも、行法2から先を同じようにおこなえばいい。

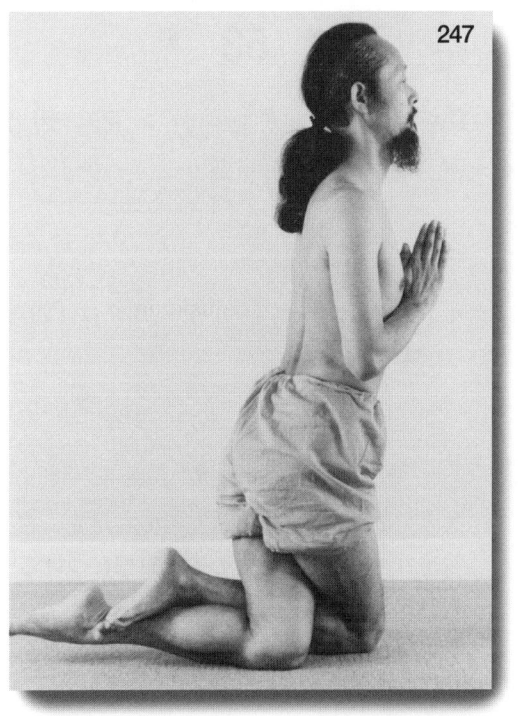

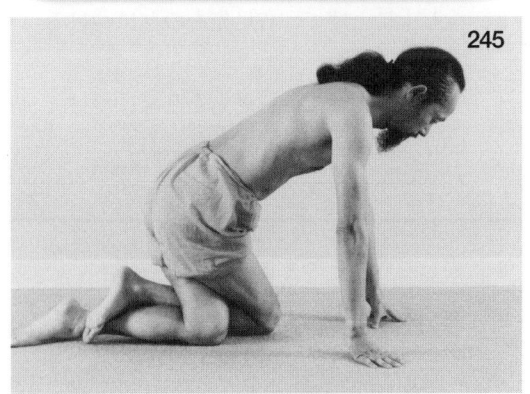

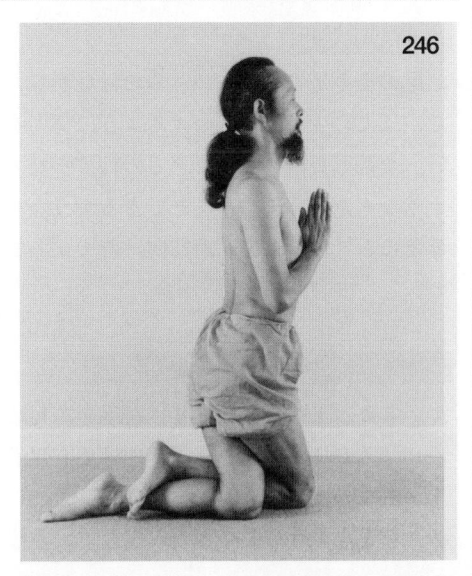

53 チャトゥシュコーナ・アーサナ
四角のポーズ

チャトゥシュコーナ（catuṣkoṇa）は「四角の」という意味である。

◆準備型◆

1. スカ・アーサナになり、左手で右足先、右手で右足首をつかみ、右足の裏を腹部につける（写真248）。
2. 右手を右足の下から入れて右足首をつかみなおし、右足の裏を胸部につける（写真249）。
3. 少し上に上げて、右足先をのどにつける（写真250）。
4. もう少し上げて、右足先を左耳につけて（写真251）から右耳につける（写真252）。
5. 戻してから、1〜4を左足をつかんで同じようにおこなう。
6. 戻したら、そのまま行法に入ってもいいし、スカ・アーサナ（写真54・55）で呼吸をととのえてから行法に入ってもいい。

◆注意点◆

足の裏や足先を体につけるのはなかなか難しいので、ほんの少しでも近づけるように努力をすればいい。全部写真の通りにできるのは、かなり股関節が柔軟な人だろう。ちゃんとできるようなら耳につけるところでは、顔を正面に向けたままおこなうといい。

◆行法Ⅰ◆

1. スカ・アーサナになり、左手を右足の下から回し入れて、左ひじを折り曲げて右足首を抱え込むようにする。
2. 右手を上げて頭の後ろへ回して、左手と右手を

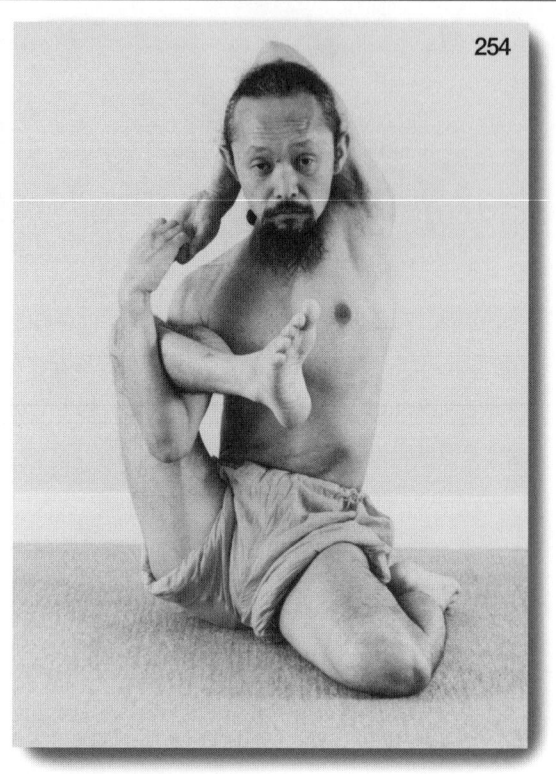

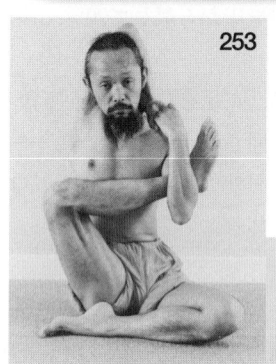

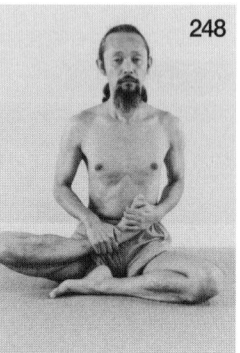

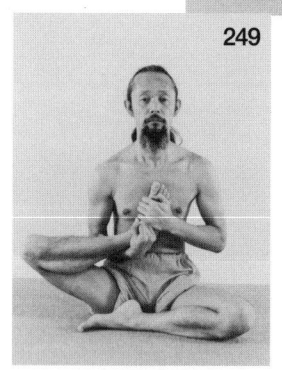

つなぐ。
3. 顔を正面に向けて、背すじを伸ばして30秒ほど保つ（写真253）。
4. 戻したら、手足を替えて、1〜3を同じようにおこなう。
5. 戻したら、そのまま行法Ⅱに入ってもいいし、スカ・アーサナ（51頁参照）で呼吸をととのえてから入ってもいい。

◆行法Ⅱ◆

1. 左足を外側に折り曲げて右ひざを立てて坐る。
2. 右手を右足の内側から入れて、右足をかつぐような状態にする。
3. 左手を上げて頭の後ろへ回して、右手と左手をつなぐ。
4. 顔を正面に向けて、背すじを伸ばして30秒ほど保つ（写真254）。
5. 戻したら、手足を替えて、1〜4を同じようにおこなう。
6. 戻したら、スカ・アーサナになり、目を閉じて2分ほど休む。

◆注意点◆

　行法ⅠとⅡは、どちらも手をつなげない人が多いだろうが、なるべく近づけるようにすればいい。また、やっと手がつなげるぐらいの場合には、背すじを伸ばせないだろうが、最初のうちはそれでも手がつなげればいい。

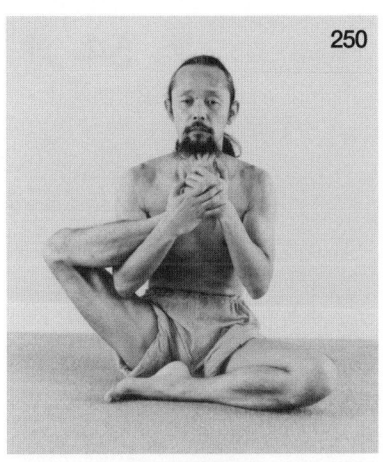

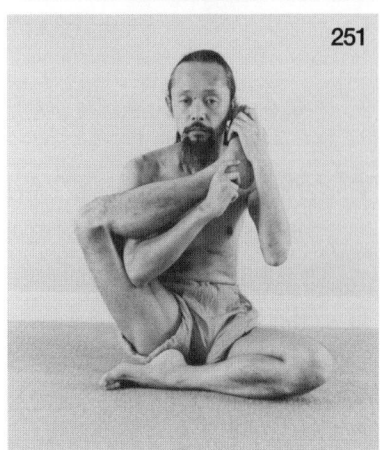

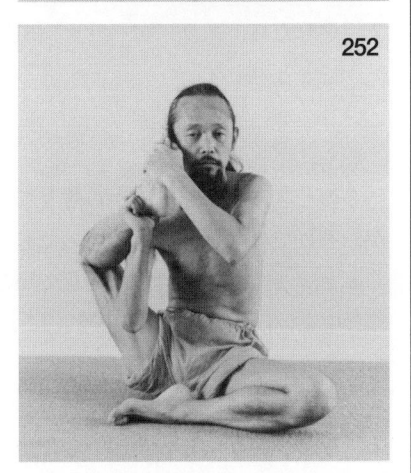

54

ヴァーターヤナ・アーサナ
馬のポーズ

ヴァーターヤナ（vātāyana）は「馬」のことである。

◆行法 I ◆

1. ヴァジュラ・アーサナ（金剛坐）から足先を立てる。
2. 右足を内側に折り曲げて、左足の付け根に乗せる（写真228）。
3. 右ひざを床に付けてから、左ひざを床から離して足先を前に持ってきて、足の裏を床につける（写真255）。
4. 上体を立てて、バランスを取り合掌する。
5. 楽な呼吸で30秒ほど保つ（写真256）。
6. 戻してから、折り曲げる足を替えて1～5を同じようにおこなう。
7. 戻したら、スカ・アーサナ（51頁参照）で呼吸をととのえる。

◆注意点◆

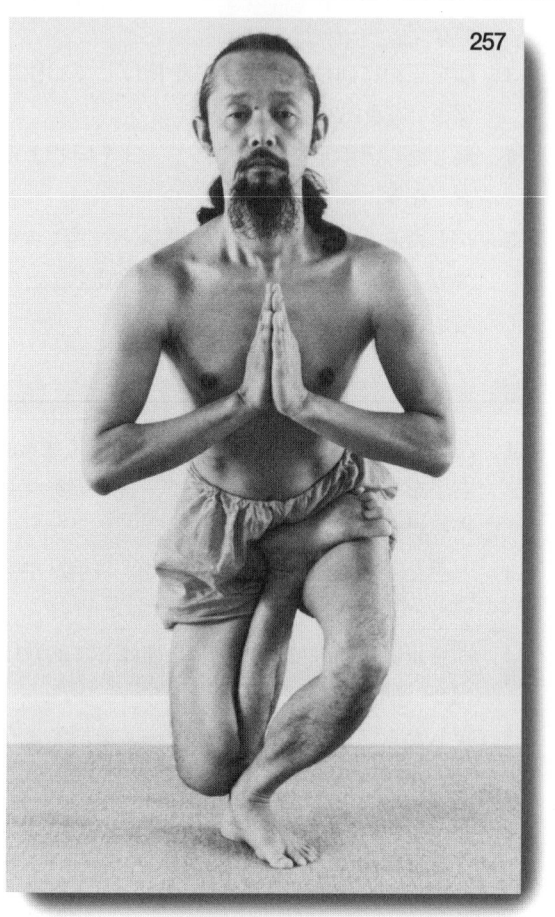

3のときに右ひざを床から離してしまう人がいるが、それでは絶対にできないので必ず床につけておくこと。また、4で合掌ができている人は、なるべく背中を伸ばして身体を真っすぐにする。

◆行法 II ◆

1. ヴァジュラ・アーサナ（金剛坐）から足先を立てる。
2. 右足を内側に折り曲げて、左足の付け根に乗せる（写真228）。
3. 右ひざを床に付けてから、左ひざを床から離して足先を前に持ってきて、足の裏を床につける（写真255）。
4. 左手を左ひざにおいて右手を床につけた状態で、

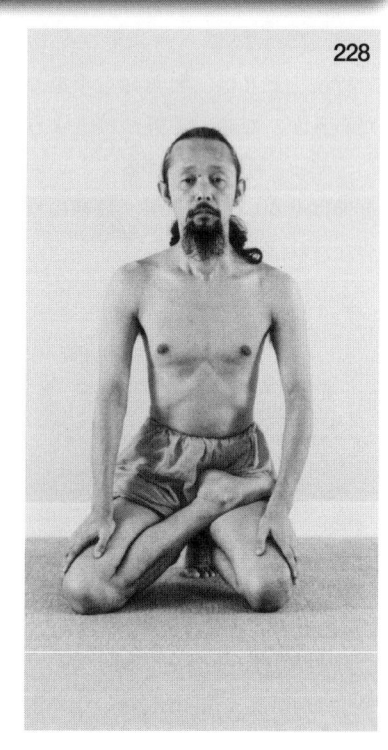

右ひざを床から離して左足首につける。
5．上体を立てて、バランスを取り合掌する。
6．楽な呼吸で30秒ほど保つ（写真257）。
7．戻してから、折り曲げる足を替えて同じようにおこなう。
8．戻したら、スカ・アーサナ（写真54・55）で呼吸をととのえる。

《修行者へのヒント》

　行法Ⅱがしっかりとできていたら、左手を下からまわして腕をからませて、左ひざを伸ばしていき（写真258）、そのまま片足立ちになり、また左ひざを曲げてきて行法Ⅱの形へ戻す、というのを数回繰り返す。

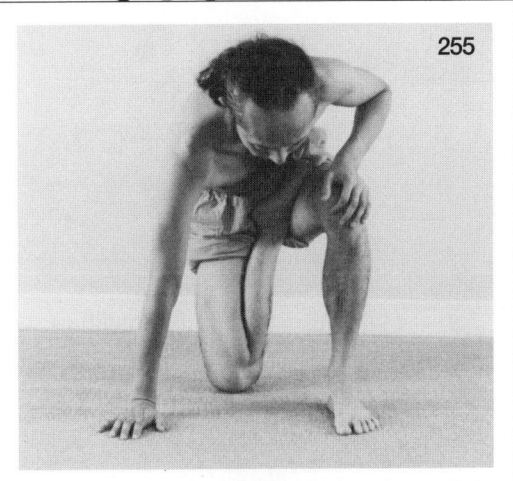

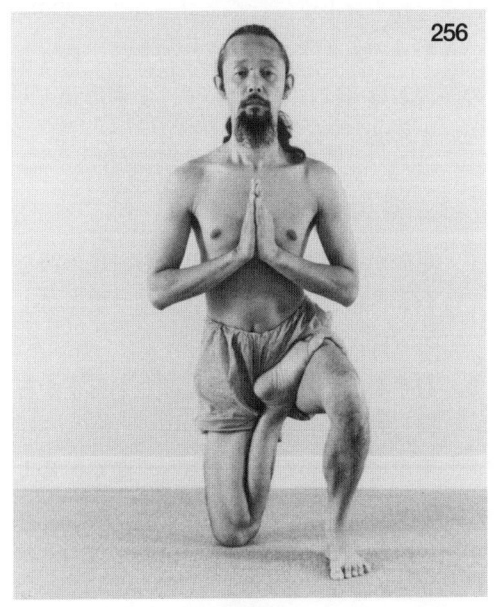

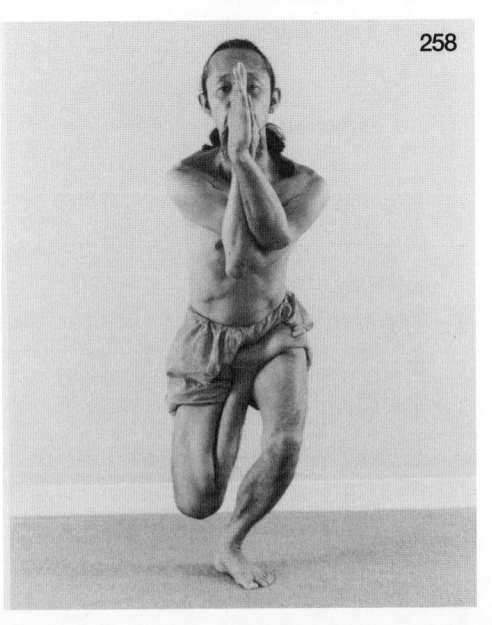

55 ゴームカ・アーサナ
牛の顔のポーズ

ゴー（go）は「牛」、ムカ（mukha）は「顔」とか「口」という意味である。

ガンジス河の源流が流れ出す地点とされているガンゴートリーという聖地がある。そこからさらに徒歩で18キロ上流に行くとゴームク（gomukh）という聖地がある。そこは氷河の先端からガンジス河の源流がほとばしり出ていて、まさに大河ガンジスの始まる場所といえる。

◆行法Ⅰ◆

1. 足先が右側にくる横坐りから右足の踵（かかと）を左腰のわきへ置き、両ひざが体の前で重なるようにする（写真259）。
2. 右手を上げて背中に回し、左手を下から背中に回して、右手と左手を背中でつなぐ。
3. 手が届いていたら、なるべく深く握るように努力をして（写真260）から、手を離して戻す。
4. 足の組み方と、手の上下を替えて、1〜3を同じようにおこなう。
5. 戻したら、行法Ⅱに入る。

◆行法Ⅱ◆

1. 足先が右側にくる横坐りから右足のかかとを左腰のわきへ置き、両ひざが体の前で重なるようにする。
2. 右手を上げて背中に回し、左手を下から背中に回して、右手と左手を背中でつなぐ。
3. 手が届いていたら、なるべく軽くつなぐようにして、下から回した左手の甲が当たっている背中に意識を集中する。手が届かない場合は、下から回した左手を握りこぶしにし甲を背中に当てて、そこに意識を集中する（写真261）。

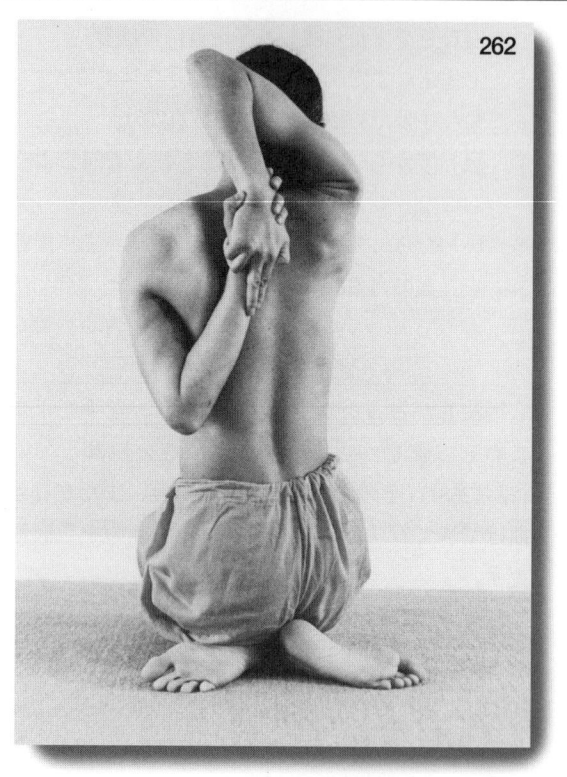

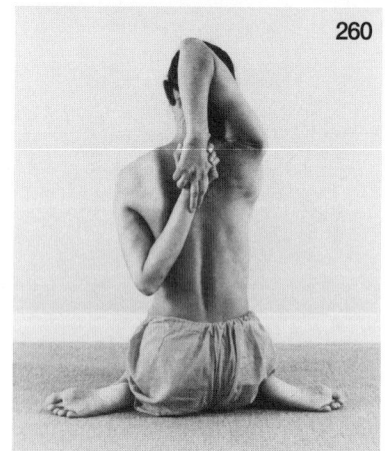

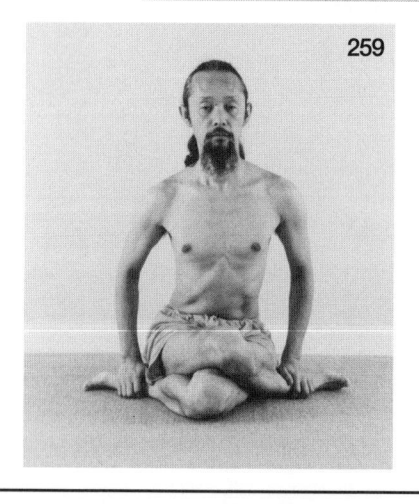

4．足の組み方と、手の上下を替えて、1～3を同じようにおこなう。
5．戻したら、スカ・アーサナ（51頁参照）になり、目を閉じて2分ほど休む。

◆注意点◆

意識を集中するときに、その集中した部分に「集中した」という実感が生じればいい。背中の集中部分に、集中したことによる質感や存在感をつかみ取れれば成功である。

《修行者へのヒント》

関節が柔軟になれば足首の上に腰を乗せた坐法ができるようになる（写真262）。これは足首を交差させた（写真263）のではなく、写真259から左足首を腰の下に入れるので、かなり難しい（写真264）。

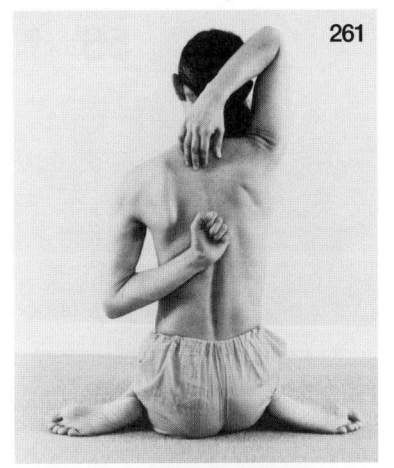

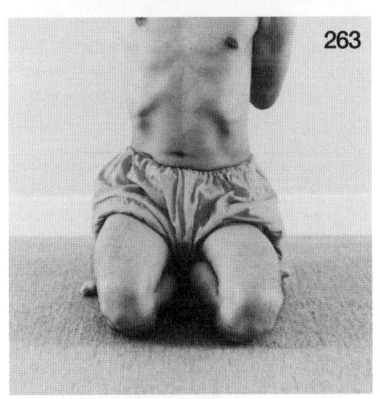

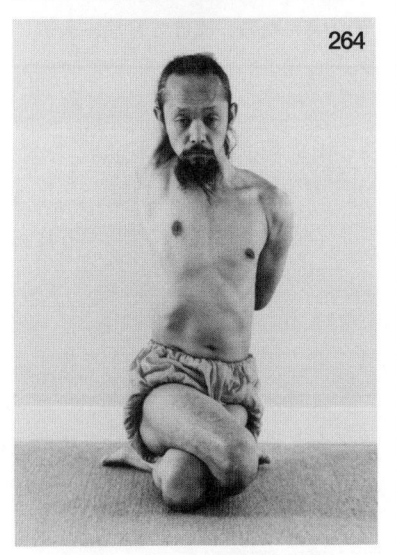

56 ヴァクシャスタラ・ジャーヌピーダ・アーサナ
ひざで肘を圧すポーズ

　ヴァクシャ（vakṣa）は「増やす」「力強い」、スタラ（sthala）は「胸」、ジャーヌ（jānu）は「ひざ」、ピーダ（piḍa）は「圧する」を意味する。

◆準備型◆

1. 両足を前に伸ばして坐り、少し足を開く。
2. 足の裏が床につくぐらいまでひざを折り曲げる（写真265）。
3. 両手を組んで腹部に当てて、両ひざの内側に両ひじがくるようにする。
4. 両ひざを立ててきて、なるべくひざの幅を狭くする。
5. 組んでいる両手が腹部を押すような状態にして、20秒ほど保って（写真266）から戻す。
6. 戻したら、続けて行法に入る。

◆行法◆

1. 両足をそろえてしゃがみ、ひざを開く（写真267）。
2. 両手を組んで腹部に当てて、両ひざの内側に両ひじがくるようにする（写真268）。
3. 両ひざを寄せてきて、なるべくひざの幅を狭くする。
4. 組んでいる両手が腹部を押すような状態にして、30秒ほど保って（写真269）から戻す。
5. 戻したら、スカ・アーサナ（51頁参照）になり、目を閉じて2分ほど休む。

◆注意点◆

　組んだ両手が腹部を押す形にならないようなら、両手を重ね合わせて腹部に当てるとやりやすい。

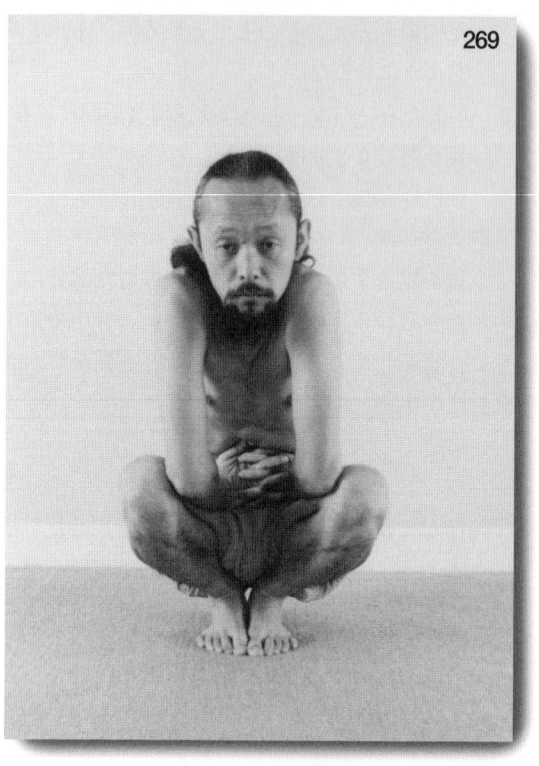

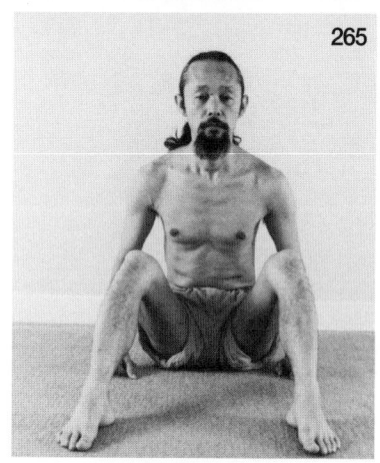

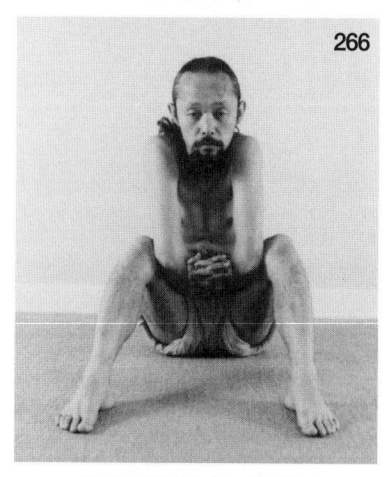

《修行者へのヒント》

　関節部分はカルマの溜まるところでもある。カルマ（karma）というのは、「行動」「行為」「おこない」という意味だが、日本語には業(ごう)と訳されることが多い。生まれたこと自体がカルマであり、生き方がカルマであり、死ぬまでのすべてがカルマだと言える。

　善いおこないをすることでカルマが減る、という考え方があり、生きている間に少しでも善行を積んでおくことで「解脱」に近づこうとする。しかし、その善行の積み方を間違えると、カルマを減らすことにならない。

　つまり、「善行を積んだ」という気持ちが残ると、そのカルマが逆に付加されることになる。カルマを減らす、というのは「執着を無くす」ということなので、善行を積んでも、そのことに執着をしていたら、何にもならない。

　肉体に対する執着を無くすために、ハタ・ヨーガで肉体をコントロールするのである。心に対する執着を無くすために瞑想法で心をコントロールするのである。関節部分が柔軟になれば、その部分の執着が無くなり、カルマが溜まるのを防げる。

　肉体をコントロールし、心をコントロールして、物欲、食欲、性欲、名誉欲、権力欲など、あらゆる欲望に対する執着から解放されることで「解脱」が得られる。関節部分を柔軟にすることで、肉体に対する執着からの解放へ向かうことになる。

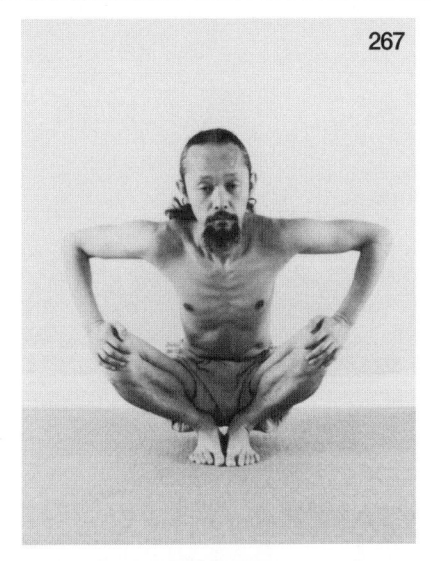

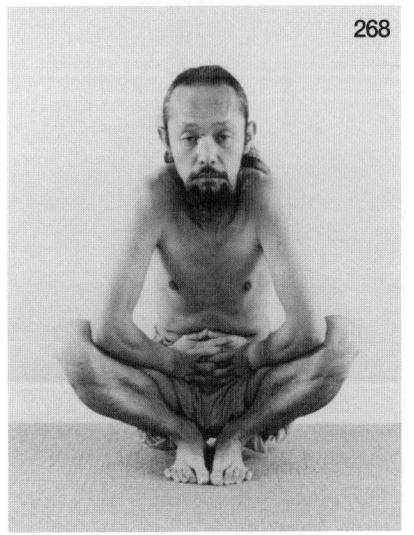

『実技編』

第7章　逆転系統の行法

　ハタ・ヨーガの重要なポイントは「観察能力」にあるのは、すでに承知のことと思う。この「逆転系統の行法」は、自分の状態を観察するのに適している。身体が逆さまになるだけで、実に多くの変化が起きる。その多くの変化を細かな観察力でしっかりと見つけだしていくのが、この「逆転系統の行法」での重要な課題なのである。

　そのために、完成型ではできるだけ楽に長い時間保てるようにして、自分自身に起きるあらゆる変化をつかみ取るように心掛けてほしい。

57 ヴィパリータカラナ・アーサナ
逆転のポーズ

ヴィパリータ（viparita）は「逆さま」「逆の」で、カラナ（karana）は「身体」あるいは「おこなうこと」という意味である。

◆行法◆

1. 仰向けになり、両手両足をそろえ、手のひらは床につける（写真270）。
2. 息を吸いながら、両足をゆっくりと床から持ち上げる。
3. 足が真上を向いたら（写真271）、息を吐きながら足先を頭の先にもっていき、腰を持ち上げて、両手で腰骨を支える。
4. 顔の真上に足首が来るぐらいの角度にして、楽な呼吸で1～2分程度保つ（写真272）。
5. 息を吐きながら足先を床の方に近づけ、腰骨に当てている両手を離して床におく。
6. 次に息を吸いながら背骨が一本づつ床につくようにして、背中を床に戻す。
7. 足が真上を向いたら、息を吐きながらなるべくゆっくりと両足を降ろして床まで戻す。
8. 両足が床についたら、ムリタ・アーサナ（写真73）で休む。

◆注意点◆

持ち上げていくときと戻すときの呼吸は自然呼吸でもいい。かなりゆっくりと持っていったり、戻したりするときは、自然呼吸にしていい。

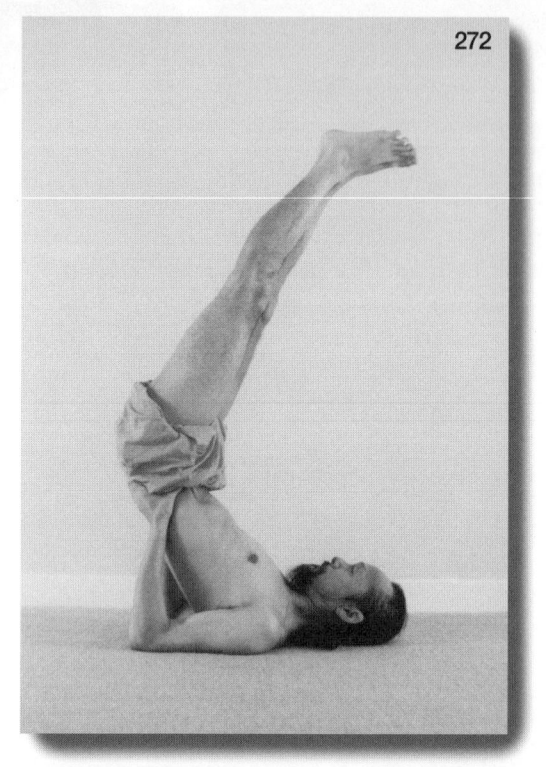

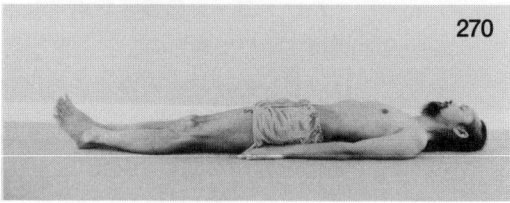

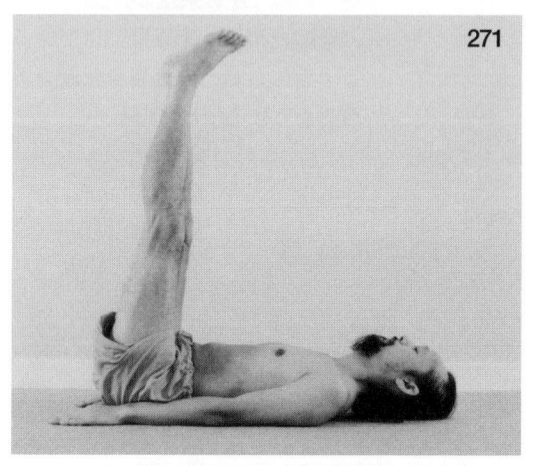

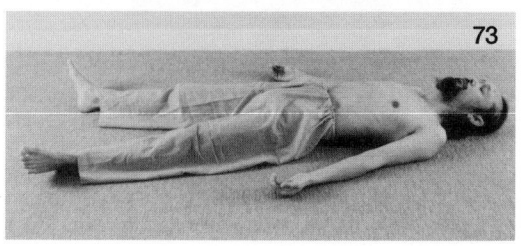

58 サルヴァーンガ・アーサナ　肩立ちのポーズ

　サルヴァーンガ（sarvāṅga）は「すべての部分」「全身」という意味である。

◆行法◆

1. 仰向けになり、両手両足をそろえ、手のひらは床につける。
2. 息を吸いながら、両足をゆっくりと床から持ち上げる。
3. 足が真上を向いたら（写真271）、息を吐きながら腰を持ち上げて、両手で背中を押して肩から足先までを垂直にする（写真273）。
4. １〜２分程度保ってから、息を吐きながら足先を床の方に近づけ、背中に当てている両手を離して床におく。
5. 次に、息を吸いながら背骨が一本づつ床につくようにして、背中を床に戻す。
6. 足が真上を向いたら、息を吐きながらなるべくゆっくりと両足を降ろして床まで戻す。
7. 両足が床についたら、ムリタ・アーサナ（62頁参照）で休む。

◆注意点◆

　このサルヴァーンガ・アーサナも呼吸をつけるのが難しかったら、自然呼吸でいい。

《修行者へのヒント》

　アーサナは徐々に完成度を高める必要があるのだが、完成度を高めるとバランスの要素が入ってくることが多い。このサルヴァーンガ・アーサナもいろいろなヴァリエーションがあるが、バランスの要素が入ったこの行法（写真274）も練習してほしい。

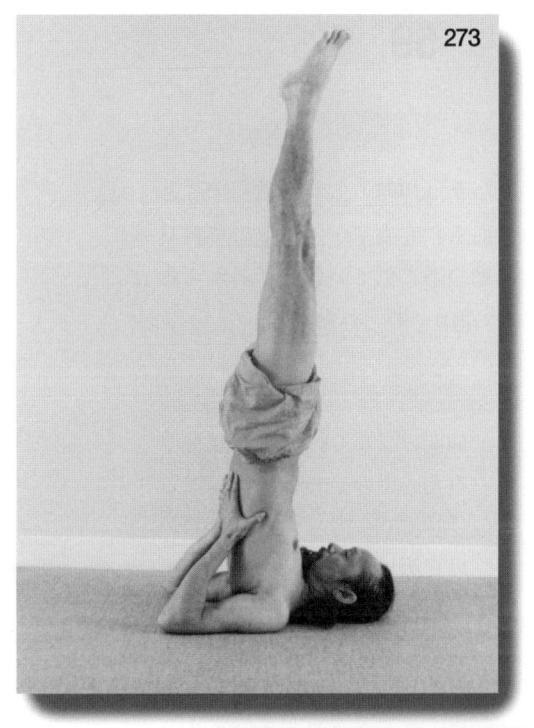

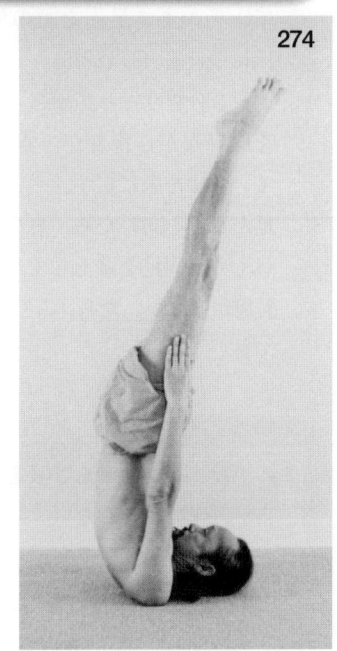

59 ハラ・アーサナ　鋤のポーズ

ハラ（hala）とは「鋤」のことである。完成型がインドの農耕具の鋤の形に似ているところからこの名前がつけられた。

◆行法◆

1. 仰向けになり、両手両足をそろえ、手のひらは床につける（写真270）。
2. 息を吸いながら、両足をゆっくりと床から持ち上げる。
3. 足が真上を向いたら（写真271）、息を吐きながら腰を持ち上げて、そのまま足先を頭の先の床につける（写真275）。
4. 1〜2分程度保ってから、足先を床から離し、息を吸いながら背骨が一本づつ床につくようにして、背中を床に戻す。
5. 足が真上を向いたら、息を吐きながらなるべくゆっくりと両足を降ろして床まで戻す。
6. 両足が床についたら、ムリタ・アーサナ（写真73）で休む。

◆注意点◆

このハラ・アーサナも呼吸をつけるのが難しかったら、自然呼吸でかまわない。

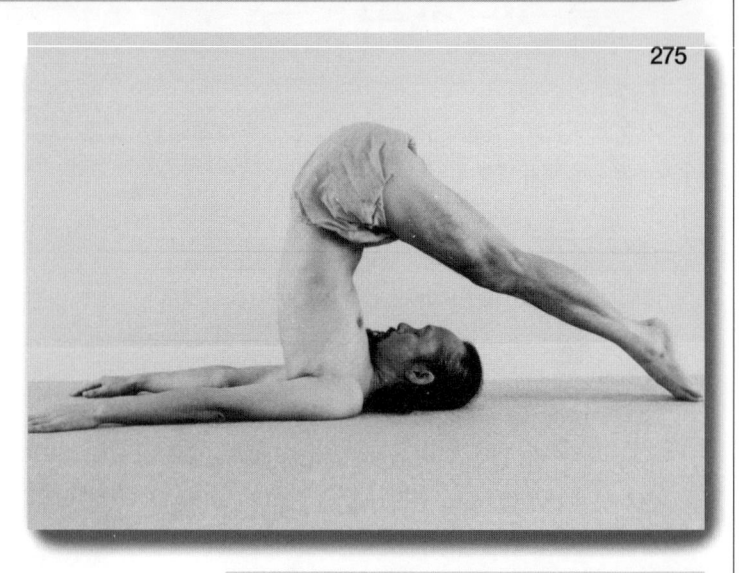

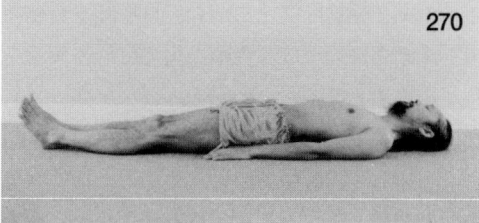

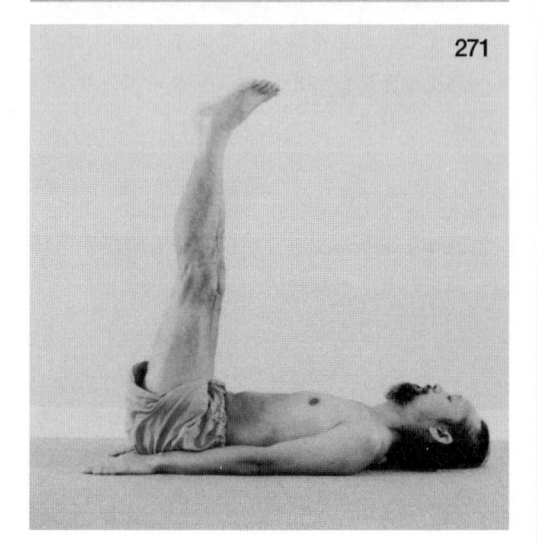

60 プラサーリタ・パードーッターナ・アーサナ 頭を床につけるバランスのポーズ

プラサーリタ（prasārita）は「伸ばされた」「拡げられた」で、パードーッターナ（pādottāna）はパーダ「足」とウッターナ「伸びた」の合わさった言葉である。

◆行法◆

1. 肩幅の倍（できればそれ以上）に両足を広げて立つ。
2. 両手を前の床についてから頭頂部を床につける（写真276）。
3. 安定していたら床についている両手を離して、両足首をつかむ（写真277）。さらに大丈夫ならその両手を背中へ回し、ひじをつかむ（写真278）か背中での合掌をする（写真279）。
4. 30秒から1～2分ほど保ってから、ひざを折り曲げて床につけて戻す。
5. そのまま握りこぶしを重ねた上に額を乗せ（写真52）、次に左右のこめかみを握りこぶしの上に乗せて、呼吸をととのえる。
6. ムリタ・アーサナ（写真73）で十分に休む。

◆注意点◆

2で床につける頭の位置は、なるべくならば手前（体側）の方がいい。股関節やひざの裏すじが非常に柔軟であれば、ちょうど両足の間の床に頭をつけることができ、上半身が逆立ちとほぼ同じ状態になる。

《修行者へのヒント》

この逆転系統の行法は、全部1～2分ほど保つようになっているが、少しでも長く保つように努力するといい。もちろんその間は、身体が逆さまになったことで、体内がどういう変化を起こしているかの観察はしっかりとしなければならない。

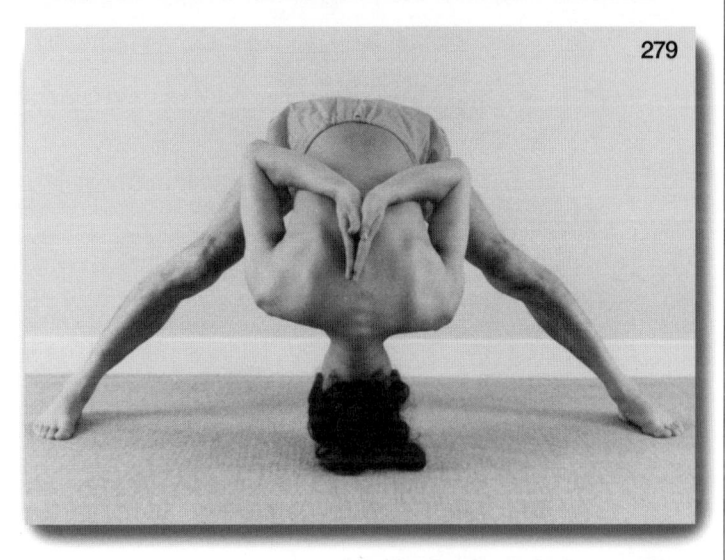

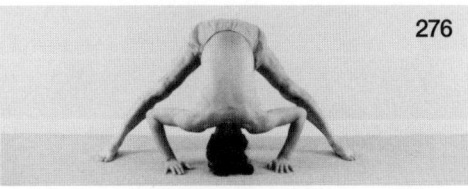

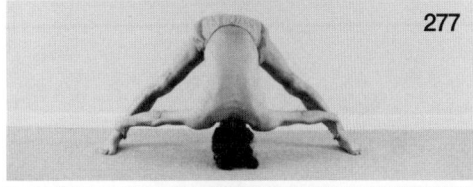

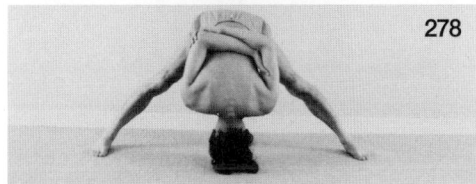

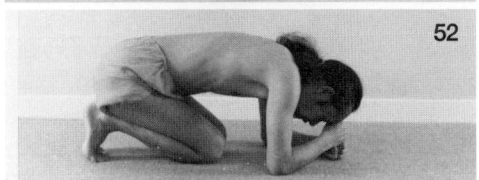

『実技編』

第8章

その他の行法

　アーサナは、一応ひねり系統とか前屈系統などの分類をして紹介しているが、一つひとつのアーサナを細かく観察すると、そういう分類できれいに区別できる訳ではない。観察能力があるほどいろいろな要素が見えて来る。単に前屈のポーズだと思っていたものが、よく観察すると、ひねりの要素が入っていたり、バランスの要素が入っていたり、という具合にいろいろな発見がある。
　この「その他の行法」に紹介されているアーサナも、それぞれどういう要素が入っているかを、なるべくちゃんと観察しながら実践するといろいろな発見があり、アーサナの特徴や内容をしっかりとつかめる。

● 61 ● ウトゥカタ・アーサナ
腰掛けバランスのポーズ

ウトゥカタ（utkaṭa）は「力強い」「激しい」「非凡な」という意味である。

◆行法

1．20センチぐらいの足幅で立ち、両手を前に出す。
2．ひざを折り曲げて重心を下げていき、椅子に坐った状態と同じになったら、そこでしばらく保つ（写真280）。
3．苦しくなってきたら立ち上がり、その後ムリタ・アーサナ（写真73）で十分に休む。

◆注意点

ひざが足先より前に出ないようにする。また上半身もあまり前に傾かないように注意する。足先が床から離れそうになり、後ろに倒れる寸前のところで保つようにする。

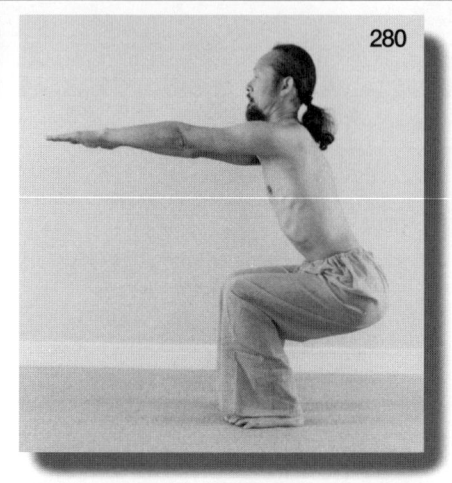

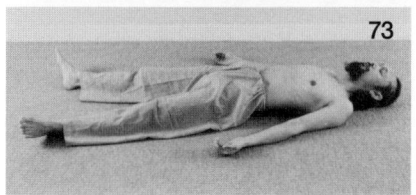

● 62 ● プリシュタパーダスティタ・アーサナ
足の甲のバランスポーズ

プリシュタパーダ（pṛṣṭhapāda）は「足の甲」、スティタ（sthita）は「立つ」という意味である。

◆行法

1．足先が右側にくる横坐りになり、右足を左ひざの左側におく。
2．左右の足を体から離す（写真291）。
3．両手を床につき、腰を持ち上げて（写真292）から左ひざを持ち上げて合掌し、両足の甲だけで体を支え20～30秒ぐらい保つ（写真293）。
4．戻したらスカ・アーサナ（51頁参照）で呼吸をととのえる。

◆注意点

このアーサナはバランスを保つのがかなりむずかしい。足首と足の指で前後のバランスを調節することができるとうまくいく。

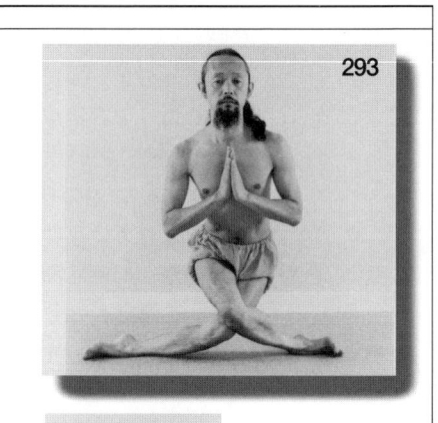

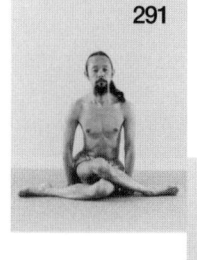

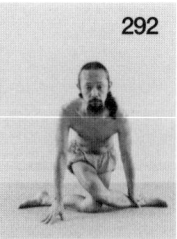

63
パヴァナムクタ・アーサナ
赤ちゃんのポーズ

パヴァナ（pavana）は「清める者」「風」で、ムクタ（mukta）は「解放された」「解き放たれた」という意味があり「解脱した者」という意味に使われる。

◆準備型◆

1. 仰向けになり、両手両足は閉じる。
2. そのまま息を吸い込んでから、吐きながら右ひざを折り曲げてきて、両手でかかえ、顔をひざに近づけて息は吐いた状態で止めて保つ（写真281）。
3. いくぶん苦しくなってきたら、吸いながらゆっくりと元に戻す。
4. 左足で2〜3を同じようにおこなう。
5. 戻したらそのまま呼吸をととのえる。

◆行法◆

1. 仰向けになり、両手両足は閉じる。
2. そのまま息を吸い込んでから、吐きながら両ひざを折り曲げてきて、両手でかかえ、顔をひざに近づけて楽な呼吸で20〜40秒ほど保つ（写真282）。
3. 息を吸いながらゆっくりと元に戻す。
4. 戻したらムリタ・アーサナ（62頁参照）で休む。

◆注意点◆

ひざをかかえるために、両腕に多少力が入るが、必要最小限の力で保つようにすること。他のアーサナも同じだが、無駄な力を使わなければ使わないほど、アーサナの完成度が高まる。

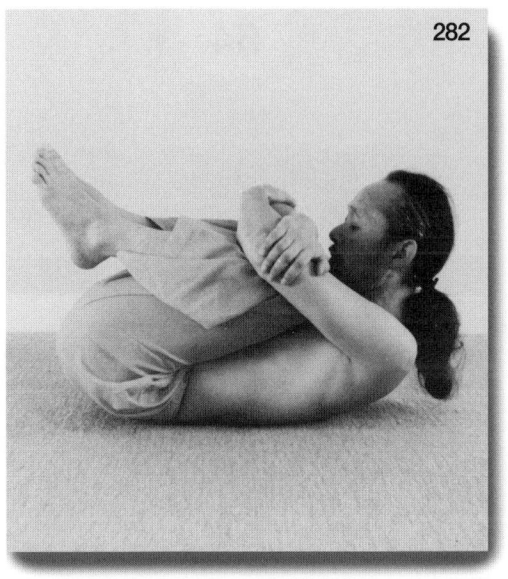

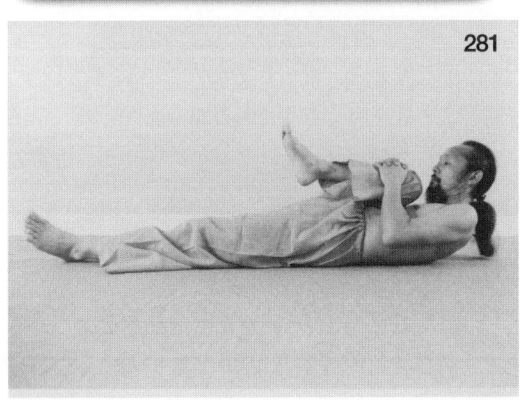

64 マーラー・アーサナ
花輪のポーズ

マーラー（mālā）は「花輪」のことである。

◆準備型◆

1. 両足をそろえてしゃがんで、ひざを開く。
2. 右ひざの内側から外へ右手を回し、左手はそのまま後ろに回し、余裕があれば手をつなぐ。
3. 上半身をなるべく起こして20秒ほど保ち（写真283）、次にひざを開いて倒していき、頭を床に近づけて20秒ほど保つ（写真284）。
4. 戻してから、もう片方の左ひざに手を回す方で、2～3を同じようにおこなう。
5. 戻したらパヴァナムクタ・アーサナ（写真71）で呼吸をととのえる。

◆行法◆

1. 両足をそろえてしゃがんで、ひざを開く。
2. 両ひざの内側から足首の後ろへ両手を回して組む。
3. 上半身をなるべく起こして20秒ほど保ち（写真285）、次にひざを開いて倒していき、頭を床に近づけて20秒ほど保つ（写真286）。
4. 戻してから、足首の後ろに回っている手を背中の方に回し、できれば背中で手をつなぎ30秒ほど楽な呼吸で保つ（写真287）。
5. 戻したらスカ・アーサナ（51頁参照）で呼吸をととのえる。

◆注意点◆

準備型の1でしゃがんだときにかかとを床につけられる人はつけて、つけられなければ離れていてもいい。
行法の2で手が組めなければ足首をつかんでもいい。また行法4の背中で手を組むのは普通はできないので、少しでも近づける努力をすればいい。

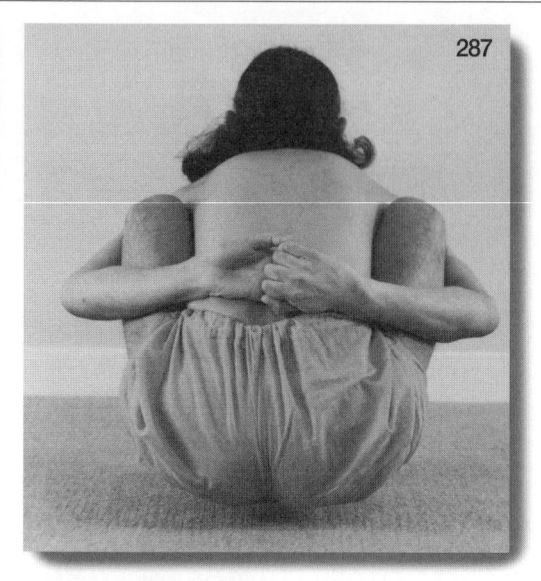

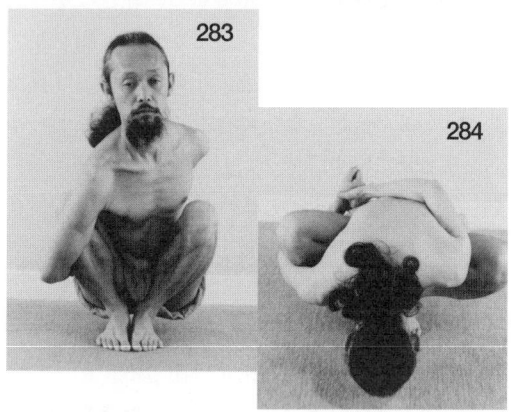

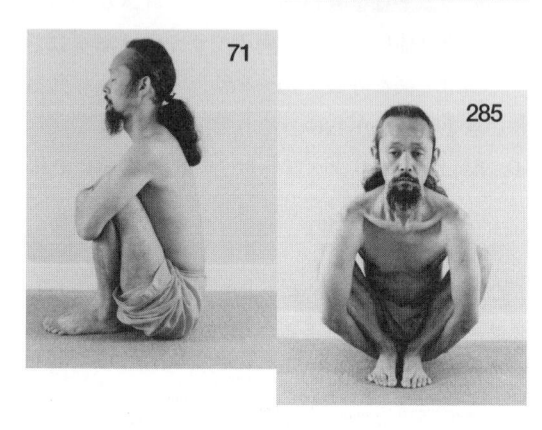

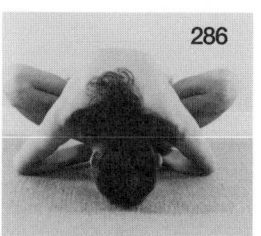

65 シラーングシュタ・アーサナ・足先に頭を付けるポーズ

シラ（śira）は「頭」、アングシュタ（aṅguṣṭha）は「足の親指」という意味である。

◆準備型◆

1. 足幅を肩幅の倍以上なるべく広く取って立つ。
2. 右足先を右に向け、左足先を内側に回し、右を向く。
3. 両手を床について顔をなるべく右足先に近づけて、20秒ほど保つ（写真294）。
4. 戻して2の要領で左を向いて、左で同じように3をおこなう。
5. 戻したら、両手両足をそろえてタラ・アーサナ（写真72）になり、目を閉じて30〜40秒ほど休む。

◆行法◆

1. 足幅を肩幅の倍以上なるべく広く取って立つ。
2. 右足先を右に向け、左足先を内側に回し、右を向く。
3. 両手を後ろに回し、ひじをつかむか背中で合掌する。
4. 息を吸いながら背中を伸ばし（写真295）、吐きながら前に倒して顔を右足先に近づけ、吐き終わった状態で止める（写真296）。
5. いくぶん苦しくなったら息を吸いながらゆっくりと戻す。
6. 2の要領で左を向いて、左で同じように3〜5をおこなう。
7. 戻したら、ムリタ・アーサナ（62頁参照）で十分に休む。

◆注意点◆

顔を足先に近づけるのは、ひざの内側から回し入れるようにするが、このときにバランスを崩さないように注意すること。また戻すときにもバランスが崩れることがあるので気をつけるように。

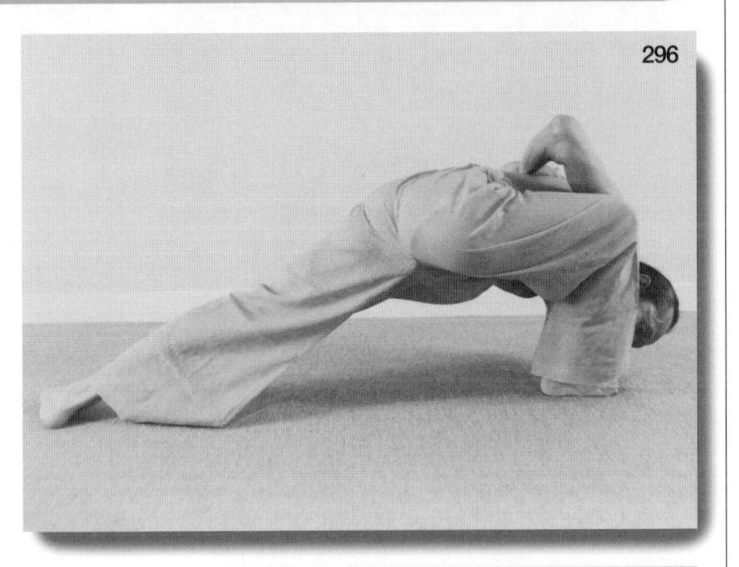

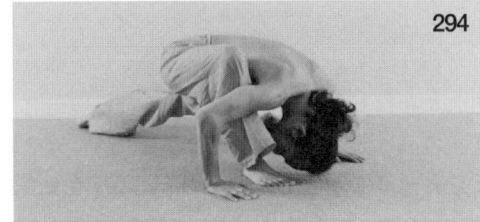

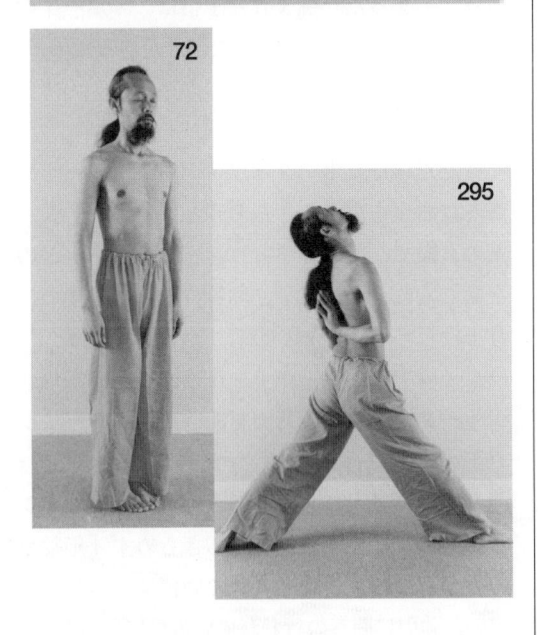

66 アシュターヴァクラ・アーサナ
アシュターヴァクラ聖仙のポーズ

　アシュターヴァクラ（aṣṭāvakra）は「八つの曲がった部分を持つ者」という意味である。この名前にからむ『マハーバーラタ』にでてくるアシュターヴァクラ聖仙の話はなかなかユニークである。

　ウッダーラカ聖者の弟子にカホーダという熱心な修行者がいた。ウッダーラカ聖者は、そのカホーダを自分の娘のスジャーターと結婚させたが、カホーダは修行に夢中で、妻が妊娠してもかまわないで修行を続けていた。

　スジャーターの胎内にいる子供が、修行中の父カホーダに「わたしはヴェーダのマントラを学んだことがあります。あなたは間違ってそれを唱えています」と非難した。その言葉に怒ったカホーダは「おまえの心は曲がっている。おまえの身体もその心のように曲げてやろう」と言い、胎内の子供の身体を曲げてしまった。生まれた子供は、カホーダの言葉通りに身体に八つの曲がった部分があったので、「八つの曲がった部分を持つ者」という意味のアシュターヴァクラと名付けられた。

　貧乏だったカホーダはヴィデーハ王ジャナカのところにお金を恵んでもらおうとでかけた。ジャナカ王の宮殿で、王家の学者ヴァーンディーナとの問答を命じられ、その結果、問答に敗れてしまい、河に身を投じて死ぬよう言われ、その通りにした。

　息子のアシュターヴァクラはあるとき、母親のスジャーターから父の死因を聞き出し、即座にジャナカ王の宮殿に行ったが、学識優れた者でなければ、問答の場には入れないと断られた。しかしアシュターヴァクラはその程度ではあきらめず「年齢や身体の大きさでは、学識や人間の価値ははかれない」と言い、強引に問答の行われている場に入った。

　そこは、父カホーダが問答に敗れた場であり、そこで父の問答の相手であった王家の学者ヴァーンディーナと問答をして、アシュターヴァクラは見事に勝った。王家の学者ヴァーンディーナはカホーダと同じ運命を歩むことになり、河に身を投じたが、そのとき入れ替わりに、河の底に沈んでいたアシュターヴァクラの父のカホーダが河の中から地上に戻った。息子アシュターヴァクラの知力に助けられた父カホーダは、はじめて我が子のアシュターヴァクラを抱きしめたという。

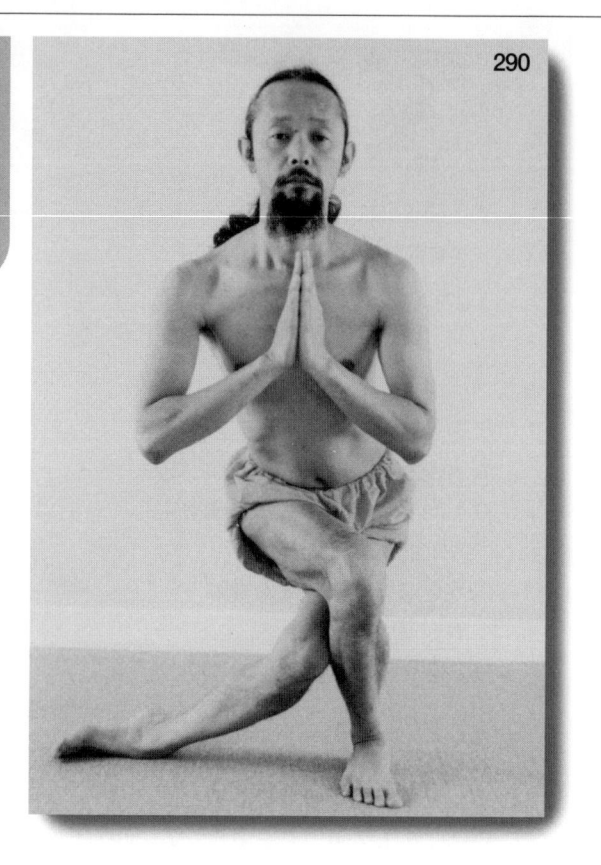

　アシュターヴァクラはスプラバーと結婚するのだが、彼女の父から試練を受ける。「娘を妻にするのなら、ヒマーラヤ山の北にいき、シヴァ神とパールヴァティー女神に敬意を表してから、さらに北へいき、一人の少女に出会ったら、その少女に話しかけてから帰ってきなさい」と言われた。

　彼はヒマーラヤにでかけ、シヴァ神とパールヴァティー女神に敬意を表してから、さらに北へいくと、七人の美女に出会った。その

うちの一人のウッターラーに愛を告白されるが、スプラバーとの結婚という目的があるので断る。そのウッターラーは実は、アシュターヴァクラを試すために姿を変えて現れたのだった。アシュターヴァクラはそういう試練も無事に通過して、スプラバーと結婚できたのだった。

アシュターヴァクラの名前の由来に関しては、別の話もある。アシタという聖者が、シヴァ神に子供を授けてほしいと祈り、苦行をおこなった末にデーヴァラという息子が授かった。デーヴァラが大人になり天界の女王ランバーに見そめられたが、振ってしまったため、ランバーは怒り、デーヴァラの身体を八つの曲がった部分のある醜い姿にしてしまう、という呪いをかけた。

その後デーヴァラはアシュターヴァクラと呼ばれるようになった。そして彼が六千年間の苦行をおこなったときに、クリシュナ神と妻のラーダーが現れた。ラーダーはアシュターヴァクラの醜い姿に驚いた。しかしクリシュナ神がアシュターヴァクラに近づいて抱きしめると、醜い姿からもとの美しい姿に戻ったという。アシュターヴァクラ・アーサナは、「八つの曲がった部分を持つ者」という名前にふさわしい雰囲気を持ったユニークなアーサナである。

◆行法◆

1. 足先が右側にくる横坐りになり、右足を左ひざの左側におく。
2. 左足を体から離して、ひざから足首までが体の前で横一線になるようにする（写真288）。
3. 両手を床につき、腰を持ち上げてから左ひざを持ち上げて、右ひざの下に来るようにする。
4. 左手で右足首をつかみ、右手はひざの上で頬杖（ほほづえ）をついて20秒ほど保つ（写真289）。
5. そのまま上半身を立てて胸の前で合掌し、20秒ほど保つ（写真290）。
6. 戻して呼吸が乱れていたらスカ・アーサナ（51頁参照）で呼吸をととのえ、大丈夫ならそのまま続ける。
7. 足先が左側にくる横坐りにして、1～5を同じようにおこなう。
8. 戻したらムリタ・アーサナ（62頁参照）で十分に休む。

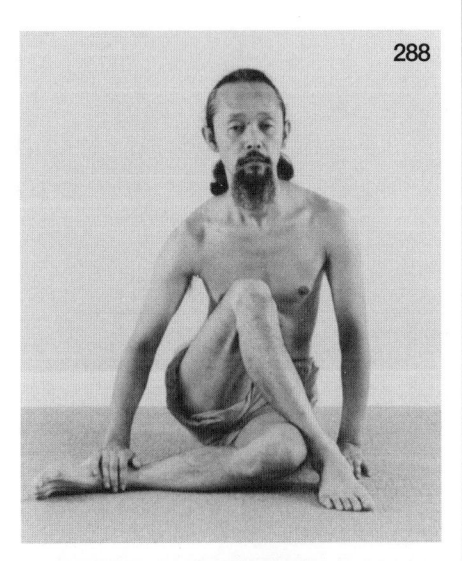

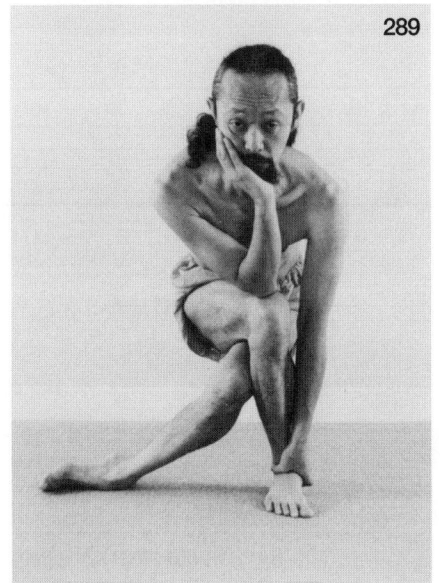

◆注意点◆

行法4のときに、左足の裏が上を向き、甲が床につくようにする。必ず片方の足の裏が床につき、片方の足の甲が床につく状態にする。

行法4と5のときに上になったひざから足の付け根までが床と水平になるようにする。

67 トーラ・アーサナ
天秤ばかりのポーズ

トーラ（**tola**）は「天秤ばかり」のことである。

◆行法

1. パドマ・アーサナ（蓮華坐）になり、腰の両側の床に両手をつく。
2. そのまま体を持ち上げて20～30秒ほど保つ（写真297）。
3. 戻したらスカ・アーサナ（51頁参照）で呼吸をととのえる。

◆注意点

パドマ・アーサナが組めなければ、片足を乗せただけの状態でもいい。ただしその場合はもう片方の足が床に残ってしまうことが多いが腰が床から浮いていればいい。もう少しで上がりそうならば、床につける手の指先を立てるか、握りこぶしにする（写真298）と高さがでるのでやりやすくなる。

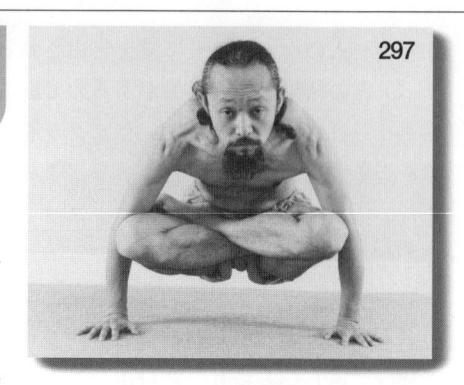

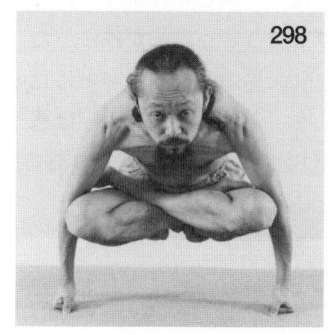

68 トーラーングラ・アーサナ
手で支える天秤ばかりのポーズ

トーラ（**tola**）は「天秤ばかり」だが、「持ち上げる」「重さを量る」「支える」という意味のトゥル（**tul**）という動詞語根から派生した言葉である。アングラ（**aṅgula**）は「手の指」とか「手の親指」という意味であり、トーラーングラは手の上でバランスを取るアーサナのことである。

◆行法

1. パドマ・アーサナを組んで仰向けになり、両手を伸ばして体の下に入れる。
2. 上半身を起こして腹部を見るようにして30秒～1分ぐらい保つ（写真299）。
3. 戻したらムリタ・アーサナ（62頁参照）で十分に休む。

◆注意点

パドマ・アーサナが組めなければ、足の裏を合わせた状態でもいい（写真300）。どちらの場合でも楽に保てているようなら、両足を伸ばしておこなうといい（写真301）。

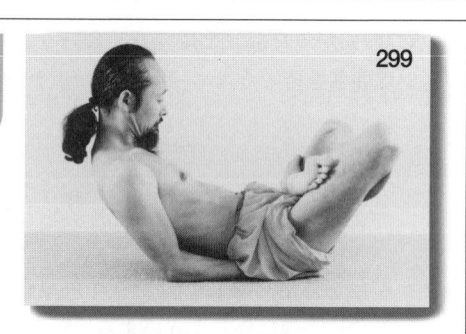

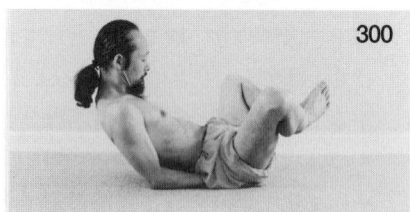

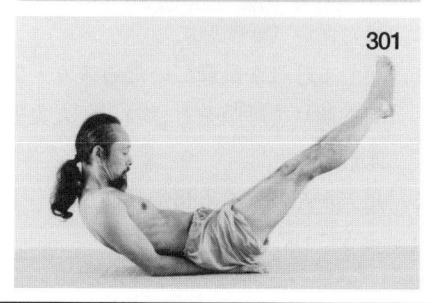

69 カンジャナ・アーサナ
カンジャナ鳥のポーズ

カンジャナ（kañjana）は「愛の神様」「カンダルパの鳥」という意味である。

◆行法

1. 肩幅より少し広い足幅で足先から踵（かかと）までは平行にしてしゃがむ。
2. 両手をひざの内側から外へ回し、足の甲の上に手のひらをつける。
3. のどを伸ばして、しっかりと前を見て、足先のほうへ重心を持ってきて楽な呼吸で30秒〜1分ほど保つ（写真302）。
4. 戻したらスカ・アーサナ（51頁参照）かムリタ・アーサナ（62頁参照）で休む。

◆注意点

腰が上がり過ぎたり下がり過ぎたりしないようにする。鏡があれば見ながらチェックするといい。その場合には手足と顔と肩が鏡に映っていて、胴体部分は隠れているのが理想的である。

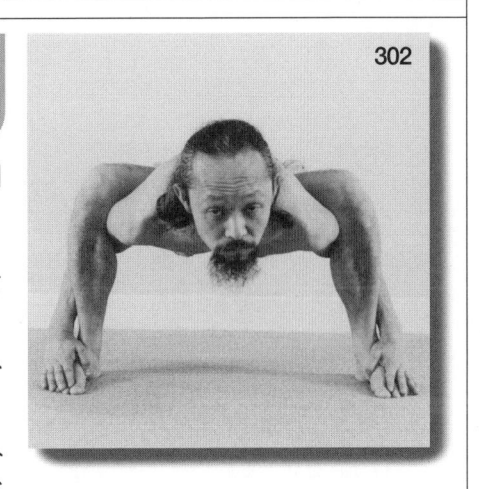

70 チャクラヴァーカ・アーサナ
赤い鷺鳥のポーズ

チャクラヴァーカ（cakravāka）は「赤い鷺鳥」という意味である。

◆行法

1. ひざを開いてしゃがみ、両腕をひじから指先まで床につける（写真303）。
2. つま先立ちで腕の上にひざを乗せて、重心を前に乗り出す（写真304）。
3. のどを伸ばして前を見るようにして足先を返し、腕で体を支えて20〜30秒ぐらい保つ（写真305）。
4. 戻したらスカ・アーサナ（写真54・55）かムリタ・アーサナ（写真73）で休む。

◆注意点

なるべく腕の付け根に近い方に足を乗せるようにする。このアーサナの場合はある程度腕の力が必要なので、できなければあまり無理に練習はしないこと。

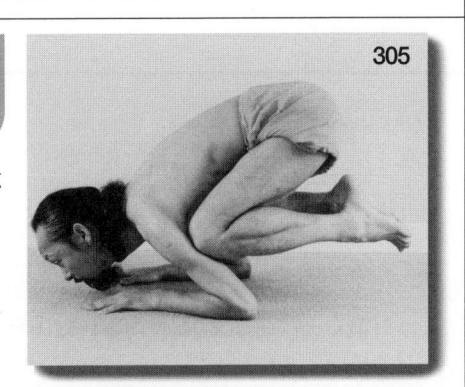

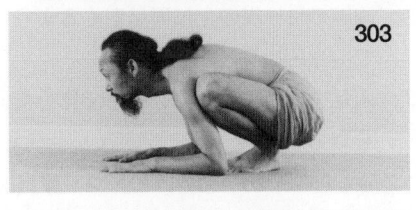

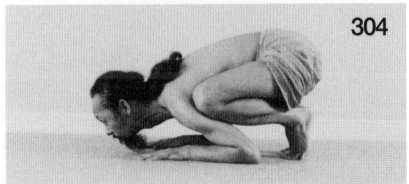

71 ブジャ・アーサナ　足をかつぐポーズ

ブジャ（**bhuja**）は「腕」とか「枝」という意味である。

◆行法Ⅰ◆

1. 両足を前に伸ばして坐り、右ひざを立てる。
2. 立てた右ひざを右腕の付け根の上に乗せてかつぐようにして、両手を床につける（写真306）。
3. 体を床から浮かして、楽な呼吸で20～30秒ほど保つ（写真307）。
4. 戻したら、伸ばす足を替えて同じ要領で1～3をおこなう。
5. 戻したらスカ・アーサナ（51頁参照）で呼吸をととのえる。

◆注意点◆

体を床から浮かしたときに、片方の足はなるべくなら伸ばしておくようにする。

◆行法Ⅱ◆

1. 肩幅ぐらいの足幅でしゃがみ、両手をひざの内側から深く差し入れる。
2. 両腕の付け根の上に両足がくるようにして、手のひらを床につける（写真308）。
3. 両足を床から離して、両手で体を支えてバランスを取る。
4. 楽な呼吸で20～30秒ほど保つ（写真309）。
5. 戻したらスカ・アーサナ（51頁参照）かムリタ・アーサナ（62頁参照）で休む。

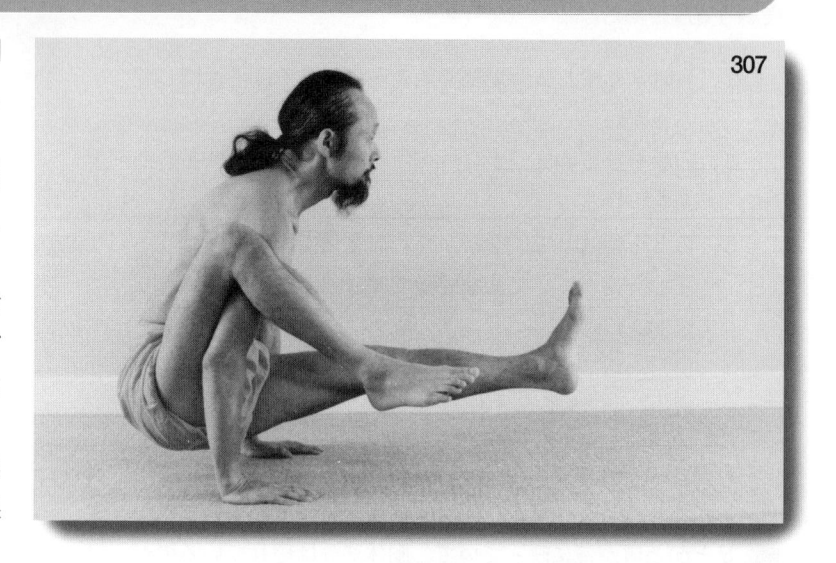

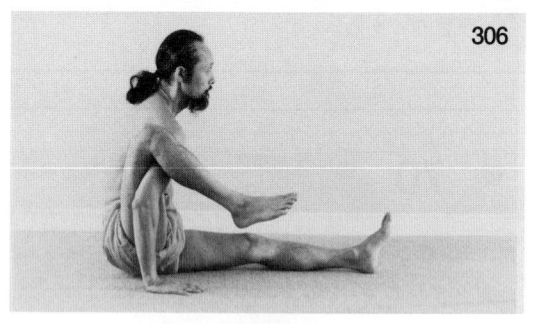

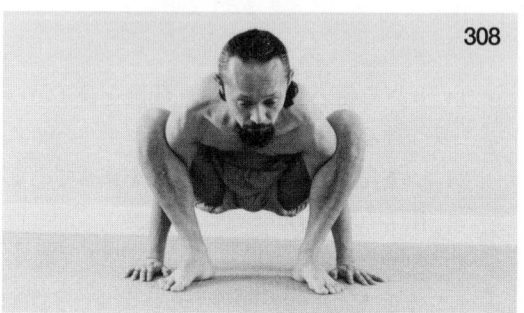

実技編｜8章｜その他の行法

《ヴァリエーション》

行法Ⅱの4で10～20秒ほど保ったところで余裕があれば、両ひざを伸ばして10～20秒ほどバランスを保つ（写真310）。そしてさらに余裕があれば、両ひざを折り曲げて両腕の外側から後ろに回していき（写真311）、カーガ・アーサナの形にもっていき10～20秒ほど保って（写真312）から戻す。

《修行者へのヒント》

この「その他の行法」にあるアーサナは、ヨーガの特徴が現れているものが多い。普通の運動や舞踊や武道など、肉体を使うあらゆるジャンルでも使わないような肉体の動作が出てくる。

このように、普段の生活にはない動作をおこなうことで、身体の片寄りを防ぐことになるので、積極的に練習してほしい。

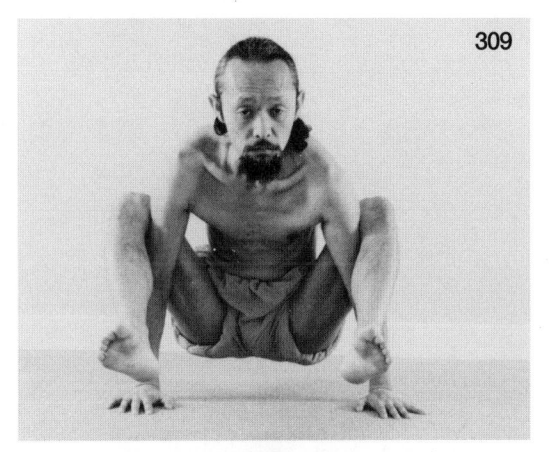

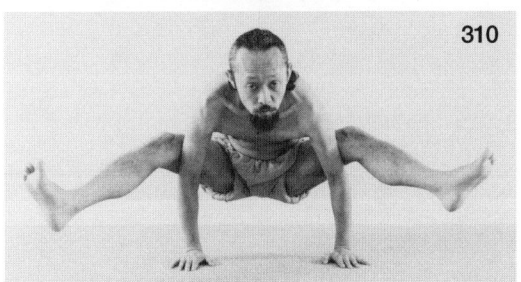

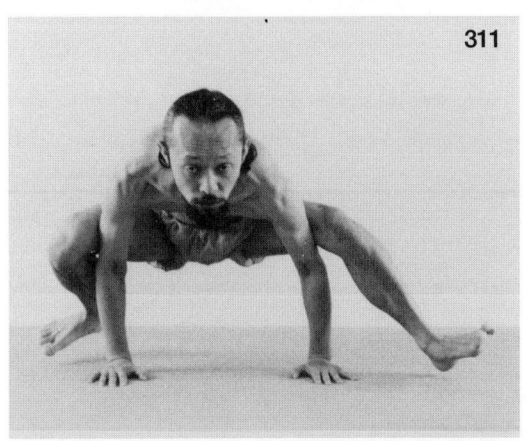

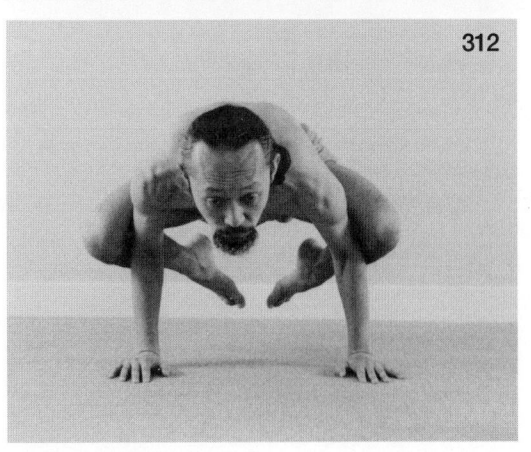

『行者編』

第1章

修行クラスのカリキュラム

◆ヨーガ行者とは

　ヨーガ行者という資格はないので、「私はヨーガ行者です」といえば、その日からヨーガ行者ということになってしまう。しかしそれを世間の人が認めるかどうかは判らない。
　ヨーガを行ずる者という解釈でヨーガ行者というならば、カルチャーセンターでヨーガを習っていても、本を見てヨーガをやってみても、ヨーガ行者ということになるかもしれないが、それは「ヨーガを行ずる」という言葉を、単にヨーガのアーサナや呼吸法や瞑想をおこなう、と解釈した場合である。
　しかし、「ヨーガとは一体なにか」ということを知ったうえで、その本来のヨーガをおこなっている人でなければ少なくともヨーガ行者とは言えないだろう。
　ヨーガは、解脱（げだつ）に至るための最も積極的なアプローチ方法である。解脱という目標に向かうのが本来のヨーガであり、ヨーガ行者は解脱へ向けての修行をしているのである。
　そこで、この行者編では「ヨーガの行法をおこなう」ということから一歩踏み込んで「ヨーガ行者として取り組む」という立場で、幾つかの行法の説明をする。
　行者として取り組むのでなければ必要のない説明が出てくるが、参考程度に読んでもらえばいい。また、ヨーガ行者として今後ヨーガ修行を続ける人は、活字の裏側まで読み取るつもりで良く読んでほしい。

◆修行クラス開講

　私のヨーガ教室には、サラリーマン、ＯＬ、医者、学生、主婦、教師など、さまざまな職業の人たちがきている。そして、健康法、美容法、精神修養など、一人ひとりの目的もさまざまである。
　合宿、呼吸法研修、タントラ研修、瞑想会など、各種の催し物に積極的に参加する熱心な人も多い。そういう熱心な人たちの要望に答えるべく1991年4月から「修行クラス」を開いた。普段の教室でおこなう授業と違って、ハタ・ヨーガのアーサナを「修行」として捉えて、真剣に取り組める人を対象にして、カリキュラムを組んだ。
　ヨーガを修行として捉えて実践している人の参考になると思われるので、その「修行クラス」の2時間のカリキュラムの内容を紹介して見よう。

◆逆立ちから始まる修行

　まず最初に逆立ちから入る。これは私がインドで、いろいろな修行方法を経験する中から学んだ、一つの修行方法である。修行のパターンとしては、なかなかいい方法だと思うので採用しているのだが、一般の人がいきなり逆立ちから始めるということは、絶対にしない方がいい。
　そして、出来る限り逆立ちをおこなうのだが、当面の目標は「30分を越える」とした。第一回は10名の参加者で開催したが、その当面の目標である30分を越えたのは一人だけだった。
　しかし一人とはいえ、30分を越える人が出たので、次は１時間を越えることを目標にするように指示した。これは、その場の思いつきではなく、私の逆立ちに対する根本的な考え方なのである。
　その根本的な考え方というのは「逆立ちは重要な瞑想法である」というものだ。したがって、少なくとも30分以上、できれば１時間以上続けたいというのが私の逆立ちに対する考え方である。
　私が一時期毎日逆立ちをしていたころに、１時間を越えると瞑想状態の深さが変わり、聞こえる音が違ってくるのだった。それは、坐って瞑想をしていてもなかなか得られない内容であり、密度の濃い瞑想体験となっていた。
　そのころの体験があるので、なるべく１時間以上の逆立ちを経験してもらいたいと思っているのである。
　そして３回目の修行クラスで、初めて１時間を越える人が出た。そのあとは、ぞくぞくと１時間を越える人が続いた。
　その後、逆立ちの記録は何回も塗り替えられた。最終的に1999年10月3日の時点での記録が現在まで残っている。参考までにその記録を列記してみる。
　いわゆるヨーガの王様と呼ばれている、頭で立つ逆立ちの記録が7時間46分55秒。アイマスクをして片足で立ち続ける記録が、右足2時間0分18秒で左足が3時間20分53秒である。そして両腕で身体を支えるバランスポーズの記録が25分2秒というものだ。この両腕で身体を支えるポーズというのはいくつかあるが、この記録はブジャ・アーサナ（174頁）で出したものである。
　こういった記録は、ヨーガ修行の結果出されたものなので、時間を競うものではない。しかし、これだけの長時間になると、瞑想として素晴らしい体験が得られるのである。

◆アーサナを連続させる

　教室の修行クラスに話を戻すと、逆立ちから戻ったら、すぐにアーサナに入る。いろいろなアーサナを連続して続けるのである。普通のヨーガ教室とは違い、休息のアーサナは一切入れずに、どんどんアーサナを連続していくのである。

　修行クラスに初めて参加した人などは、逆立ちの最後でフラフラになり、バタンと戻ってしまい、呆然としてしまうこともある。そこで、すぐに立ち直り、アーサナに入るには、ある程度の精神力とコントロール能力が必要である。

　何回か修行クラスに参加しているとその辺は慣れてきて、限界とはいっても、多少の余裕をもって逆立ちから戻り、すぐにアーサナに入れるようになる。

　そのアーサナの連続だが、実は簡単なようでなかなか難しいのだ。いろいろなアーサナを知っていれば、それを連続させればいいようなものだが、実際にやってみると、そう簡単にはいかない。

　一つには順番の問題がある。アーサナを連続させるといっても、反りの系統のアーサナをいくつも続ける訳にはいかない。やはり、反ったら前に倒し、右にひねったら左にひねる、というぐらいのバランスは考えなければならない。

　そのうえで、いろいろなアーサナをうまくつなげていくには、多少の経験が必要になる。それも人によっては２時間のほとんどを、アーサナの連続に費やすこともある。なにしろ２時間の間に、逆立ちとバランスをおこなう以外は、すべてアーサナの連続だからである。

　次にどんなアーサナをやろうかと考えているうちは、まだ本来的な修行にはならない。そういうことを考えずに、次々とアーサナを連続させられるようになって、初めて修行に入ることができる。

　身体が自然に動いてアーサナになり、アーサナからアーサナへのつなぎにむだな動きがなく、安定した精神状態で肉体を操作でき、アーサナを連続していくことで、ごく自然にクリアーな瞑想状態へ移行する。――というようになれば、自分を磨き上げる修行としてのアーサナになる。

◆片足立ちのバランス

　アーサナをしばらく続けたら、途中でバランスのタイムトライアルをおこなう。
　「右足で立つバランス」、「左足で立つバランス」、「両腕で身体を支えるバランス」の３つを、それぞれどのぐらい保てるかを、私がストップウオッチで計るのである。
　片足立ちのバランスは、軸足がずれたらその時点までの時間数となる。——というのは、片足立ちでどんどん場所を移動していっては、本来の「バランスを保つ」という内容がそこなわれてしまうからだ。
　さらに「バランス感覚を磨く修行」として内容の濃いものにするために、片足立ちのバランスはアイマスクをしておこなう。アイマスクをすると、平衡感覚を取る目安としての周囲の景色が見えなくなるので、純粋にバランス感覚を磨き上げることになる。
　また、単に目を閉じて片足立ちのバランスをおこなうのと、アイマスクするのとでは、目が見えないという点では同じように思われるが、実際にはアイマスクをした方がかなり難しい。
　そして視覚が奪われることで、バランスを取るために使われている肉体の状態を詳細に観察することができる。肉体の細かな変化をつかみとることで、バランス能力が大幅にアップされることになる。バランス能力は、生命力の強さでもあるので、バランス能力がアップされることで、生命力が向上することにもなる。
　最初のうちは２～３秒ぐらいでバランスが崩れてしまったりするかも知れないが、練習するうちに20～30秒になり、２～３分になり、というように保つ時間が伸びていく。保つ時間が秒単位のうちは、バランスを取ることだけで精一杯だが、分単位になると、自分を観察する余裕がでてくる。さらに10分を越えるようになると、ほぼ内容のしっかりとした瞑想法になっているといえる。「しっかりとした瞑想」というのは、少なくともしっかりとした集中状態にあることが第一条件である。その意味で、片足立ちのバランスを取っている間というのは、集中状態が保たれているので、間違いなくしっかりとした瞑想体験となる。

◆両腕で体を支えるアーサナ

　そして、もう一つのバランスのタイムトライアルが「両腕で身体を支えるバランス」である。

　両腕で身体を支えるアーサナであればなんでもいいのだが、前回のアーサナは避けなければならない。つまりアーサナを交互にやることになるので、得意のアーサナばかりでタイムトライアルする訳にはいかないのだ。

　両腕で身体を支えるバランスは、カーガ・アーサナ（134頁）、ブジャ・アーサナ（174頁）、マユーラ・アーサナ（136・138頁）、トーラ・アーサナ（172頁）、クックタ・アーサナ（139頁）、チャクラヴァーカ・アーサナ（173頁）など、数多い。

　両腕で身体を支えるアーサナは、バランスとはいっても腕の力にかかるウエイトが大きく、本来のバランス能力を必要とするものは少ないといえる。両手のひらを床につけていれば、それだけでバランスはほとんど取れる。

　必要なのは、ある程度の腕力と精神力である。身体を支えて保っているだけの力がなくなれば、そこで終わってしまうし、腕の力の方が残っていても、精神力が続かなければ、やはりそこで終わってしまう。

　腕力の面での限界は仕方がないが、精神力の方は、可能性としてはどこまでも伸ばせる。両腕で身体を支えるバランスは、そこにヨーガのアーサナとしての意味合いがある。精神力をどこまで伸ばせるか、ということと、そこまでの過程で起きるいろいろな心の変化を冷静に観察する能力がどれくらいあるか、がポイントになる。

　両腕で身体を支えて保っている時間というのは、観察能力があればあるほど、瞑想として捕らえることができる。逆に、ただ我慢して力の限界まで保とうとすれば、単なる力比べのレベルになってしまう。

　この、両腕で身体を支えるバランスも、片足立ちのバランスと同様に、瞑想レベルで考えた場合、少しずつ記録を伸ばしていくように努力をしたほうがいい。

◆肉体による瞑想

　2時間の修行クラスは、逆立ちに始まり、アーサナを連続しておこない、途中でバランスのタイムトライアルがあり、またアーサナの連続に戻って終わる。その最後の数分間に、私が全員に同じ修行を指示することがある。

これまでに私が指示をしておこなった修行のうちのいくつかを、ここで紹介してみよう。

まず一つはアーサナの連続を、どれぐらいしっかりとできるようになったかを知るために、準備型ではなく完成型だけを連続させる、というものだ。普段の授業で2回とか3回、完成型をおこなうものは1回だけおこない、左右あるものは、左右1回だけにする。

ただし、完成型で保つことはしないで、完成型になったらすぐ戻して、次のアーサナに移る。すぐに戻すというのは、完成型になったら3〜5秒以内に戻し始めるぐらいである。バランスの場合も同じで、完成型になったら3〜5秒以内でやめて、次のアーサナに入る。

どんどんアーサナを続けるからといって、いいかげんになってはだめである。しっかりと集中して、内容のあるアーサナを途切れることなく連続していくのである。

この方法を体験すると、それまでの1時間半以上でアーサナを連続させていたはずなのだが、いかに、無駄な部分やいいかげんになっていた部分が多いかに気づく。

「アーサナを連続させる」と一口に言っても、無駄な動きをせずに、途切れることなく連続させるのは、並大抵のことではない。集中力と精神力はもちろんのこと、雑念や迷いのない心が要求される。つまりしっかりとした瞑想ができるぐらいの実力が必要なのである。

瞑想といえば、その最後の数分間に短い瞑想をさせることもある。修行クラスでの瞑想なので、当然単に瞑想するというのではない。たとえば、「臀部だけを床につけての瞑想」というのがある。

これはパドマ・アーサナ（54頁）で重心を少し後ろへもっていき、組んだ足を床から離して瞑想する、という方法がひとつである。もうひとつは、パヴァナムクタ・アーサナ（167頁）で両ひざを抱えた状態から重心を少し後ろへもっていき、足の裏を床から離して瞑想する、という方法である。

「臀部だけを床につけての瞑想」は、その他にも合蹠とか伸ばした両足をつかんで、なども考えられるが、瞑想としてはこの二つの方法が無難である。

私が最後の数分間に採用している瞑想法で、似たようなものがひとつある。それは「足の甲だけを床につけての瞑想」というのだ。これはヴァジュラ・アーサナ（52頁）で重心を少し後ろへもっていき、両ひざを床から離して瞑想する、という方法である。

この三つの方法は、「坐法に多少のバランスの要素が加わる」ということで、そのために生ずる緊張感と、そのために要する集中力により、短時間で正しいしっかりとした瞑想に入ることができる、という特徴をもっている。

最近は修行クラスの最後に、目を閉じてスーリヤ・ナマスカーラ（43頁）をおこなっている。目を閉じることで、外の景色にとらわれずに自分の身体の動きを観察することができ、観察力がついてくるとさらにいろいろな発見があり、そのまま優れた瞑想法となっている。ラージャ・ヨーガのように、

瞑想が王様で、ハタ・ヨーガは単なる補助手段だという発想からでは、絶対に生まれてこない瞑想法だろう。
　ハタ・ヨーガを長年続けている私の発想はすべて、肉体を使い、肉体をコントロールしながらの「瞑想法」なのである。肉体を無視した瞑想、というのは私には考えられないし、肉体をコントロールできないで、まともな瞑想ができるとは思えない。その意味で、この「修行クラス」は一つの理想的な瞑想形態だと思う。

『行者編』

第2章 心身反転の行法

　ヨーガの逆立ちは「ヨーガの王様」と呼ばれている。それほど大切であり、いろいろな面での効果が高いということだが、その効果のなかでも、一番重要なものは何なのだろうか。体を逆さまにすることで、血液循環が良くなり、健康体になるのは確かである。

　しかし、ヨーガの逆立ちの重要な部分は、「修行クラス」のところで述べたように、やはり瞑想としての効果である。大切なのは、体が逆さまになることで通常の状態とは異なる、ということである。ごく当たり前のことのように思いがちだが、実はあらゆる面で通常の状態とは異なる体験をすることが可能になるので、繊細な観察能力があれば、驚異的な瞑想体験を経験することになる。

　一つの大きなヒントは、目に見える状態を、そのまま受け入れる、ということにある。それは、どういうことかというと、逆立ちをすることで、床が足のはるか下に見えるのだが、そのまま受け入れれば、体が天井からぶらさがっている状態に見えるはずだ。つまり、自分の側から見れば、あくまで足の方が下であり、頭の方が上、ということになる。そうして見ると、本来の天井は足のはるか下にあるので、それが床と思えてもいいはずだ。そして頭をついている床は、頭の上にあるので、天井だという解釈をしてもいいはずだ。——というか、逆立ちを続けていると、解釈するというのではなく、肉体感覚として天井からぶらさがっている、という実感がつかめるのだ。そうすると空間に漂っている感覚が味わえて、重力に支配された肉体の束縛から解放される。

　逆立ちは、そういう具合に、発想の転換を可能にさせる内容をもっているので、慣れれば瞑想の能力が飛躍的に向上することになる。

72

シールシャ・アーサナⅠ
頭立ちのポーズⅠ

　シールシャ（śirṣa）は「頭」という意味で、頭を床に付けて両腕でその頭を支えておこなう逆立ちが、このシールシャ・アーサナである。いろいろなヴァリエーションのある逆立ちのなかで、最も基本になるのが、このシールシャ・アーサナである。

◆行法Ⅰ◆

1. ヴァジュラ・アーサナ（金剛坐）から足先を立てる。
2. 両ひじを床について、手を組む。
3. 頭を床につけ、組んだ両手を後頭部に当てて、頭部を包み込むようにする（写真313）。
4. ひざを伸ばして、つま先立ちになり（写真314）、顔の方へ足先を近づけ、自然に足先が床から離れるようにする。
5. ひざを折り曲げて（写真315）から、股関節を徐々に伸ばしていき、頭からひざまでを真っすぐにする。
6. 最後にひざを伸ばして、真っすぐに立つ（写真317）。
7. 3分以上保ってから、ひざを折り曲げ、股関節を折り曲げて、足先、ひざを床につけて戻す。
8. そのまま握りこぶしを重ねた上に額を乗せ、次に左右のこめかみを握りこぶしの上に乗せて、呼吸をととのえる。
9. ムリタ・アーサナ（写真73）で十分に休む。

◆注意点◆

　保つ時間に関しては最初から3分間という訳にはいかないので、当然徐々に時間数を伸ばしていくことになる。とくに最初の2〜3分のときに首が痛くなるようなら、それ以上無理をして保たないで、そこで一旦やめるべきである。頭を付ける位置がほん

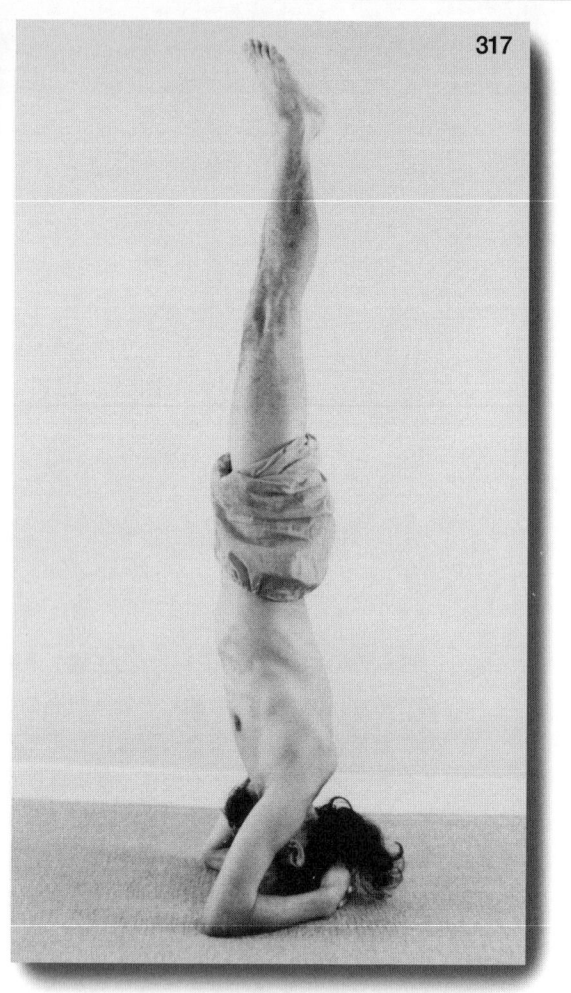

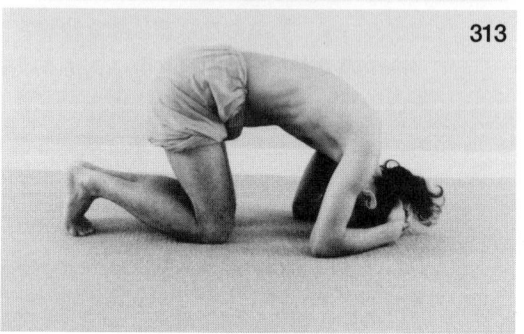

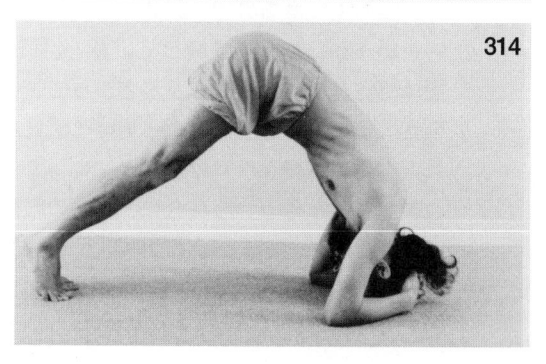

の少しずれるだけで、首に大きな負担がかかることになり、首を痛める危険性があるので、細心の注意が必要である。

《修行者へのヒント》

行法Ⅰの4で「自然に足先が床から離れる」というのが理想だが、それができない場合には、どうしても多少は蹴上げることになる。蹴上げるとその後のバランスが崩れることが多いので壁を頼ることになる。壁を頼ってでもシールシャ・アーサナができて保てれば、実践して身につけて行ったほうがいいが、その場合の注意点を覚えて欲しい。

壁を頼った場合には、足の裏や腰は壁につけないようにする。壁につけるのは踵だけにすること。そして一旦両足の踵を壁につけても、すぐに片方の足は壁から離して保つようにする。なぜなら頭頂部から足先までが一直線に近い状態で保つようにしたいからである。

◆行法Ⅱ◆

行法Ⅰの5のところで、ひざを折り曲げないで、足を伸ばした状態のまま上げていき（写真318）、バランスに気をつけながら、真っすぐに立つところまでもっていく。戻すときも、足を伸ばしたまま、股関節を折り曲げて、足を床まで戻す。

ひざを曲げるか、そのままもっていくかの違いだが、どちらもバランスの取り方や、細かなコントロール法に微妙な差があるので、どちらもできるようにした方がいい。

ひざを曲げる方を初心者用として、このバリエーションの方を上級者用としている本もあるが、そういう区別をつけるほど難しさが違う訳ではない。むしろ人によっては、このヴァリエーションの方が簡単だということもある。

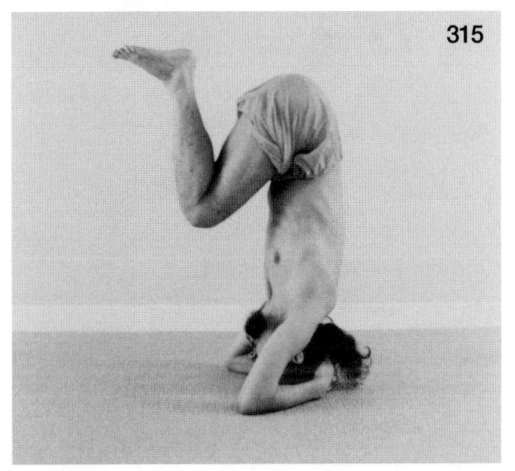

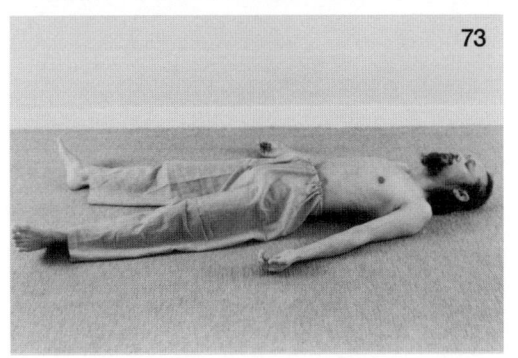

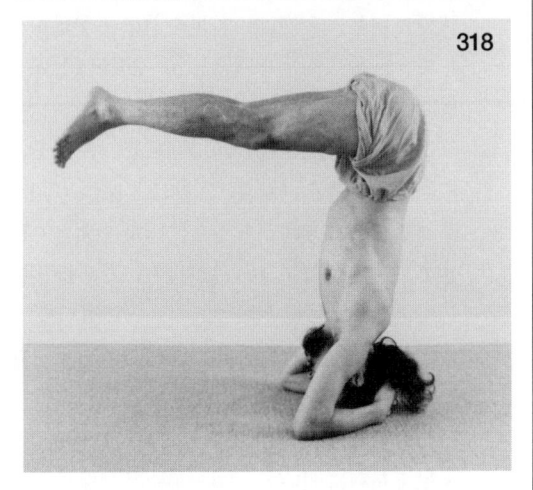

73 パリヴリッタパーダ・シールシャ・アーサナ　開脚での頭立ちのポーズ

　これはシールシャ・アーサナⅠのヴァリエーションだが、パリヴリッタ（parivṛtta）は「回転した」、パーダ（pāda）は「足」という意味で、内容としては、両足の左右開脚から、前後開脚に続け、さらに回転させて体をひねるのである。

◆行法◆

1. シールシャ・アーサナⅠの行法Ⅰの1～6をおこなう。
2. 20～30秒ほど保って安定させてから、両足を左右に開く（写真319）。
3. バランスが安定していたら、いったん真っすぐな状態に戻し、今度は、右足を前に、左足を後ろにして、前後に両足を開き、20～30秒ほど保つ（写真320）。
4. そこから、右足を左方向に回転し、左足を右方向に回転して体をひねり、20秒ほど保つ（写真321）。
5. ひねりを戻す方向からさらに両足を大きく回転させて、左足が前に、右足が後ろになる前後開脚にして、20～30秒ほど保つ。
6. そこから、左足を右方向に回転し、右足を左方向に回転して体をひねり、20秒ほど保つ。
7. ひねりを戻す方向からさらに両足を回転させて、両足を左右に開いて、20～30秒ほど保つ。
8. いったん真っすぐな状態に戻してから、ひざを折り曲げ、股関節を折り曲げて、足先、ひざを床につけて戻す。
9. そのまま握りこぶしを重ねた上に額を乗せ（写真52）、次に左右のこめかみを握りこぶしの上に乗せて、呼吸を整える。
10. ムリタ・アーサナ（62頁参照）で十分に休む。

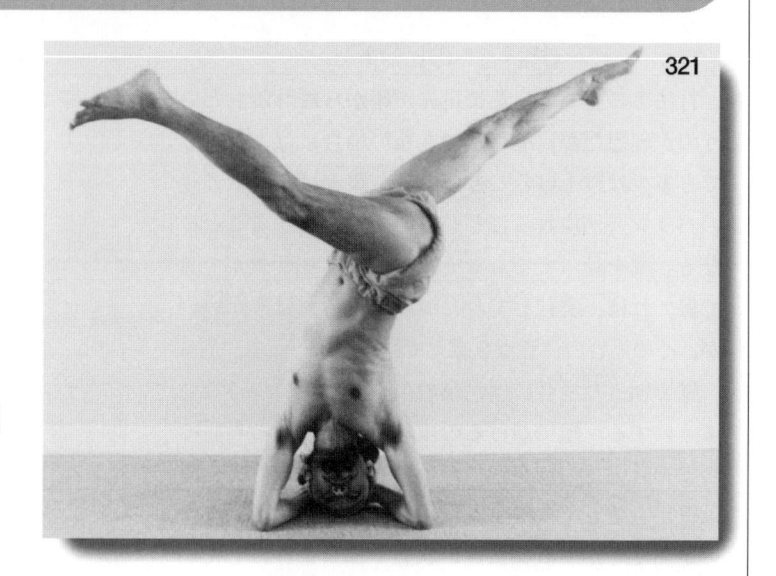

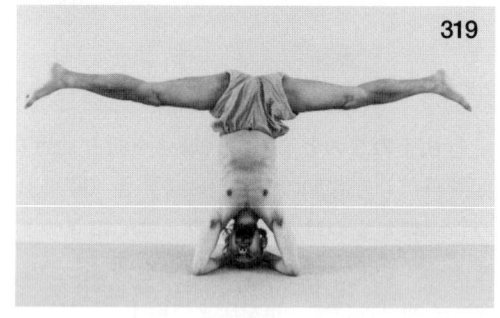

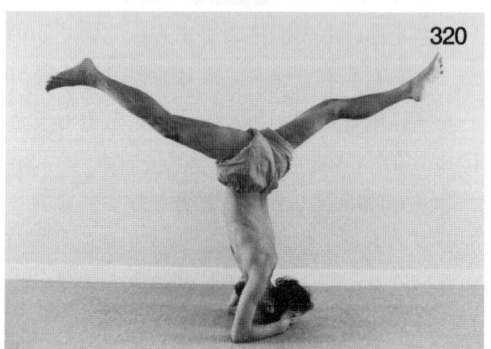

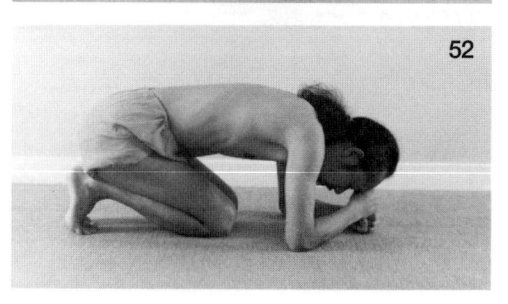

74 パドマ・シールシャ・アーサナ
蓮華坐での頭立ちポーズ

パドマ（padma）は「蓮華」、シールシャ（śirṣa）は「頭」という意味である。

◆行法◆

1. シールシャ・アーサナⅠの行法Ⅰの1～6をおこなう。
2. 20～30秒ほど保って安定させてから、両足を反対の足の太ももに乗せて、パドマ・アーサナになる。
3. 股関節からひざまでを伸ばして、床と垂直になるようにして20秒ほど保つ（写真322）。
4. バランスに気をつけながら、体をひねって10秒ほど保ち、反対にひねって10秒ほど保つ（写真323）。
5. 行法3の状態に戻してから、股関節を折り曲げて組んだ両足を胸に近づけて、20～30秒ほど保つ（写真324・325）。
6. 行法3の状態に戻してから、両足をほどいて真っすぐに伸ばす。
7. ひざを折り曲げ、股関節を折り曲げて、足先、ひざを床につけて戻す。
8. そのまま握りこぶしを重ねた上に額を乗せ（写真52）、次に左右のこめかみを握りこぶしの上に乗せて、呼吸をととのえる。
9. ムリタ・アーサナ（62頁参照）で十分に休む。

◆注意点◆

逆立ちでパドマ・アーサナを組むのは難しいかも知れない。その場合はサルヴァーンガ・アーサナ（写真273）でパドマ・アーサナを組む練習をするといい。

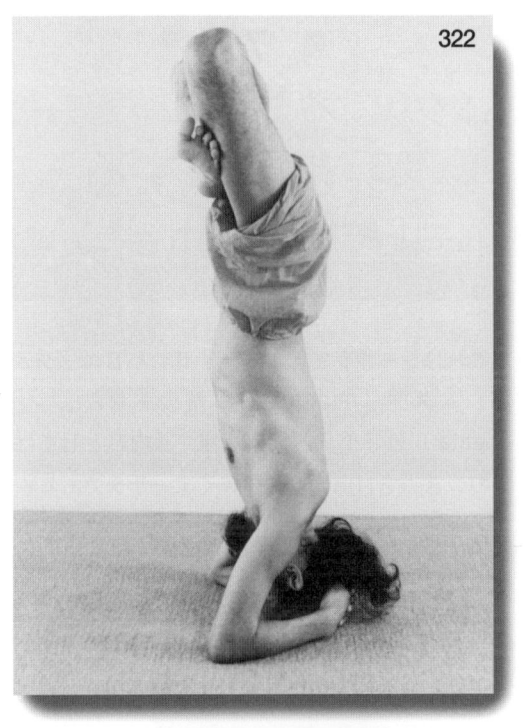

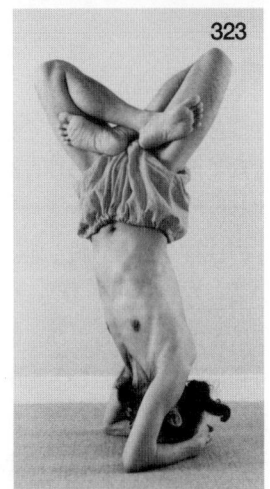

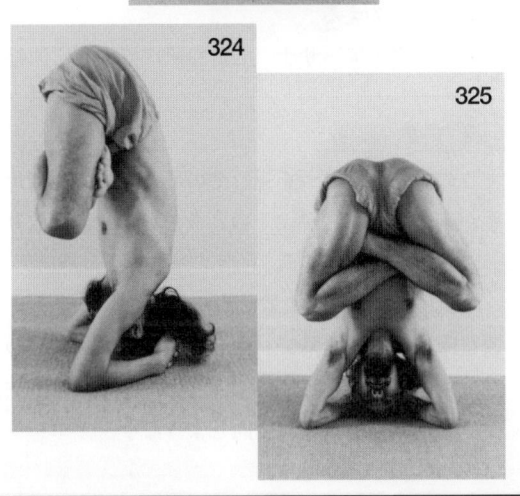

75 ムクタハスタ・シールシャ・アーサナ
手を操作する頭立ちのポーズ

これはシールシャ・アーサナⅡのバリエーションだが、ムクタ（**mukta**）は「解放された」、ハスタ（**hasta**）は「手」という意味で、内容としては、両手のつき方を自由に変えていくアーサナである。

◆行法◆

1. シールシャ・アーサナⅡの行法1～5をおこなう。
2. 20～30秒ほど保って安定させてから、右手のひらを返して腕を伸ばし、右手の甲を床につける（写真329）。
3. 次に左手のひらを返して腕を伸ばし、左手の甲を床につける（写真330）。
4. 20～30秒ほど保って安定させてから、左手のひらを返して腕を曲げ、左手のひらを床につける（写真329）。
5. 次に右手のひらを返して腕を曲げ、右手のひらを床につける（写真328）。
6. 20～30秒ほど保ってから、ひざを折り曲げ、股関節を折り曲げて、足先、ひざを床につけて戻す。
7. そのまま握りこぶしを重ねた上に額を乗せ、次に左右のこめかみを握りこぶしの上に乗せて、呼吸をととのえる。
8. ムリタ・アーサナ（62頁参照）で十分に休む。

◆注意点◆

このアーサナは手を返していくときに、一瞬片方の手が床から離れるが、そのときのバランスの取り方が一つのポイントである。

写真330のような状態にするだけなら、坐ってから頭を床に付けた段階で、手を伸ばして甲を床につけてから、逆立ちにもっていく方法もある。この方法だと簡単に完成型ができる。同じようなヴァリエーション

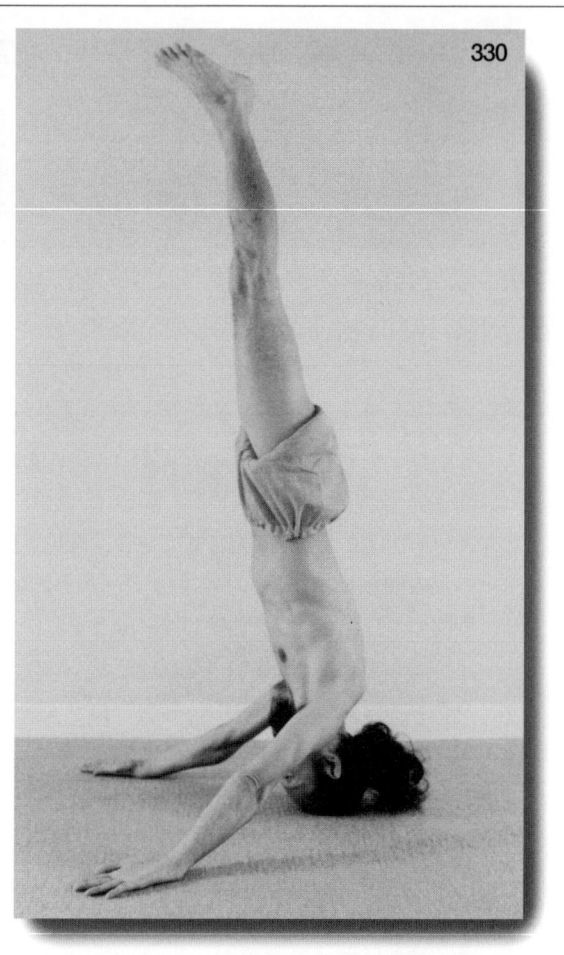

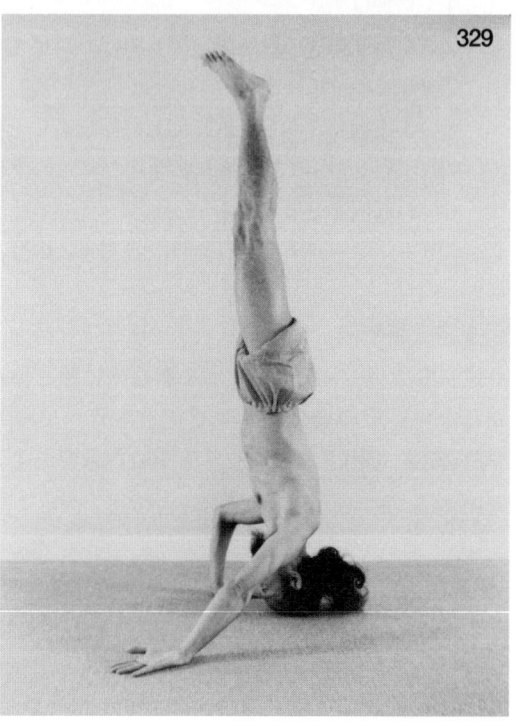

で、両ひじをつかんで逆立ちをする（写真331）というのもあるが、これも同じような方法でおこなえば、比較的簡単にできる。

《修行者へのヒント》

　手を自由に変えて行く練習をするなら、写真317から組んでいる手を離して前にもってきて、写真331にして、そこから片手ずつ手のひらを床につけて写真328にして、さらに写真329、330とつなげるといい。そこまでをバランスに気をつけながらおこなったら、今度はその逆に写真330から329、328、331、317という順序で戻してくる。

　シールシャ・アーサナに関しては、たくさんのヴァリエーションが考えられるので、各人がいろいろ工夫してみるといい。

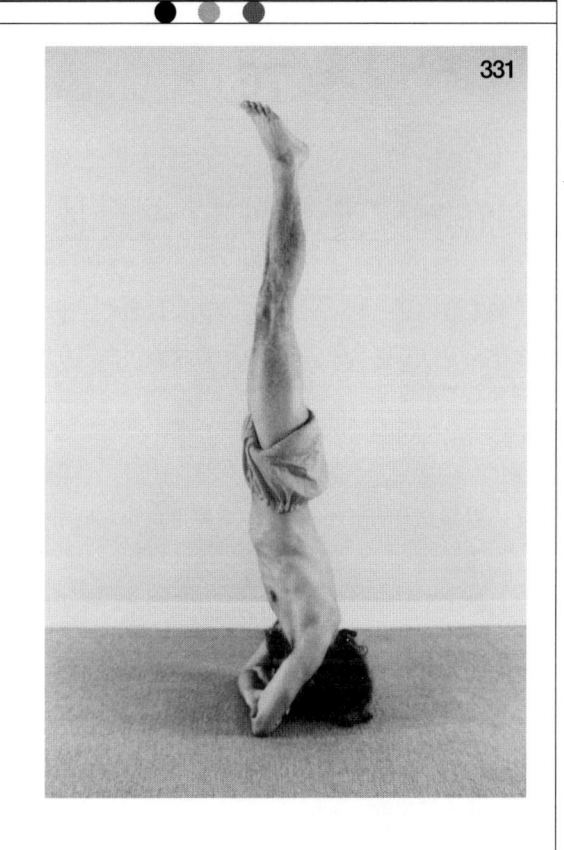

76 シールシャ・アーサナⅡ
頭立ちのポーズⅡ

基本型のシールシャ・アーサナに対して、手のひらを床につけておこなうのが、いわゆる三点倒立という逆立ちである。

◆行法◆

1. ヴァジュラ・アーサナ（金剛坐）から足先を立てる。
2. 両手を肩幅くらいに開いて床につき、その両手を底辺とした三角形の頂点に当たるところに頭をつける（写真49）。
3. ひざを伸ばしてつま先立ちになり（写真50）、顔の方へ足先を近づけ、自然に足先が床から離れるようにする。
4. ひざを折り曲げて（写真326）から、股関節を徐々に伸ばしていき、頭からひざまでを真っすぐにする（写真327）。
5. 最後にひざを伸ばして真っすぐに立つ（写真328）。
6. 3分以上保ってから、ひざを折り曲げ、股関節を折り曲げて、足先、ひざを床につけて戻す。
7. そのまま握りこぶしを重ねた上にひたいを乗せ（写真52）、次に左右のこめかみを握りこぶしの上に乗せて、呼吸をととのえる。
8. ムリタ・アーサナ（写真73）で十分に休む。

◆注意点◆

両腕と頭の三点に力をうまく分散できると、腕にかかる負担が少なくなり楽に保てるようになる。すぐに腕が疲れるようなら、手をつく位置を少し工夫してみるといいだろう。

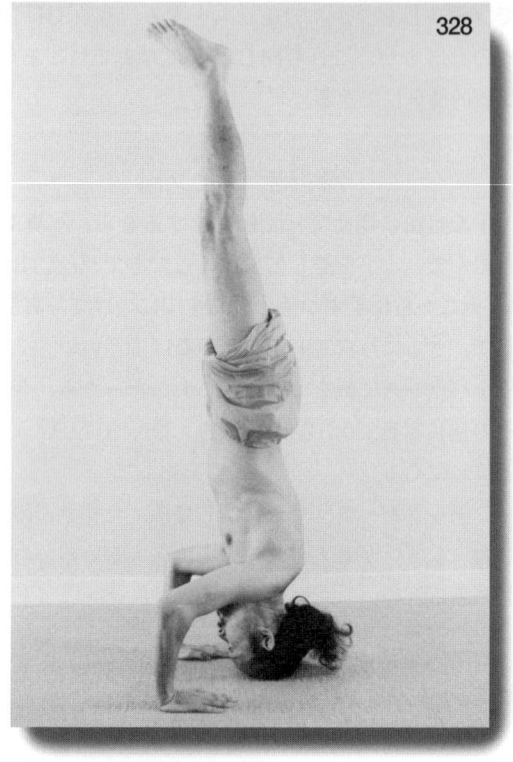

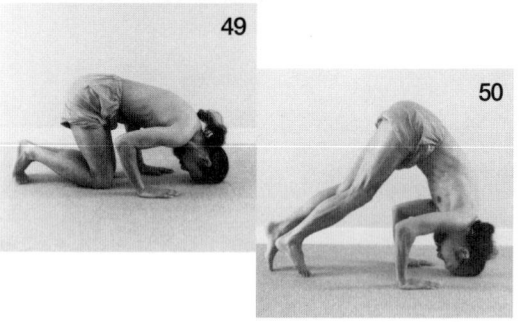

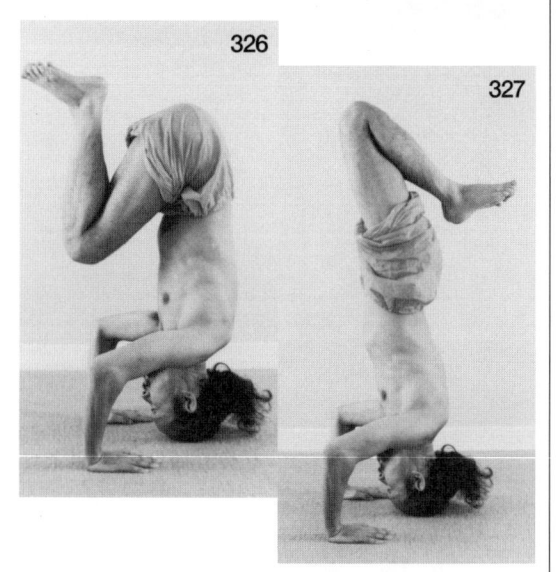

『行者編』

第3章

意識革命の行法

　数多いヨーガのアーサナはヨーガ経典に記述され、それを元に現在のヨーガ行者やヨーガ指導者によって踏襲されている。ヨーガ行者はムクティ（解脱）を目指して、ハタ・ヨーガのアーサナを実践する。ヨーガ指導者は、ムクティを目指すように指導する人もいるだろうが、多くは健康法や美容法、精神修養などのメリットを前面にだした指導をしているようだ。
　わたしは、自然の流れのなかでハタ・ヨーガのアーサナをおこない、そのことで自然にムクティに至る修行になっている、というような方向性の指導をしているつもりだ。
　自分自身を細かく観察する、という姿勢でハタ・ヨーガのアーサナを実践していると、いつのまにか、顕在意識から潜在意識、そして深層意識にまでその観察力が波及し、「意識の革命」が起きる。
　つまり、コントロールできる意識＝顕在意識、という一般常識の枠を超えて、潜在意識から深層意識にまでコントロールできる意識の領域が拡がるのである。そうすると、人生観から人生設計まで、生きることのすべてに変革が起きてしまう。
　ハタ・ヨーガのアーサナを、どういう捉え方でおこなうかで、体操のレベルになるか、意識革命が起きるかの差が出てくる。そのキーポイントになるのが「自分自身を細かく観察する」ことである。

77

アーカルナダヌル・アーサナ　弓引きのポーズ

　アーカルナ（ākarṇa）は「耳元まで」、ダヌル（dhanur）は「弓」を意味する。

　ヨーガの行法はすべて集中しておこなわなければならないのだが、その中でもこのアーカルナダヌル・アーサナは「集中すること」が中心になる。表面的な形ではなく「どのくらい集中できているか」が最も重要な部分である。

◆行法◆

1. 両足を前に出して坐り、目の前の一点に的を決め、そこに視点を定める。
2. 両足の親指をつかみ（写真332）、的から目を離さないようにして右足を耳元まで引いてくる（写真333）。
3. そのまま、的から目を離さないようにしてゆっくりと戻す。
4. 戻したら的から目を離し、手も離して気持ちを落ち着ける。
5. 同じ要領で1～4を左足を引いておこなう。
6. 1で右足を引き始めてから、5で左足を戻し終わるまでを連続しておこない、その間、的から目を離さないようにする。
7. 戻し終わったらスカ・アーサナ（51頁参照）で休む。

◆注意点◆

　つかんだ足を耳元まで引いてくるというのは、普通の人にはなかなかできない。実際には体と足先の中間ぐらいまでしか引いてこられないことが多い。しかしそのことは余り問題ではない。むしろ自分の決めた的

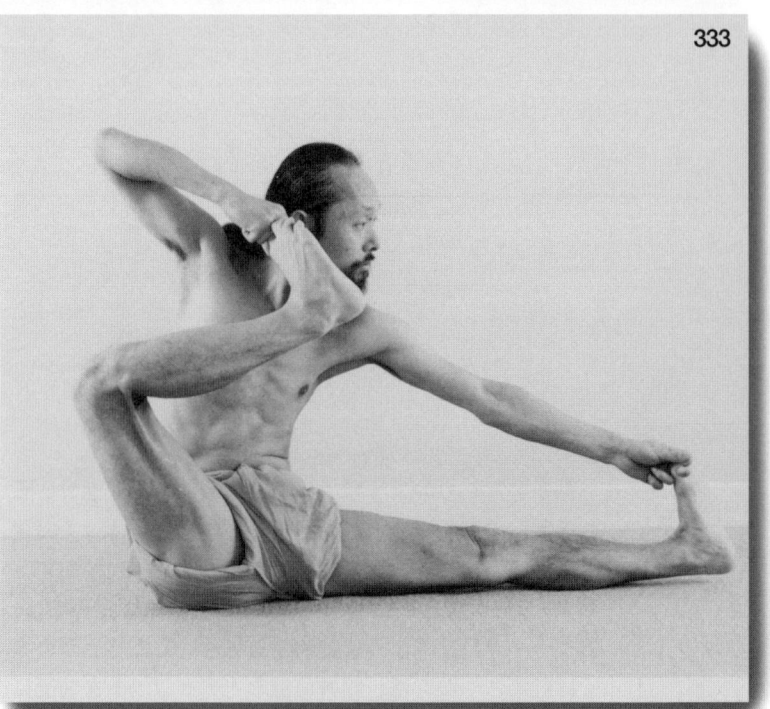

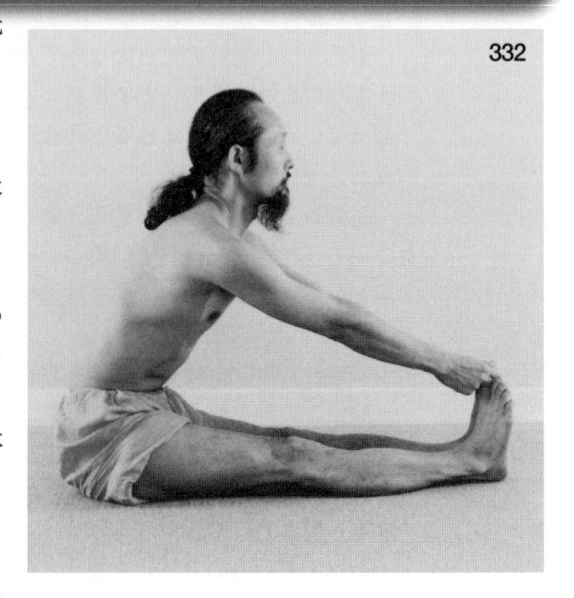

にどれぐらい集中できるか、ということの方が重要である。したがって、少なくとも引き始めてから、戻し終わるまでは的から目を離さないようにしなければならない。

《修行者へのヒント》

　ちゃんと集中してアーサナができるようにしていくと同時に、その間の状態のすべてを観察しなければならない。

　たとえば、引いていくときに、足をつかんでいる手がどういうラインを描いているかを観察する。スタートから耳元までの動作の経過を観察すると、たいていはギザギザなラインになっている。「真っすぐに引いている」という人は、たぶん観察力が欠けているのだと思う。観察力があればあるほど、ラインのギザギザに気づくはずだ。

　そしてもうひとつ、スタートから耳元までの動作の経過を観察すると、そのスピードにむらがあるのに気づくはずだ。一定のスピードで引いていき、一定のスピードで戻してくるには、安定した精神力と集中力、そして細かな観察能力が要る。

　このへんまでの細かな観察ができると、新たな問題に気づく。それはスタートの瞬間と、動作を止める瞬間の処理の仕方である。細かな観察をするようになるまでは、まったく問題にならなかったことだろうが、観察能力の向上にしたがって見えてくるのだ。

　どういう問題で、どう処理したらいいか、については各人の宿題として、ここでは省かせてもらう。

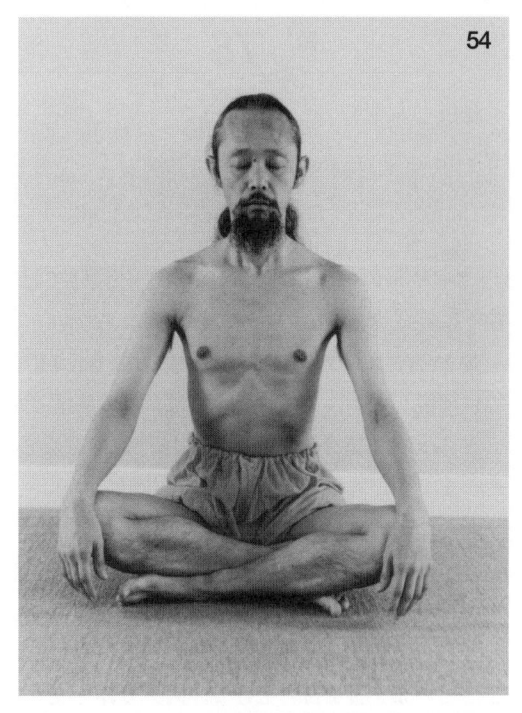

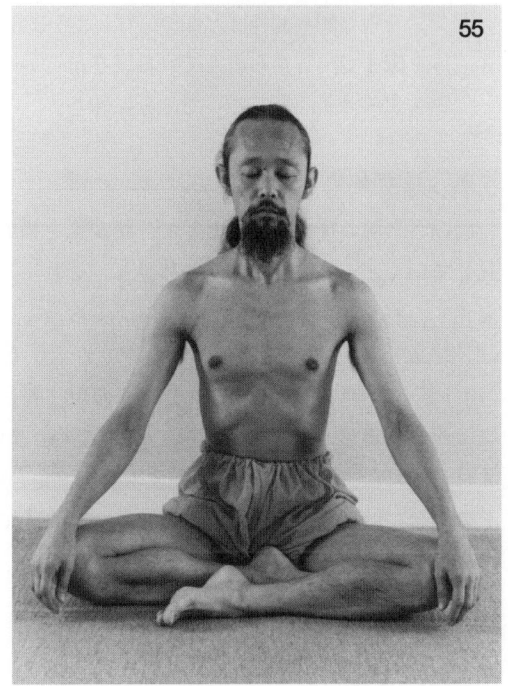

78 ウールドヴァクックタ・アーサナ II
持ち上げた雄鶏のポーズ II

　アーサナの練習は、ただ繰り返すだけではなく、徐々に完成度を高めていかなければならない。このウールドヴァクックタ・アーサナにしても、140頁ですでに解説したが、この行者編では、より完成度の高いテクニックを紹介する。完成型はほぼ同じなのだが、そこまでの、もっていき方と戻し方がちがう。

◆行法◆

1. パドマ・アーサナ（蓮華坐）で坐り、両ひざをわきの下に入れて両手を床につける（写真334）。
2. そのまま腰を持ち上げて、両手で体を支えてバランスを取り20〜40秒ほど保つ（写真335・336）。
3. 体を床まで戻したら組んでいる足をほどいてムリタ・アーサナ（写真73）で十分に休む。

◆注意点◆

　両ひざと腕の接点を支点として、腰が弧を描いて上昇していくが、その間の体重の移動と、それに連れて変化するバランスを絶妙のタイミングで取っていければ、完成度の高いアーサナとなる。しかし、最初の「両ひざをわきの下に入れる」というのが、普通の人にはかなり難しいだろう。どちらか片方の腕だけでも入れられれば、そこから腰を浮かす練習をするといい。その場合にはもう片方の腕はひざの前ではなくて外側の床につけることになる。

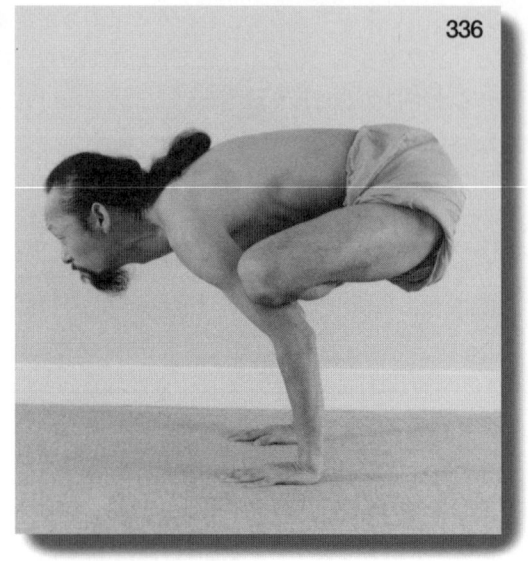

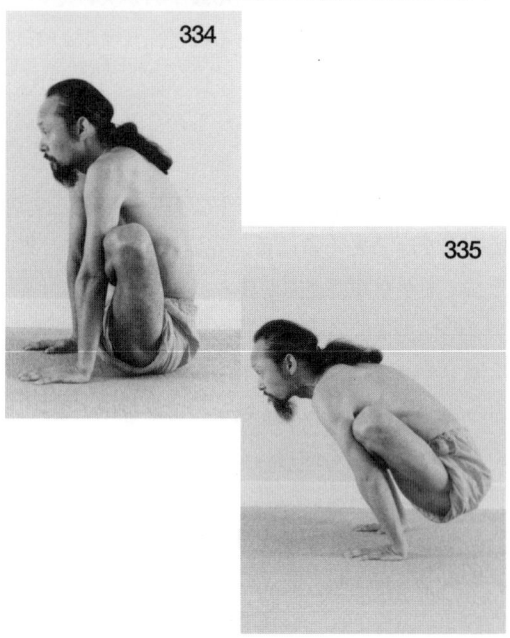

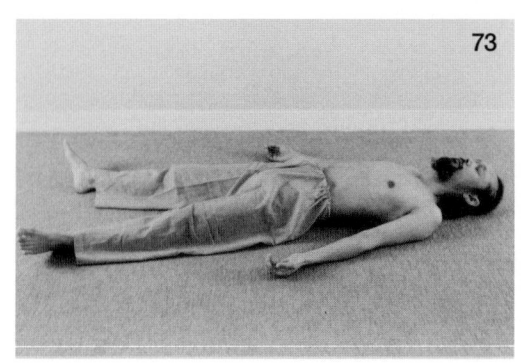

79 パドマハンサ・アーサナ・蓮華坐でのハンサ鳥のポーズ

ハンサ鳥（haṃsa）は、中央アジア一帯の湖に生息する鳥で、冬季にはほぼインド全土に渡る。ヴェーダやウパニシャッドでは、ハンサ鳥は神聖視され、アートマン（真我）やプラーナ（根源的生命エネルギー）を象徴するとされている。ハンサ鳥はヒンドゥー教の神話ではブラフマー神の乗り物とされている。

パドママユーラ・アーサナ（写真223）とまったく同じように見えるが、このパドマハンサ・アーサナは手の向きがちがう。指先が後ろを向いているのがパドママユーラ・アーサナであり、指先が前を向いているのが、このパドマハンサ・アーサナである。

◆行法◆

1. パドマ・アーサナ（蓮華坐）になり、指先が前方を向くようにして前の床に両手をつける。
2. 腰を立てて両ひじを折り曲げて、その上に腹部を乗せて、なるべく前に乗り出す。
3. のどを伸ばして前を見るようにして、ひざを床から離し両手で体を支え、体が床と水平になるようにしてバランスを取り、30秒〜1分ほど保つ（写真337）。
4. 両足を床に戻したら、仰向けになりムリタ・アーサナ（62頁参照）で十分に休む。

◆注意点◆

指先の方向がちがうだけで極端に難しくなるが、どうしてそうなのかを、理解してほしい。肉体のメカニズムを知るには、こういうアーサナが役立つ。ひじ、肩、手首の関節の柔軟度が大きく関係している。それ以外にも細かな点では、体のいろいろな部分が関係しているのだが、その辺は各人が見つけだしていってほしい。

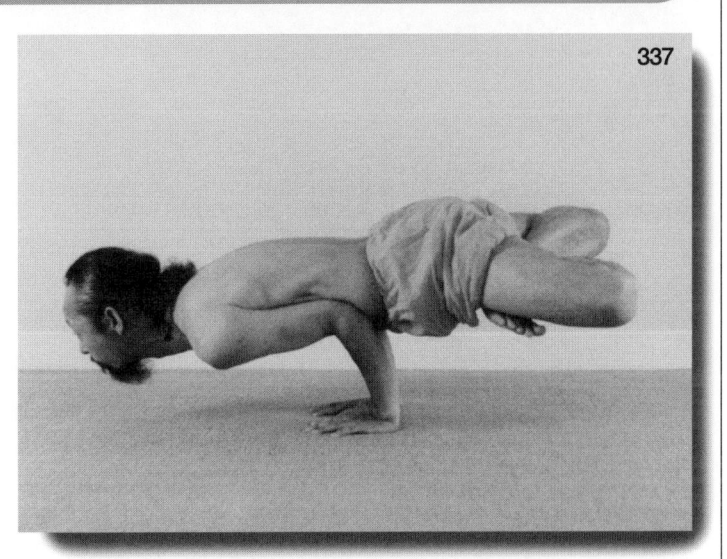

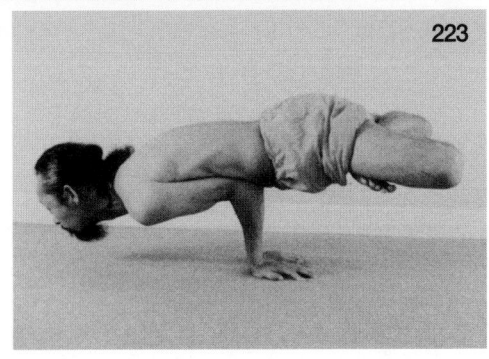

80 パルヴァタ・アーサナ
山のポーズ

　パルヴァタ（**parvata**）はサンスクリット語で「山」という意味である。普通はこれから説明するアーサナをパルヴァタ・アーサナというのだが、ハタ・ヨーガで高名なB．K．Sアイアンガー氏はゴーラクシャ・アーサナとしている。アーサナ名に関しては、指導者の解釈でいろいろな名前が付けられることがあるので、この場合もアイアンガー氏は、それなりの根拠があって「牛飼い」という意味のゴーラクシャ・アーサナを採用したのだろう。

　それはさておき、そのパルヴァタ・アーサナをアイアンガー氏は「このポーズはバランスをとるのがむずかしく2、3秒でも続けられたらたいしたものである」としている。確かにアイアンガー氏の写真を見ると2、3秒ぐらいしか続けられないのだろうと思える。それは、バランスをとるための前後の許容量がほとんどないからである。

　私は、このパルヴァタ・アーサナに関してはほぼ完成レベルに達している。最も難しいと思える頭上で合掌した状態で2〜3分ぐらいは保てる。アイアンガー氏の写真にある胸の前で合掌するアーサナの場合は、わたしの生徒でも30秒ぐらいは保てる人もいるが、最初は2、3秒保つのも大変だろう。そのぐらいむずかしいアーサナなので、すぐにバランスがとれなくてもあきらめずに挑戦してほしい。

◆準備型◆

1．ヴァジュラ・アーサナ（金剛坐）から足先を立てる。
2．右足を内側に折り曲げて左足の付け根に乗せてから、ひざ立ちになる。
3．両手を真上に伸ばして合掌する。
4．つま先を立てている左足先を伸ばして床から離し、その足先のコントロールで30秒ほどバランスを保

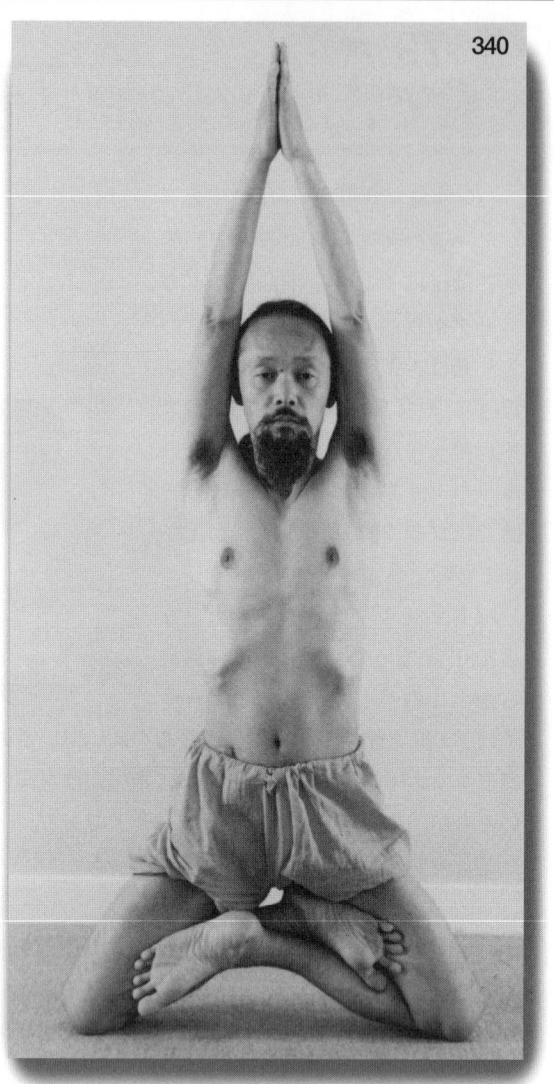

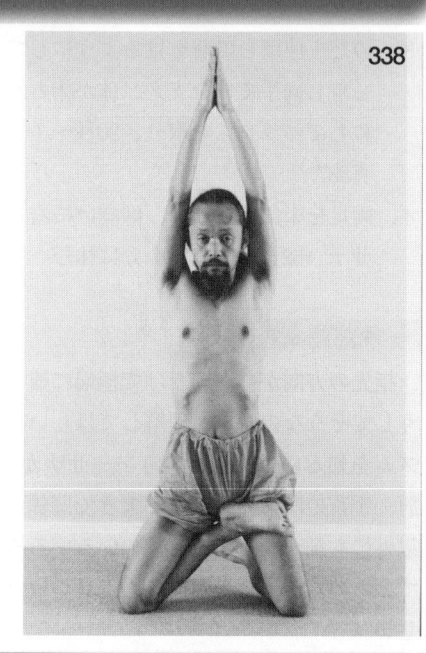

つ（写真338）。
5．足を替えて、1〜4を同じようにおこなう。
6．ヴァジュラ・アーサナになり呼吸をととのえる。

◆注意点◆

完成型はかなり難しいので、準備型でこのバランスの感じをよくつかんでおくこと。とくに、両手を真上に伸ばして合掌する、というのは完成型では非常に難しいので、これで体感としてつかんでおくように。

◆行法◆

1．パドマ・アーサナ（蓮華坐）から両手を床について腰を浮かし、ひざ立ちになる。
2．両手を床から離し、その両手のコントロールでバランスを取る。
3．バランスが安定したら胸の前で合掌する（写真339）。
4．さらに大丈夫なら両手を真上に伸ばして合掌する（写真340）。
5．バランスが取れなくても1〜2分ぐらい練習してから、スカ・アーサナ（51頁参照）で休み、呼吸をととのえる。

◆注意点◆

完成型に成功するには、視線を一点に定めることが重要である。わたしが完成型で1分以上保てるときには、2〜3メートル先の床の5ミリぐらいのシミを見つけて、そこに集中するのである。そのシミがちょうどいい距離のちょうどいい角度で、わたしの目に入って来たら確実に1分以上続くのだ。その位置がほんの少しずれているとなかなか成功しない。それほど視線を一点に定めるというのは大切なのである。

さらにこのパルヴァタ・アーサナの完成型に成功するには、ひざのコントロールが大変である。わたしが2〜3分ぐらい続けている間の、ひざの状態というのは、前後左右に激しく動き回っているのである。バランスをとるために1ミリから2ミリぐらいの可動域で忙しく動き回っているのだ。それを外部から見るとほとんど動いていないように見えるのである。

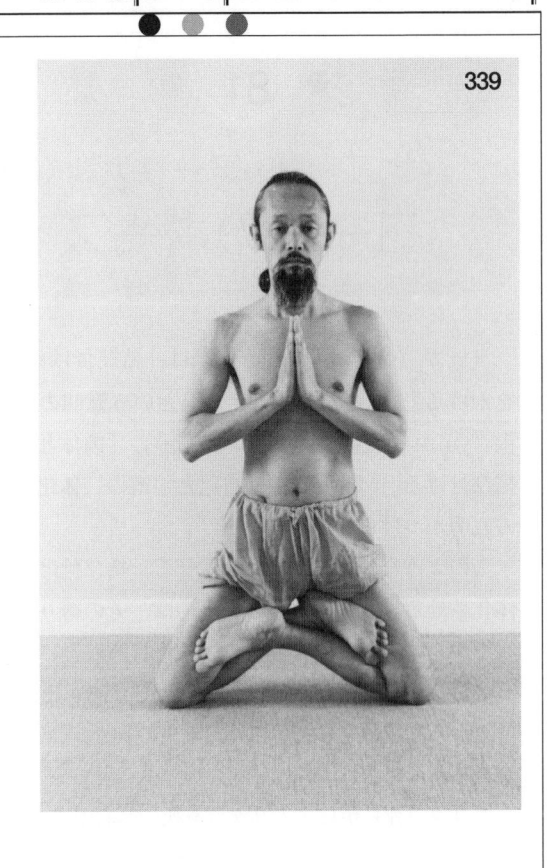

81 ヨーガ・アーサナ
ヨーガのポーズ

ヨーガ（**yoga**）という言葉は「結び付ける」「軛をかける」「しっかりと抑える」という意味の動詞語根√yujから派生している。そこから、「肉体と精神を結び付ける」「梵我一如」「自己と宇宙の一体化」などの説明がつけられている。

このような、なにかを融合させる、結び付ける、一体化させる、縛り付けるというのは、その縛り付けた状態からすべてを解き放つ、という目的が奥に隠されている。自己と宇宙が結び付いたとしても、その結び付きからも解放されて、初めて本当のムクティ（解脱）が得られるのである。

ムリタ（死）からアムリタ（不死）へ向かうように、ヨーガ（結合）からムクティ（解放）へ向かうのである。このヨーガ・アーサナも表面的には縛り付けた形なのだが、その形から、すべての解放へ向かうという内容が含まれているのである。

◆行法◆

1. パドマ・アーサナ（蓮華坐）になり、両手を外側に向けてひねった状態から足の裏と手のひらを合わせる。
2. ひじを伸ばして腕が体の支えになるようにして、背すじを伸ばす。
3. 目を閉じてエネルギーの流れをつかみ取り、更にそのエネルギーの流れをしっかりとしたものにさせる（写真341）。
4. エネルギーの流れがしっかりしたら、そのエネルギーの流れる量を増やしていく。

《修行者へのヒント》

エネルギーの流れをつかみ、流れる量を増やしていくには、いくつかのテクニックがあるが、本書で説明できるテクニックと説明できないテクニックがある。

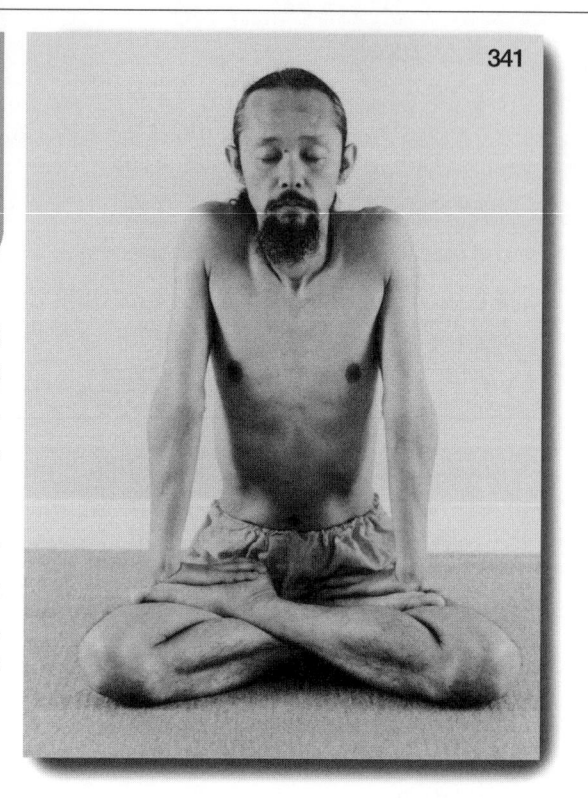

ここに書き出すのは、当然説明できるものであるが、まずは、それを完全にマスターしなければならない。そして、このヨーガ・アーサナのタントラの秘法に当たる「説明できないテクニック」については、私から直接１対１で教わる、という形での可能性は残されている。

まずエネルギーの流れをつかむために、右手のひらに意識を集中する。そしてその右手のひらからエネルギーを送り出す、というイメージを持つ。そういうイメージを持ったときに、そのイメージとは別に、実際の肉体感覚としてどんな感じがするかを探る。

手のひらから左足に向けて、なんらかのエネルギーの流れを感じ取ることができたら、それがどこまで流れていき、どの当たりで弱くなり、どの当たりで消えるか、というのをしっかりと観察する。

次にそのエネルギーの流れをしっかりとしたものにするために、一定のパターンで体内をたどっていく「意識の旅」の練習をする。次に示す通りにポイントを移動して、最初はその通りにエネルギーが流れているというイメージを持つようにする。

この順路を、最初のうちは一つひとつのポイントを確認しながら巡っていくようにする。そのために一巡するのに時間がかかってもかまわないから、いいかげんにやらないようにすることが大切である。いいかげんな巡り方になったら、この行法は意味のない無駄なものになってしまう。

とくに手のひらから足の裏へのつなぎは、しっかりとしなければならない。この部分が非常に重要なのである。もし「両手を外側に向けてひねった状態から足の裏と手のひらを合わせる」というのができなければ、そのまま手のひらと足の裏を合わせてもいいが、その場合には、せめてぴったりと合わさるように注意してほしい。そして手のひらから足の裏にしっかりとエネルギーの流れをつなげるようにしなければならない。

そして確実にエネルギーを一巡させることができるようになったら、徐々にその時間を短縮していく。確実に巡らせられれば、どんなに早くなってもかまわない。

参考までに私の一巡する早さを、実際の時間ではなくて、イメージとして捕らえてもらうための言葉で表現すると、「高速回転で巡る」となるだろう。この「高速回転で巡る」ことが、空中浮揚のための膨大なエネルギーを蓄積するのに、非常に役立っているのである。

右手のひら→左足の裏→足首→ひざ→股関節→ムーラーダーラ・チャクラ（脊椎最下部）→スヴァディシュターナ・チャクラ（仙骨叢）→マニプーラ・チャクラ（臍部）→アナーハタ・チャクラ（心臓部）→ヴィシュッダ・チャクラ（咽頭部）→アージュニャー・チャクラ（眉間）→ビンドゥー・チャクラ（後頭部）→ヴィシュッダ・チャクラ（咽頭部）→左肩→ひじ→手首→左手のひら→右足の裏→右足首→右ひざ→右股関節→ムーラーダーラ・チャクラ（脊椎最下部）→スヴァディシュターナ・チャクラ（仙骨叢）→マニプーラ・チャクラ（臍部）→アナーハタ・チャクラ（心臓部）→ヴィシュッダ・チャクラ（咽頭部）→アージュニャー・チャクラ（眉間）→ビンドゥー・チャクラ（後頭部）→ヴィシュッダ・チャクラ（咽頭部）→右肩→右ひじ→右手首→右手のひら

82
ヴァーマデーヴァ・アーサナⅡ
ヴァーマデーヴァ聖仙のポーズⅡ

　ヴァーマデーヴァという名前の神様に捧げられたこのアーサナも、完成度を高めると、写真344のようになる。一番のポイントは足の甲が合わさっていることで、手で足をつかむ必要がなくなるので、手のムドラーが自由に組めることだ。

　手でムドラーを組むというのは、表面的な形の問題ではなく、体内を流れるエネルギーをコントロールするという大きな役割がある。その意味で手のムドラーが自由に組めるということは、アーサナとしての完成度が高くなるのだ。

◆行法◆

1. 足先が左にくる横坐りになる。
2. 左手で左足先をつかんで立てて、体の横から前方にもってくる（写真236）。
3. 右手で右足先をつかんで持ち上げ、両足の裏を合わせて10秒ほど保ち、呼吸をととのえる（写真237）。
4. 両足を少し離してから、上下に交差させて、両足の甲が合わさるようにする。
5. 胸の前で合掌して20秒ほど保つ。
6. そのまま両手を上に上げて伸ばし、頭上で合掌し10秒ほど保つ（写真342）。
7. 左手をしっかり真上に伸ばして、そのひじを頭の後ろから右手でつかむ（写真343）。
8. つかんだ左ひじを右肩の方に引き寄せ、エネルギーコントロールをする（写真344）。
9. 次に右手をしっかり真上に伸ばして、そのひじを頭の後ろから左手でつかむ。
10. つかんだ右ひじを左肩の方に引き寄せ、エネルギーコントロールをする。
11. 戻したら、スィッダ・アーサナ（またはパドマ・アーサナ）で短い瞑想に入る。

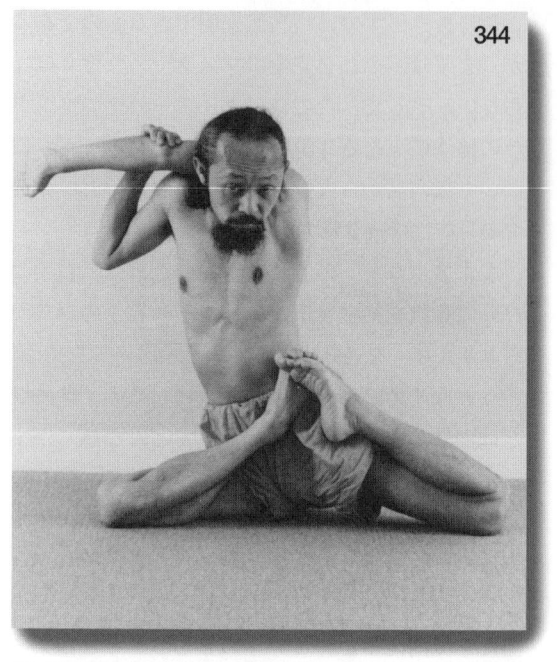

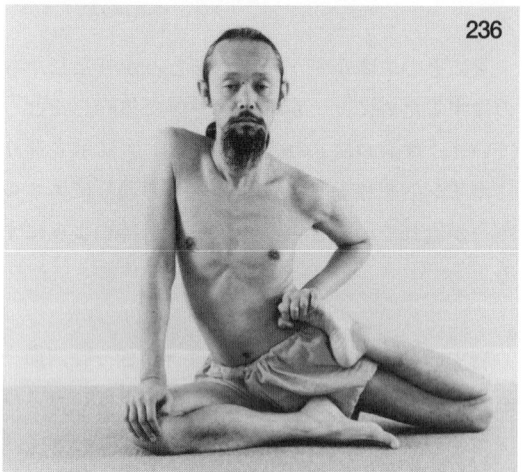

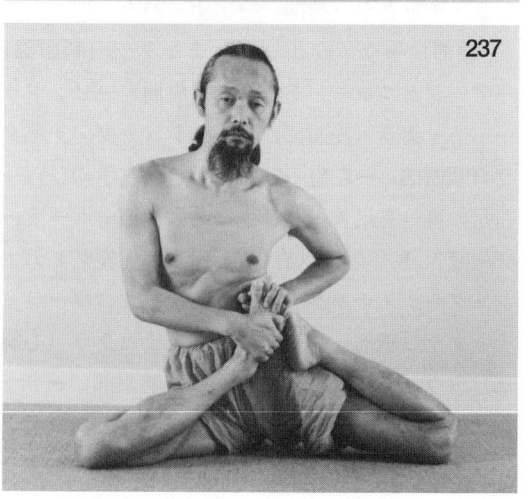

12. 足先が右にくる横坐りになり、2〜11を同じようにおこなう。

《修行者へのヒント》

　ヨーガのアーサナは、完成型ができればいいのではなく、その完成型で何をするか、が本当は問題なのである。簡単なアーサナでも、「完成型からどうするか」で完成度に大きな差がでてくる。

　このヴァーマデーヴァ・アーサナ「の完成型は、普通ではとてもできないようなむずかしいものだが、単に表面的な形だけなら、こんなむずかしいアーサナをする必要はない。体内のエネルギーをタントリックなコントロール法で流し、空中浮揚に使えるような状態に変化させるのである。

　もう少し説明すると、背骨を中心に左右を通っているイダー・ナーディー（陰のエネルギー管）とピンガラー・ナーディ（陽のエネルギー管）を、細かなコントロールで融合させ、爆発的なエネルギーを引き出す役目を果たしているのが、このヴァーマデーヴァ・アーサナの完成型なのである。

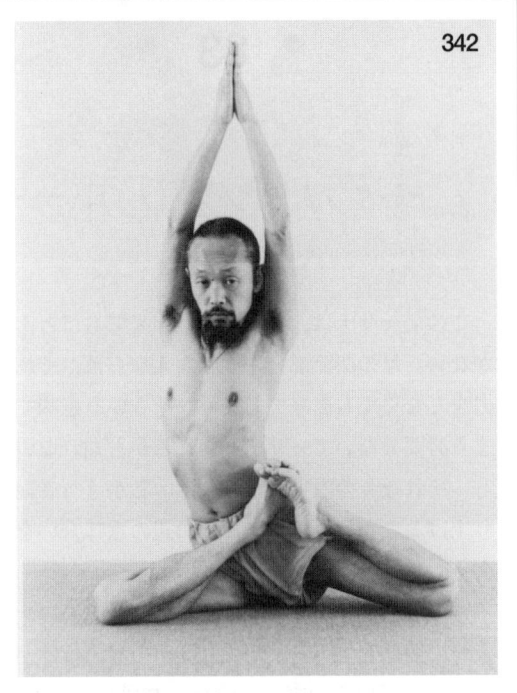

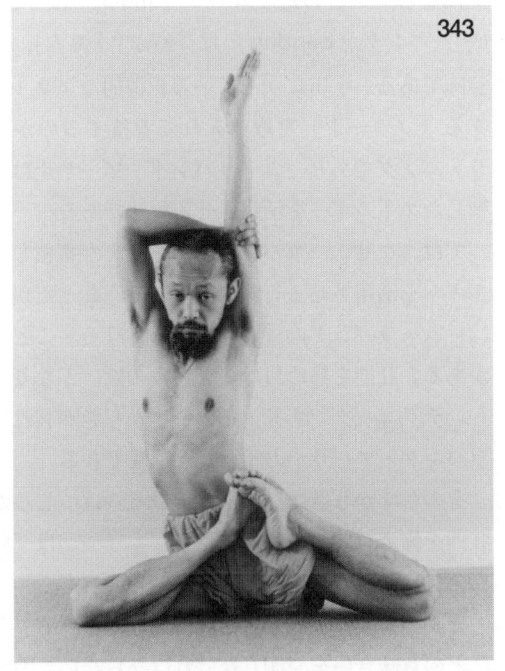

83
ムーラバンダ・アーサナ
ムーラバンダのポーズ

　このアーサナは、単に形だけ出来てもほとんど意味がない。足の関節部分が柔軟な人ならば、それほど努力をしなくても出来てしまう。そういう意味では、あまり必要のないアーサナといえるかも知れない。しかし、それなりの内容がなければ、私が『行者編』で取り上げることはないので、その辺の意味合いを説明しよう。

　このアーサナは名前の通り、「ムーラ・バンダ」が大いに関係している。つまり肛門の締め付けがポイントになっているのだ。ムーラ（mūla）は「根」「基底」、バンダ（bandha）は「結ぶ」「縛る」、という意味である。宇宙に満ちている根源的なエネルギーである「プラーナ」を取り入れて蓄積するのが、ムーラ・バンダであり、ムーラバンダ・アーサナはその蓄積したエネルギーを活用させる行法である。

　では、なぜムーラバンダ・アーサナが蓄積したエネルギーを活用させる行法なのかということだが、それは、ムーラバンダの「肛門を締め付ける」ことと関係がある。肛門を締め付けるというのは、かなりむずかしいテクニックであり、そのむずかしさが判ればムーラバンダ・アーサナの重要さが理解できる。

　そのむずかしさは二つあり、ひとつは「しっかりと肛門を締め付ける」ことであり、もう一つは「肛門を締め付けた状態を持続する」ということだ。

　そこでまず「しっかりと肛門を締め付ける」ということの意味合いを説明しなければならない。力ずくで肛門を締め付けるのは一番だめな方法である。

　第一段階としては力を使うが、それも尻全体ではなく肛門周辺のなるべく少ない範囲に集約させる必要がある。つまり締め付けるべき肛門のあたりだけに力がかかって、それ以外の部分は力が入っていない状態にしておかなければならない。

　力をあまり使わないでも「しっかりと肛門を締め付

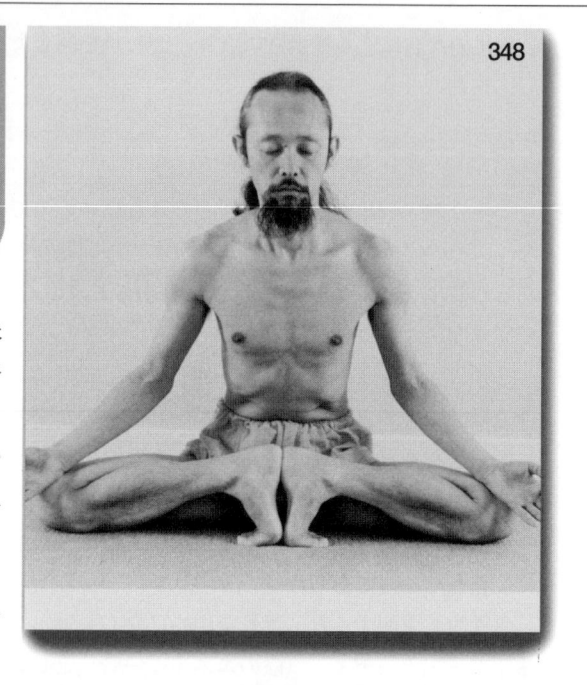

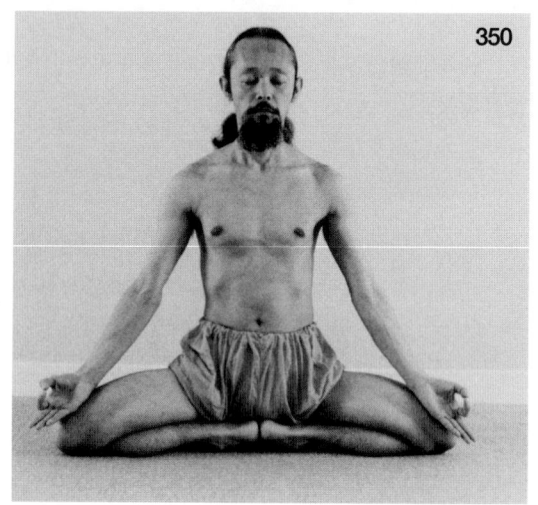

ける」ことができるようになったら、肛門の内部だけを締め付けるようにする。この段階に至るには、少なくとも100万回ぐらいは「肛門の締め付け」の練習が必要だろう。

そしてもう一つの「肛門を締め付けた状態を持続する」というのだが、これは普通では絶対にできないと言ってもいいぐらいのむずかしさがある。

そこでムーラバンダ・アーサナが役に立ってくるのである。ムーラバンダ・アーサナは両足を外旋させるので、それによってごく自然に肛門の締め付けが生じて、その状態を持続できる。しかも肛門の内部だけを締め付ける、という点でもムーラバンダ・アーサナならば肛門の周辺に力を入れる必要がないので、これも都合がいい。

両足を外側に回転させる、という動作がそのまま「肛門を締め付け」「肛門を締め付けた状態を持続する」ことになる。ムーラバンダ・アーサナはまさに、その名の通り「肛門を締め付ける」アーサナなのである。

そして理想的な状態で肛門の締め付けがおこなわれるので、エネルギーが蓄積され、活用できるのである。この部分はタントラ的要素が強いので、ヨーガ経典やいくつかの文献でも触れられていないことが多い。

さらに、活用させる具体的な方法については、一対一でなければ絶対に教えることのできないタントラ部分なので、ここでは説明できない。各人が細かな観察能力を使って見つけだしていってほしい。

◆準備型◆

1. 両足を前に出して坐り、右足を内側に折り曲げる。
2. 右足の足先からかかとまでを立てる（写真345）。このときに、足先からかかとまでがなるべく垂直になるようにするのと、ひざと腰をなるべく床に安定させ20～30秒ほど保つ。
3. 折り曲げる足を替えて同じようにおこなう。

◆行法Ⅰ◆

1. 両足の裏を合わせて、両手をかかとの下へ入れて足先をつかむ（写真346）。
2. 足先をつかんだ両手を引き寄せるようにして、足先からかかとまでを立てる。

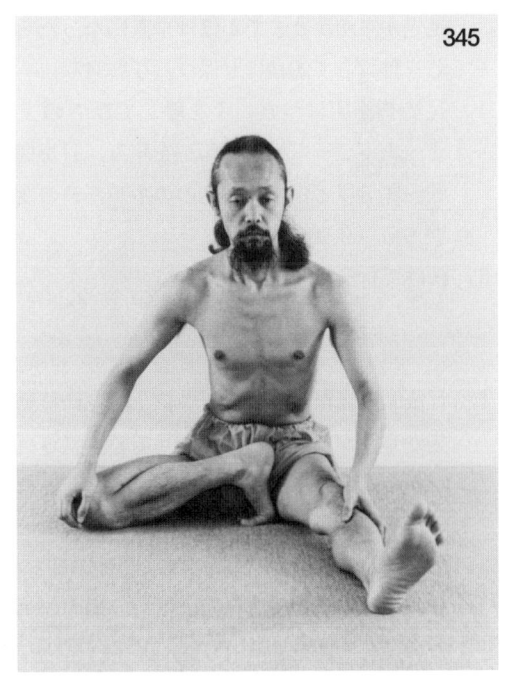

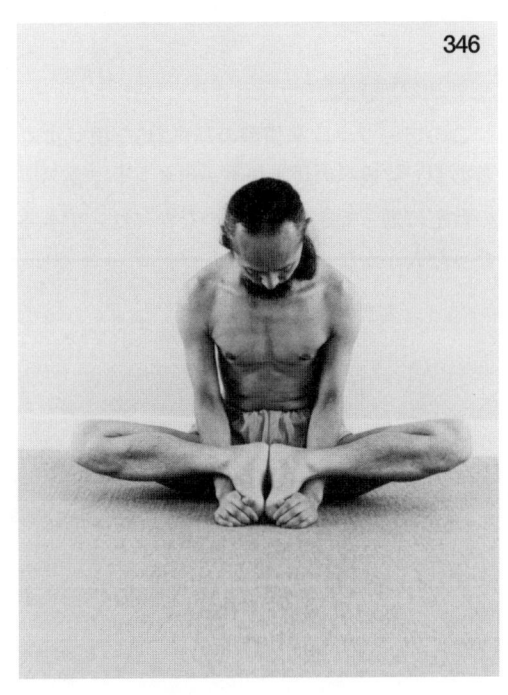

3．足先からかかとまでがほぼ垂直になったら、背すじを伸ばして20秒ほど保つ（写真347）。
4．足の指を床につき、手を離してひざの上でギヤナ・ムドラー（智慧の印）を組み、目を閉じて30秒～1分ほど保ち、体内のエネルギーの変化を観察する（写真348）。
5．続けて行法Ⅱに入る。

◆行法Ⅱ◆

1．行法Ⅰの4から、少しずつ体を前方に移動し、足先からかかとを返して寝かせていく（写真349）。
2．かかとが前方を向き、足先が後方を向いた状態でその上に体を乗せる。
3．ひざの上でギヤナ・ムドラー（智慧の印）を組み、目を閉じて30秒～1分ほど保ち、体内のエネルギーの変化を観察する（写真350）。
4．戻したら、スカ・アーサナ（写真54・55）で休む。

◆注意点◆

このアーサナは準備型の写真345を根気よく練習するのが、完成への最大のキーポイントである。現に私の教室に通ってきている人のなかには、できるようになった人がかなりいる。

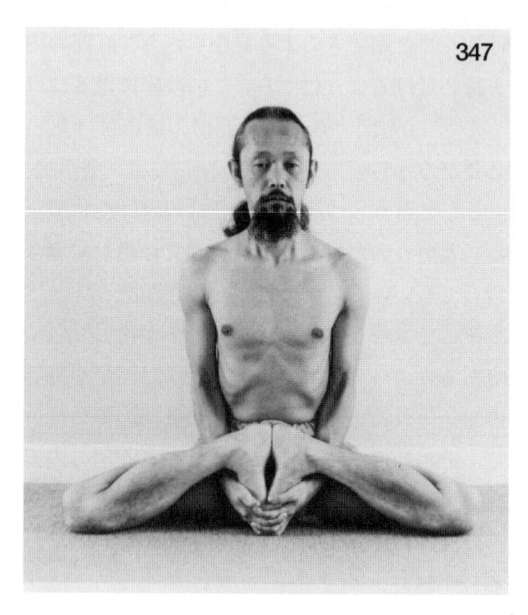

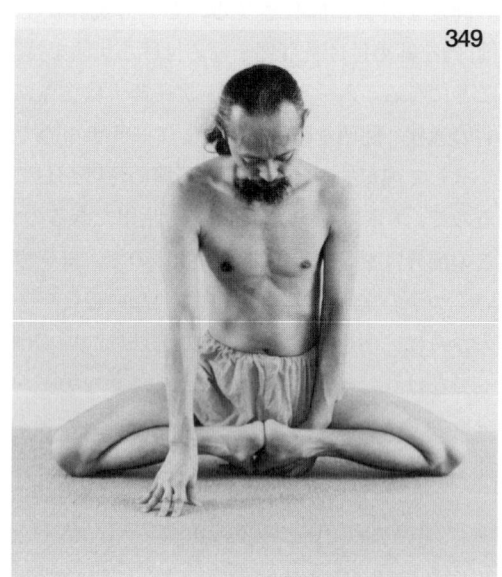

column 05

レベルの高いヨーガとは？

　ヨーガに熟達するためには、何に気をつけてアーサナを実践すれば良いのでしょうか？　たとえば非常に難易度の高いアーサナが上手にできるようになるとか、バランスのアーサナを長く続けられるだとか、数多くのアーサナを知っているとか、いろいろ考えられます。

　しかしヨーガに熟達するために必要なのは、「自己観察力を高める」「自己コントロール能力を高める」だけなのです。いくら難易度の高いアーサナができても、観察力がなくてコントロール能力もなければヨーガのレベルは低いです。同じようにバランスのアーサナを長く続けられても、数多くのアーサナを知っていても、観察力が足りなかったり、自分自身をコントロールできていなければ、ヨーガに卓越していることにはなりません。

　その逆に難易度の高いアーサナができなくても、バランスのアーサナを長く続けられなくても、数多くのアーサナを知らなくても、繊細な観察力があり、自己コントロール能力が高ければ、卓越したヨーガ行者になれます。

　アーサナとアーサナの間に休息で坐った時に、自分の呼吸の状態を観察し、少しでも乱れていればコントロールし、身体の状態を観察し、無駄な力が入っているところがあれば、そこの力を抜きます。身体の状態というのは刻々変化しますので、それも細かく観察し、さらに心の変化も観察します。

　こういった観察とコントロールを、逆立ちのときも、ひねりのポーズ、前屈のポーズ、バランスのポーズ、呼吸法、瞑想などのときにも、しっかりとできていればレベルの高いヨーガを実践しているといえます。

84 カンダ・アーサナ
カンダのポーズ

354

　カンダ（kanda）とは「球根」「結び目」という意味である。尾骶骨部のムーラーダーラ・チャクラに眠っているとされているクンダリニーは、別の説によればへその少し下のカンダに眠っているという。そのカンダの部分を足で圧迫してクンダリニーを覚醒させるのが、このカンダ・アーサナである。

　私は1982年2月頃にこのカンダ・アーサナで足首を痛めた経験がある。スタジオで写真撮影したのだが、4〜5時間かけて女性のアーサナを撮影して、最後に私のアーサナを撮ることになった。4〜5時間体を動かしていない上に真冬でスタジオが寒くて体が冷えきっていた。

　時間が限られているので、どうしても撮ってしまわなければならない、ということになり、多少無理をしていくつかのアーサナを撮った。そして最後にカンダ・アーサナも撮ることになり、撮影を始めた。

　そして足の甲を合わせて上に持ち上げたときのことだ。いきなり「バリバリッ」という音がスタジオ中に響き渡った。一瞬なんの音だか判らず、全員キョロキョロしてしまった。私だけが、足首の靭帯を切ったのだということが判った。左足の甲のあたりの靭帯が切れたのだ。最後のアーサナだったので、そこで撮影は終了となった。

　それ以来、カンダ・アーサナをやらなくなり10年以上が経過した。『ハタ・ヨーガ』の出版に向けての写真撮影が1993年秋頃から始まり、カンダ・アーサナも撮ろうということになり、試してみたが以前のようにはいかなかった。ただ、一回毎に少しずつ出来具合が良くなり、1994年1月の撮影で、以前と同じレベルの出来具合になった。それが写真354である。

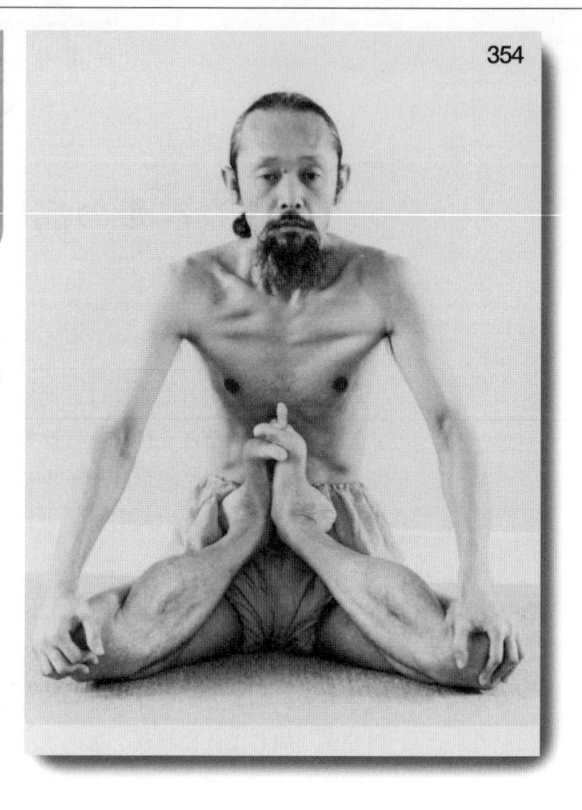

◆行法◆

1. 足の裏を合わせて坐った状態から足先をつかみ、足の甲を合わせていく（写真352）。
2. 足の甲を合わせたまま上に引き上げる（写真353）。
3. かかとが腹部を押す状態にして、ひざの上に手を置き、中空を見つめて30秒〜1分ほど保ち、体内のエネルギーの変化を観察する（写真354）。
4. 戻したら、スカ・アーサナ（写真54・55）で休む。

《修行者へのヒント》

このアーサナも、両足が外側に回転するので、当然体の内部へ向けてムーラバンダがかかった状態になる。クンダリニーを覚醒させ、スシュムナー・ナーディー（中央エネルギー管）を上昇させる効果はあるが、その前に基本的なアーサナやプラーナーヤーマでナーディーの詰まりが取り除かれていなければならない。

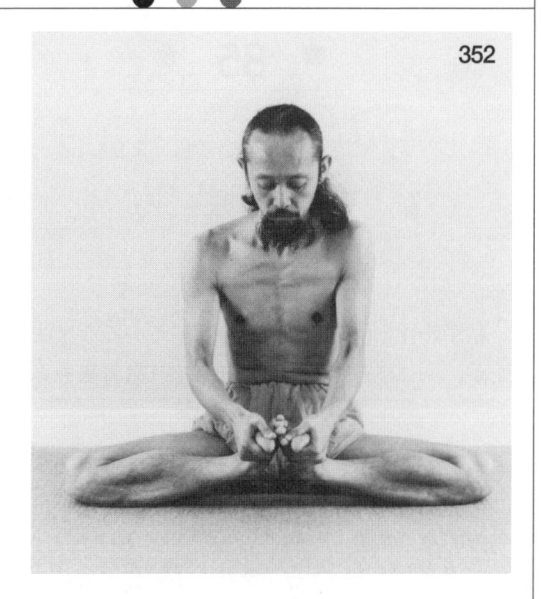

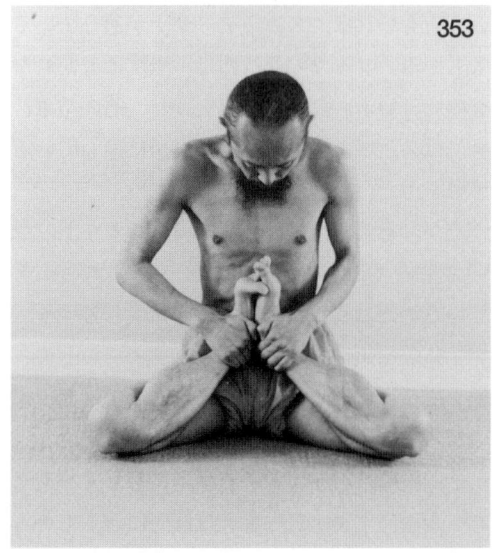

85
マハーパドマ・アーサナ
大蓮華坐

　私が修行を積んでいく過程でいろいろな坐法を覚えたが、一つひとつの坐法はそれぞれに特徴をもっている。

　アーサナに卓越していくにはパドマ・アーサナがあり、瞑想に熟達していくのにはスィッダ・アーサナが効果的だ。無論、瞑想に適した坐法というのは、人によってちがう。パドマ・アーサナが最も適しているという人もいれば、スカ・アーサナが適しているという人もいる。ヨーガの修行には、坐法は欠かせないものなので、いろいろな坐法を実践し、その結果、私の場合にはスィッダ・アーサナが瞑想に適しているという感触を得た。

　だが、それだけでは、私は満足できなかった。「瞑想をする」のには、スィッダ・アーサナが適しているのだろうが、瞑想によって生じるべき、サマーディ体験や超常的能力（スィッディ）などの各種の状態を得るには、はたしてスィッダ・アーサナが最適なのだろうか。

　その疑問はパドマ・アーサナに対しても同じようにあった。パドマ・アーサナは瞑想に適している、というのがヨーガの定説になっているのだが、私には納得しきれないものがあり、それがどうして納得できないのかは判らないままだった。

　そして、修行が進み、体内のエネルギーをコントロールするテクニックが身についてくるにつれて、その疑問が何だったのかが判ってきた。

　それは、スィッダ・アーサナの場合もパドマ・アーサナの場合も、エネルギーの流れを最高の状態にするには、若干欠けている部分があったからなのだ。

　そこに気づいてから、その欠けている部分を補ってバランスの取れた坐法がないものだろうかと、試行錯誤を続けた。

　その結果、コロンブスの卵のように、気づいてみれ

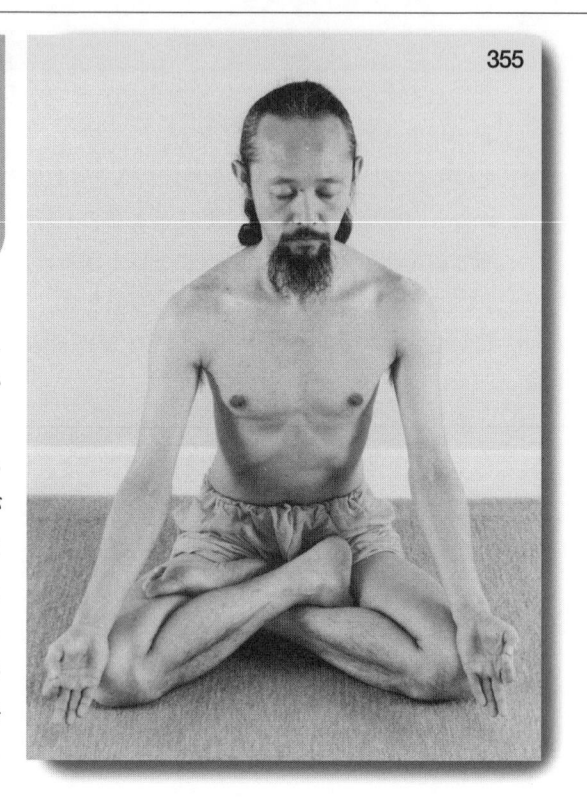

ば「なーんだ」と言われるかも知れないが、私のオリジナルの坐法が生まれた。

　パドマ・アーサナの要素、スヴァスティカ・アーサナの要素、スィッダ・アーサナの要素、ムーラバンダ・アーサナの要素などが含まれている、このアーサナを私は「マハーパドマ・アーサナ」とした。

　実際にこのマハーパドマ・アーサナで瞑想をすると、私の場合にはエネルギーの流通が良すぎて、逆に長時間できない、ということが判明した。——というか、このまま長時間瞑想を続けると、肉体を保っていられなくなる。つまりマハー・サマーディ（偉大なる悟り）といわれている、物理的な意味での「死」に至るのではないかと思われるのだ。

　ヨーガ行者としては、最も理想的な「マハー・サマーディ」に至れるのなら、喜んで死ねばいいようなものだが、その、ヨーガ行者として最高の栄誉を受けるのは、私にはもう少し先のようである。

　その後も、ときどき「マハーパドマ・アーサナ」で坐ることはあるが、本格的な瞑想はしない。私のオリジナルの坐法は、皮肉なことに私自身が本格的に使用することはできないのだ。このマハーパドマ・アーサナを私は、自分自身に対して使用禁止とした。

　しかし、空中浮揚やシャクティチャーラニー・ムドラーを身につける以前の人には、当然修行の助けとして大いに役立つので紹介することにする。

◆行法◆

1．両足を前に伸ばして坐り、足先を少し開く。
2．左足を内側に折り曲げて、右足の付け根の上に乗せる。
3．右足を内側に折り曲げて、足先を左足の太ももふくらはぎの間に差し入れる。
4．右足は足先から踵までをなるべく垂直になるように立てる。
5．自分の瞑想に入る（写真355）。
6．適度なところで、足の組み方を替えて、同じようにおこなう。

《修行者へのヒント》

　ハタ・ヨーガのアーサナはすべて、表面的な形だけで捕らえてはいけない。とくにこの『意識革命の行法』は、形の難しさに捕らわれ過ぎるとだめである。完成型にはほど遠い状態だとしても、自己観察力と意識のコントロールがしっかりとできていれば、内容的には完成度が高いアーサナになる。

86 ダンダ・アーサナ
杖のポーズ

ダンダ（daṇḍa）は「杖」という意味であり、このアーサナは、ヨーガ行者が片方の足に寄り掛かって坐る格好が、杖に寄りかかっているように見えるので付けられた。また、ヨーガ行者の持ち物としての杖の意味もある。

◆行法

1. 足先が左にくる横坐りになる。
2. 左手で右足首をつかみ、右手で右足先をつかみ右胸の方に引き寄せる。
3. 右手を離し、右脇の下に右足が入り込むようにしてから、右手を背中の方に回す。
4. 左手も背中の方に回し、後ろで腕をつなぐ。
5. 中空を見つめて30秒〜1分ほど保ち、体内のエネルギーの変化を観察する（写真351）。
6. 戻したら、スカ・アーサナ（写真54・55）で休む。

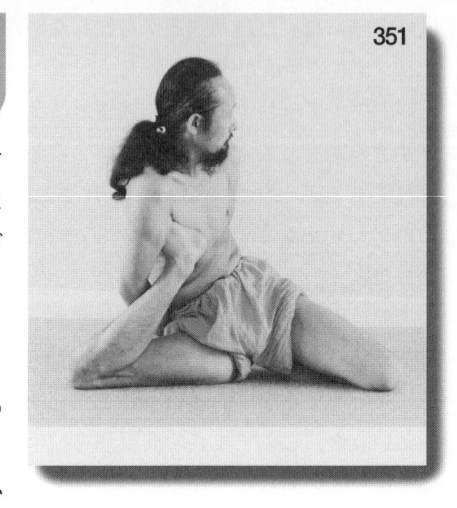

column 06

ヨーガで未病を解消する

　なんとなく調子が悪い、やる気が出ない、だるい、疲れやすいといった症状を感じている人は多いでしょう。そういう状態を「未病」といいます。未病は中国伝統医学に由来する概念で、病気にまでは至っていない症状のことです。ヨーガには「未病」という言葉はありませんが、そういう症状を改善する効果はあります。

　未病状態は、そのままにしておくと、いずれは病気に移行する可能性があります。当然その手前で解消しておきたいものです。ヨーガにはあらゆるバランスを整える効果があります。その意味で、身体のバランスの崩れからくる未病やいろいろな病気に、ヨーガが効果的なのも当然です。

　ヨーガによって感覚が研ぎ澄まされると、自分の内臓の状態や血液循環の具合なども、危険信号が発せられる前に感知できるようになります。そうなるために、難しいポーズを覚える必要はありません。基本的なヨーガを実践していく中で、徐々に自分の身体の状態を知っていくのです。

　ただ坐っているだけでも、身体のどこかに無駄な力がはいっているのに気づいたり、呼吸の乱れに気づいたりということです。自分の状態を観察する習慣がつくと、ほんのちょっとした体内の変化でも判るようになります。それによって、体内から発せられている危険信号を感知できるのです。未病状態になる以前に自分の異常を見つけられれば、体調管理はほぼ万全だといえます。

　薬を服用すれば、即効が期待できる反面、副作用や薬害などの心配があります。しかし、ヨーガは自分自身が実践して、自分自身の体調を管理できるので、正しく実践すれば、副作用も害もありません。ヨーガを実践すれば、少なくとも現在より健康な状態に向かうことだけは確かです。まずは、簡単なポーズから始めてください。

『行者編』

第4章 身体昇華の行法

　ヨーガの行法には、クリヤーという身体を浄化する各種のテクニックがある。わたしが、この一連の行法を初めて実際に見たのは、1977年にインドに行ったときのことだった。

　ダウティ・クリヤーという胃の洗浄法と、ネーティ・クリヤーという鼻の洗浄法と、バスティ・クリヤーという大腸の洗浄法が主におこなわれていた。それぞれに、布やゴム管などを使うのだが、わたしはその器具を購入して帰国後しばらくは実践した。

　しかし、わたしは現在ほとんどやっていない。なぜ、わたしが続けなかったかというと、肉体に対する考え方の相違なのだが、それについては後で触れることにして、参考までにその行法をここで紹介しておく。

87 ダウティー・クリヤー　布での胃の浄化法

　ダウティー（**dhauti**）は「川」「春」という意味であるが、ダウティー・クリヤーはたぶんダウタ（**dhauta**）から来た言葉だと思われる。ダウタとは、「洗う」「浄化する」「磨く」「輝かせる」といった意味である。

　包帯状のやわらかな布を少しずつ飲み込んで、胃の中に溜め込む。そしてナウリ・クリヤーの要領で腹部を動かし、胃の中の汚れを布に付着させてから、ゆっくりと取り出す。

　布の長さは、ハタヨーガ・プラディーピカーによれば3.5メートルぐらいとなっているが、7メートルと書いた本もあるし、指導する人によってまちまちである。わたしの体験からすると7メートルの長さはいらない。3メートル以上あれば問題ないと思う。

　布はそのまま飲み込むのではなく、ぬるま湯に浸してから先端を喉の奥へ指で押し込む。最初のうちは、途中で吐き出すことになるかも知れないが、毎日根気よく少しずつ飲み込むようにすれば、数日で3メートル以上の布を飲み込むことができるようになる。

　飲み込んでナウリ・クリヤーで腹部を動かしたあとで、その布を引き出すのだが、少しずつ気をつけながらおこない、途中で引っ掛かるようなら、ぬるま湯を少し飲んでから引き出すようにする。

　ハタヨーガ・プラディーピカーの二章二五節によれば「ダーウティ作法の力によって、セキ、ゼンソク、脾臓の病、らい病等粘液体質の過剰から生ずる二十の病気が消えることは疑いない」とされている。

88　クンジャラ・クリヤー　水での胃の浄化法

　クンジャラ（kuñjara）は「象」を意味する。

　布を飲み込む方法とは別に、胃の中を洗浄する方法がある。生理食塩水を大量に飲んでから、吐き出すというものだが、だいたい2〜3リットルぐらいを飲む。

　その後に、やはりナウリ・クリヤーで腹部を動かして胃の中を撹拌してから、指を口の奥に入れて、嘔吐の要領で飲んだ水を吐き出す。

89　ネーティー・クリヤー　紐での鼻の浄化法

　50センチ程度の紐かネーティー・クリヤー専用のゴム管を使う。紐の先端を片方の鼻孔から奥へ入れていく。最初は途中でくしゃみがでたり、涙がでたりするので、無理に押し込まないで、数センチ入ったところで引き出してもかまわない。

　それを毎日続けていると、先端が喉の奥に出てくるので、口の中へ指を入れてその先端をつまみ、口の外へ引き出す。そして紐の両端をもって数回しごいてから、口の外へ出ているほうから引き出す。別に用意したもう一本の紐で、もう片方の鼻孔も同じようにおこなう。

　ハタヨーガ・プラディーピカーの二章三十節によれば「ネーティの作法は頭の中を清め、霊的な直観を与え、肩より上に生じたいろいろな病気の類をすみやかに無くする」とされている。

90　ジャラ・ネーティー　水での鼻の浄化法

　紐を鼻から口へ通すネーティー・クリヤーよりは簡単にできる行法でジャラ・ネーティーというのがある。それは、鼻孔から口へ水を流す方法である。

　まず急須とかティーポットなどの注ぎ口のある器を用意する。それに水かぬるま湯でもいいが、生理食塩水を入れるほうが適当だろう。そして片方の鼻孔が上になるように首を傾けて、その鼻孔から生理食塩水を流し込む。口を開けておいて、そこから生理食塩水が流れ出るようにする。器に入っている分を流し終えたら、同じ要領でもう片方の鼻孔から口へ流すようにする。

　風邪のときには、このジャラ・ネーティーは効果があるので、修行としてではなくても、誰にでもおすすめできる。

91 ウッディーヤナ・バンダ 内臓引き上げのポーズ

ナウリ・クリヤーをマスターするには、その前にウッディーヤナ・バンダという行法をしっかりと覚えなければならない。

ウッディーヤナ（uḍḍīyana）は「飛び上がる」という意味であり、息を吐いて止めた状態で起きる真空圧で内臓が腹部から胸部の方へ引き上げられる行法である。ウッディーヤナ・バンダもナウリ・クリヤーも必ず朝の空腹時におこなうこと。中腰の状態で太ももの上に両手を置いておこなう。

まず可能な限り息を吐き切るのだが、そのためには口からではだめだ。必ず鼻から吐くようにして、一度ではなく、何度か続けて絞り出すように吐く。そして吐き切ったら息を止めて絶対に吸い込まないようにする。

胸郭を拡げると、内臓が上部へ引き上げられ、腹部がお椀の内側のような状態に引っ込む（写真356）。そのまま10～20秒ほど保ってから息を吸いながら戻す。ちゃんとできると、内臓が「ぐりぐりっ」という感じで上がっていくのが判る。

腹部に力を入れて引っ込めようとするのは間違いである。むしろ腹部は力が入ってないで「ぺこっ」と引っ込んでしまう、というのが正しい。

ウッディーヤナ・バンダは腹部を「ぺこぺこ」と出し入れする方法を取るケースがあるが、残念ながらその方法はウッディーヤナ・バンダとしては最悪である。なぜなら、バンダがほとんどかからないからである。

腹部を「ぺこぺこ」と出し入れするのなら、一回毎にちゃんとバンダをかけなければならない。一回毎に真空圧でちゃんと腹部がお椀の内側のような状態に引っ込むのであれば正しいが、それには一回がちゃんとできなければ無理なことである。

だから、まずは一回だけをしっかりとおこなうようにしなければならない。ちゃんとした真空圧を作れれば、のどの部分に窪みができる。そしてウッディーヤナ・バンダをしっかりとマスターすることがナウリ・クリヤーをマスターする最大の秘訣なのである。

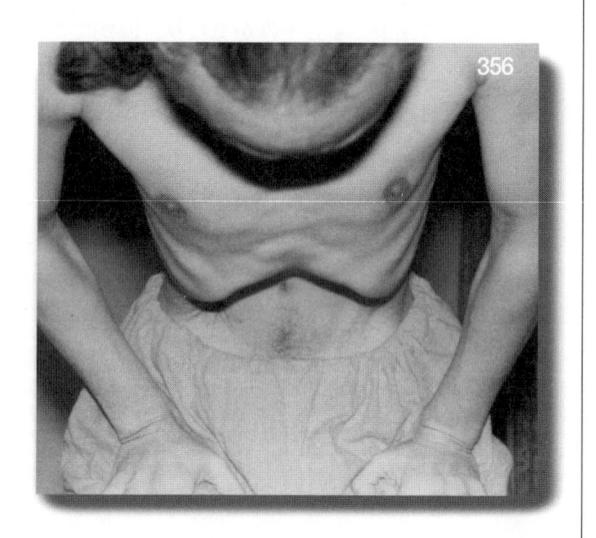

92 バスティー・クリヤー　腸の浄化法

　肛門から大腸へ水を吸い込み、ナウリ・クリヤーで腸内を洗浄してから、体外にだすのが、バスティー・クリヤーと呼ばれる方法である。一応説明するが、腸内を洗浄するということでは浣腸をする方が良いので、これを実践する必要はない。

　これも使う水は生理食塩水が理想的である。まず、竹か金属でできた直径1〜1.5センチ、長さ15センチほどの中空の管を用意する。それを6センチほど肛門に入れて、生理食塩水を満たした器に残りの部分を入れる。そしてウッディーヤナ・バンダをおこなうことで、腸内に水が吸い込まれる。肛門に入れた管をはずしナウリ・クリヤーで腸内を洗浄してからその水を体外に排出する。

　ハタヨーガ・プラディーピカーの二章二七節によれば「ひかん、脾臓肥大、水腫及び三つの体質の不調和から生じた病気等すべての病気はヴァスティ作法の力で消滅する」とされている。

　その他、クリヤーにはいくつもの方法があるが、あまり実用的でないのでここでは紹介しないが、興味のある人は他のヨーガ文献を見るといいだろう。

　日本人の多くは毎日風呂に入るが、それは一日の疲れを癒してさっぱりする、というのが大半の人の気持ちだろう。そこには肉体を浄化するという意識はほとんど含まれていない。インド人がガンジス河で沐浴をするのは、自分の信仰する神に対する祈りと、不浄な肉体を少しでも浄化したい、という思いが含まれている。

　そこが「クリヤー」の必要性の重要なポイントなのである。

　自分の肉体が不浄である、という思いが強いほど浄化の必要性を感じるのだ。胃を洗浄するのも、腸を洗浄するのも、健康人には必要のないことだ。クリヤーという行法をおこなうことで、自分自身が少しでも浄化されると信じることで、この「クリヤー」が重要な行法になるのだ。

　つまり「不浄」という意識を持たないで各種のクリヤーを実践しても、ほとんど効果も意味もない。しかし、不浄という意識がなくても、実践することで効果が上がるクリヤーの方法もある。

　その内でカパーラバーティ・クリヤーとナウリ・クリヤーは重要なクリヤーなので、覚えて実践してほしい。

93 カパーラバーティ・クリヤー　頭蓋光明浄化法

　カパーラ（**kapāla**）は「頭蓋骨」、バーティ（**bhāti**）は「光」、クリヤー（**kriyā**）は「浄化」で「頭蓋の光明という名の浄化法」、あるいは「頭蓋に光明をもたらす浄化法」という意味である。

　腹筋を瞬間的にキュッと締めて、ゆるめると、その勢いで息が瞬間的に出入りする。それを1秒（または1.5秒）に一回ぐらいで16回を一セットとしておこなう。

　細かなテクニックに関しては、拙著『呼吸法の極意　ゆっくり吐くこと』184頁を参照してほしい。

94 ナウリ・クリヤー　腹筋を操作する浄化

　ウッディーヤナ・バンダの状態から、腹直筋を立てるのが、ナウリ・クリヤーである。ナウリ・クリヤーはいくら説明されても、なかなかできるようにならないのだが、できる時には簡単にできてしまう。それまでできなくて苦労していたのがウソのように、あっさりとできてしまうものだ。

　ウッディーヤナ・バンダから、ほんの少し腹部に力を入れる感じで腹直筋を立てる（写真357）。口をすぼめるようにするとできることがある。左右にある二本の腹直筋が同時に立った状態が、中央のナウリである。

　中央のナウリが立ったら、左右のナウリを立てる。太ももの上に置いた手を突っ張るようにして、少し力をかける。右手に力をかけると右のナウリが立って、左手に力をかけると左のナウリが立つ（写真358）。

　左右のナウリが立てられたら、右から左へ回転させるのと、左から右へ回転させるのを練習する。腹部が波を打ってうねるような状態になる。ナウリ（nauli）という言葉は「うねり」という意味がある。うねりのある海で船を操るのもナウリの状態である。

　ウッディーヤナ・バンダの出来具合いがナウリ・クリヤー成功のキーポイントである。ナウリ・クリヤーができない人は、とにかくウッディーヤナ・バンダをしっかりと練習することに専念すればいい。

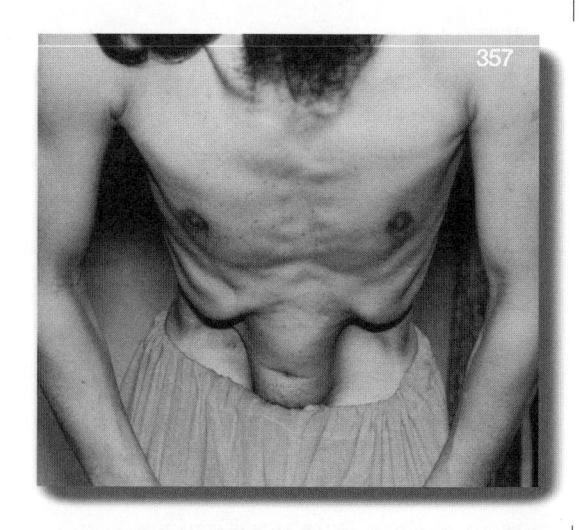

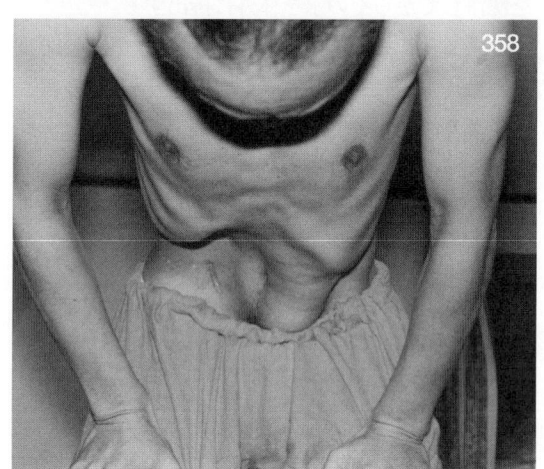

『行者編』

第5章 宇宙根源力上昇の行法

　ここまでハタ・ヨーガの各種の行法を説いてきたが、いよいよムドラーという核心部分に入る。ムドラー（mudrā）とは「印」「締める」「閉じる」などを言う。合掌や智慧の印など、手で作る一定の形もムドラーだし、体全体で作る一定の形も、やはりムドラーである。

　ハタ・ヨーガにおいてムドラーが重要なのは表面的な形もあるが、むしろ内面的な操作にある。ある一定のムドラーを組み、肉体をロックさせた状態にして、体内でクンダリニー・エネルギーを自由に操作するのである。

　クンダリニー・エネルギーというのは、ムーラーダーラ・チャクラ（脊椎最下部に位置している霊的エネルギーセンター）に3回半とぐろを巻いた蛇の形で眠っている、とされる宇宙根源力である。

　神話によれば、シヴァ神がサハスラーラ・チャクラ（頭頂部）、妻のシャクティ女神がムーラーダーラ・チャクラ（脊椎最下部）と離れ離れにされていると言われている。そこでシャクティ女神を目覚めさせて、クンダリニー・エネルギー（蛇の力）をムーラーダーラ・チャクラから一つひとつのチャクラを通り、サハスラーラ・チャクラまで上昇させる。そしてシヴァ神とシャクティ女神を合一させれば「解脱」できるとされている。

　そのために古来ヨーガ行者はチャクラの開発やクンダリニーの覚醒に真剣に取り組んでいるのである。ヨーガ行者に残された最後の課題が、クンダリニー・エネルギーを頭頂部まで上昇させることである。その行法がシャクティチャーラニー・ムドラーというテクニックである。そのシャクティチャーラニー・ムドラーの行法と、それに成功するためのいくつかのムドラーも含めて紹介する。

　ただし、この第5章の『宇宙根源力上昇の行法』はすべて、ハタ・ヨーガのアーサナと呼吸法をしっかりと身につけてからおこなうことが望ましい。

95 マハー・ムドラー
大ムドラー

　マハー（mahā）は「偉大な」「大いなる」という意味である。表面的な形を見ると、どこがマハーといわれるのか判らないが、内容的には深いものがある。そのポイントになるのがプーラカ・クンバカである。プーラカ（pūraka）というのは「吸息」のことで、クンバカ（kumbhaka）は「止息」のことである。

　このマハー・ムドラーとマハーバンダ・ムドラー、マハーヴェーダ・ムドラーの３つのムドラーは、共通の目的でおこなわれる。それは、イダー（陰）とピンガラー（陽）という人体の左右を流れるナーディー（エネルギー管）からプラーナ（根源的な生命エネルギー）を追い出すためである。

　なぜ、左右のナーディーからプラーナを追い出すのかというと、スシュムナー・ナーディー（中央エネルギー管）へ流れ込ませるためである。それは、クンダリニー・エネルギーを頭頂部まで上昇させるための絶対条件だからである。

◆行法◆

1. 右足を斜め右前方に伸ばし、左足は内側に折り曲げる（写真123）。
2. 伸ばしている足の方へ身体を向け、両手で足先をつかむ。
3. 背すじを伸ばし、大きく息を吸い込んでから、あごを胸につけるようにして息を止める（写真359）。この段階で略式のジャーランダラ・バンダ（喉の締め付け）がかかっているので、腹部を引っ込めて体内圧を加え、更にムーラ・バンダ（肛門の締め付け）も加えると内容が濃くなる。
4. １分以上を目安として出来る限り保つ。
5. 肛門、腹部とゆるめて、続けてのどをゆるめながら、鼻から非常にゆっくりと息を吐き出す。
6. スカ・アーサナ（写真54・55）で呼吸をととのえてから、伸ばす足を替えて１〜５をおこなう。

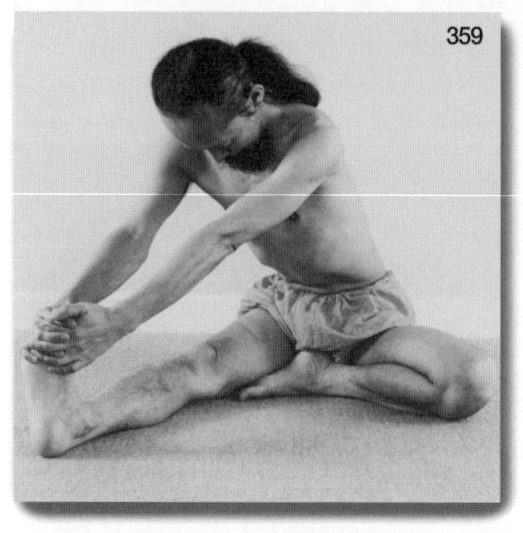

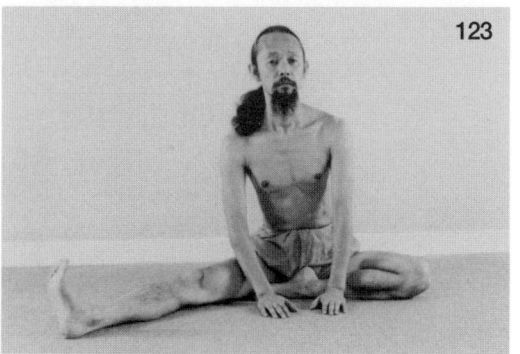

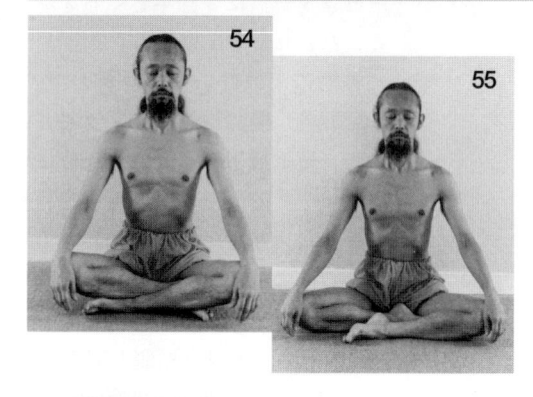

◆注意点◆

　１分保つとしたら、ジャーランダラ・バンダと腹部を引っ込めて体内圧を加える、という二つに関しては問題ないが、ムーラ・バンダは１分間続けるのは普通は無理である。もし続けたとしても、バンダのかかり具合が中途半端になってしまうだろう。そこでムーラ・バンダは８秒かけて２秒ゆるめる、という方法を繰り返すといいだろう。

96 マハーバンダ・ムドラー
大縛ムドラー

　このマハーバンダ・ムドラーは、テクニックの面では前述のマハー・ムドラーとほぼ同じである。

◆行法◆

1．左足を折り曲げてかかとを会陰部に押し付ける。
2．右足先を左足の太ももに乗せる。
3．背すじを伸ばし、大きく息を吸い込んでから、あごを胸につけるようにして息を止める(写真360)。この段階で略式のジャーランダラ・バンダ（喉の締め付け）がかかっているので、腹部を引っ込めて体内圧を加え、更にムーラ・バンダ（肛門の締め付け）も加える。
4．1分以上を目安として出来る限り保つ。
5．肛門、腹部とゆるめて、続けてのどをゆるめながら、鼻から非常にゆっくりと息を吐き出す。
6．スカ・アーサナ（写真54・55）で呼吸をととのえてから、足を替えて1～5をおこなう。

◆注意点◆

　ムーラ・バンダは、マハー・ムドラーと同じように8秒かけて2秒ゆるめる、という方法を繰り返すといいだろう。むろんその間はしっかりと喉をしめて腹部に圧をかけたままにしておく。これが、クンダリニー・エネルギーを頭頂部まで上昇させるための役に立つのである。

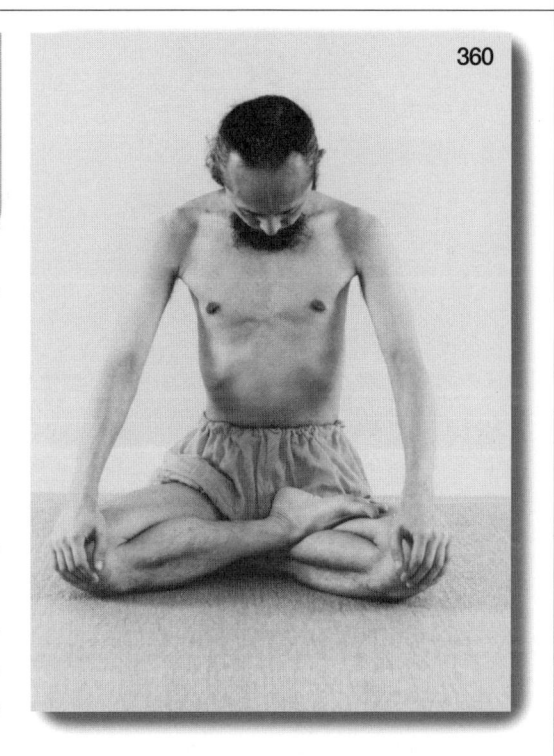

97 マハーヴェーダ・ムドラー
大聖典ムドラー

　このマハーヴェーダ・ムドラーに関しては、絶対にハタ・ヨーガのアーサナと呼吸法をしっかりと身につけてからおこなうべきである。ラヤ・ヨーガ（クンダリニー・ヨーガ）の多くの人たちがこの行法を実践しては失敗に終わっているのは、ハタ・ヨーガの修行をおろそかにしているからなのだから、間違ってもいきなり練習するなどということのないように注意してほしい。

◆行法◆

1．左足を折り曲げてかかとを会陰部に押し付ける。
2．右足先を左足の太ももに乗せる。
3．背すじを伸ばし、大きく息を吸い込んでから、あごを胸につけるようにして息を止める（写真360）。この段階で略式のジャーランダラ・バンダ（喉の締め付け）がかかっているので、腹部を引っ込めて体内圧を加え、更にムーラ・バンダ（肛門の締め付け）も加える。
4．体のわきの床に両手をつき、腰を浮かして降ろすという動作をできるだけ繰り返す（写真361）。
5．肛門、腹部とゆるめて、続けてのどをゆるめながら、鼻から非常にゆっくりと息を吐き出す。
6．スカ・アーサナ（写真54・55）で呼吸をととのえてから、足を替えて1〜5をおこなう。

◆注意点◆

　4で腰を浮かして降ろすという動作をできるだけ繰り返すのだが、このときに会陰部をかかとにぶつけるようにする。最初はなるべく軽くぶつけるようにする。軽くぶつけても、かなり肉体に対する影響力があるので、注意深くおこなうべきである。
　このマハーヴェーダ・ムドラーには、パドマ・アーサナを組んで腰を床に打ち付ける、というもうひとつの方法がある。ラヤ・ヨーガ（クンダリニー・ヨーガ）の流派のなかには、この行法を積極的におこなっているところがある。
　確かにクンダリニーを覚醒させるのには、有効な方法である。しかし、クンダリニーという大きなエネルギーを上昇させて頭頂部に至らせるためには、その通り道であるナーディーを浄化し、詰まりを取っておかなければならない。
　ハタ・ヨーガで肉体を磨き上げたうえでならこの方法も有効なのだが、それを抜きにしていきなりクンダリニーを覚醒させようとすると、幻覚症状が起きたり、半身不随になったり、精神障害を起こしたり、という危険性がある。
　パドマ・アーサナを組んで腰を床に打ち付ける方のマハーヴェーダ・ムドラーはジャンプするのだが、それを「空中浮揚」と呼んでいるケースがあるが間違いである。空中浮揚はジャンプするのではなく「空中に浮く」のであり、いくらジャンプしても空中浮揚にはならない。

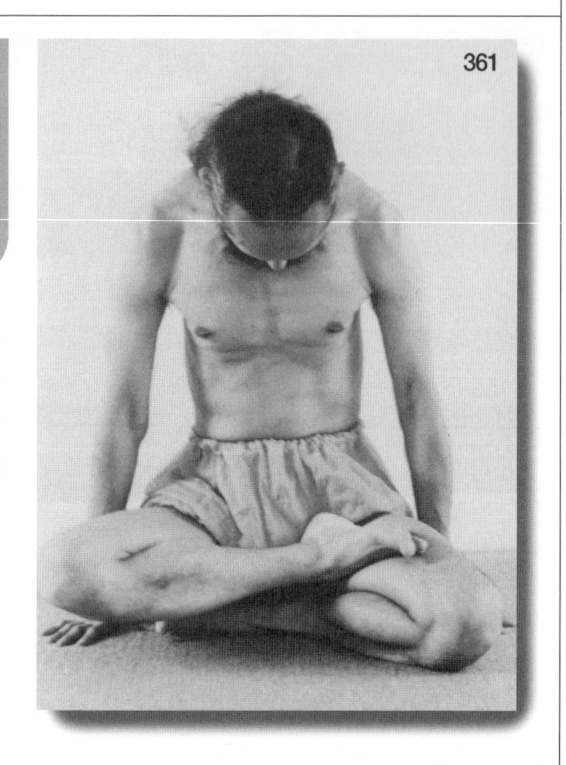

98 ケーチャリー・ムドラー 虚空歩行のムドラー

　ケーチャリー（khecarī）は「虚空を歩む」という意味である。
　ヨーガ経典の指示にしたがえばケーチャリー・ムドラーは、舌を反転させて頭蓋の穴に入れなければならないので、そのために舌小帯を切って舌を通常の倍ぐらいの長さにする。その長さの目安は舌が眉間に届くぐらいとされている。
　具体的には、何回にも分けて舌小帯を少しずつ切っていき、その間に、手（または器具）で舌を引っ張って伸ばす。一週間に一度ずつ切り続けて6カ月間おこなうと、舌を反転して頭蓋の中へいれることができる。そして頭蓋内のイダー（陰）、ピンガラー（陽）、スシュムナー（中央）の三つのエネルギー管の合流する穴を舌の先でふさぐことでケーチャリー・ムドラーが完成する。
　なぜ、頭蓋の穴を舌でふさぐとケーチャリー・ムドラーが完成するのかというと、それによって不老不死が得られるからである。頭蓋の穴を舌でふさぐことで不老不死が得られるとされているのは、次のような理由による。
　人体の頭頂部が「月」、臍部が「太陽」と考えられており、頭蓋の穴から月のしずく（アムリタ）がしたたり落ちて、へそのあたりの太陽によって消費されてしまうので、一しずく毎に老いていき、やがて死んでしまう。
　その穴をふさいでしまえば、月のしずくは太陽のところに流れ落ちないので、老いることも死ぬこともなくなる、という訳である。その月のしずくは舌を頭蓋の穴に入れ、喉の部分のヴィシュッダ・チャクラの上にしたたらせて、飲むことで無病で長寿が得られるという。
　またヨーガ行者にとっての舌は、牛の肉と見られる。したがって、ケーチャリー・ムドラーで舌を喉の中へ入れることは、牛の肉を食べることになる。ヒンドゥー教徒にとっての最大のタブーである「牛肉を食べる」ということは、なにものにも限定されない超越者になったことを示している。ただし、ふだん牛肉を食べている人には意味のないことである。
　さて、1993年当時に私の生徒だったO氏は、このケーチャリー・ムドラーを実践している。口を開けた状態で奥に口蓋垂（のどちんこ）が見える（写真362）。その舌を反転させて口の中へ入れた為に口蓋垂は押し込まれて見えない状態になる（写真363）。さらにのどの中へ舌を入れてしまうと口蓋垂が元の見えた状態になり、舌先はのどの中で真上を向いた状態になる（写真364）のである。
　経典に書かれている行法を見て、その通りに試して見たそうだ。1993年2月頃のことだ。メスを使い、舌小帯をほんの少しこするようにして切り、血が出たら出血部に塩をぬってもむ、というのを毎日続けて10日ほどやって見たと

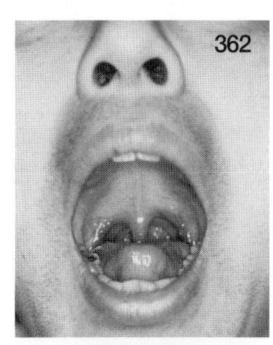

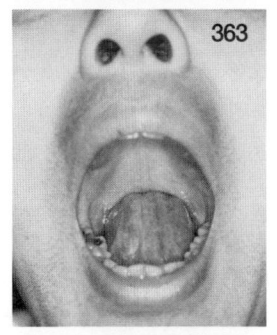

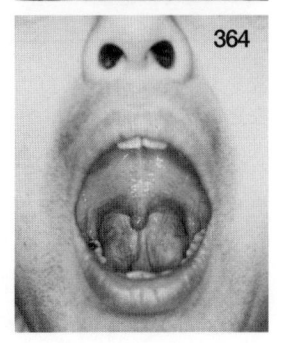

いう。しかし、それではなかなか思うようにいかないので、一気に切ろうとした。彼は歯科医なので、自分で麻酔をして、舌小帯をメスで一気に切り、その切り口を引っ張って裂いてから縫った。最初はうまくいかず、結局日を改めてまた切っては縫う、ということをやり、3回目にうまくいったそうである。ただ切っただけでは瘢痕収縮が起きて、かえって縮まってしまうので、それを防ぐために伸びる方向にくっつくように縫ったそうである。その当たりはかなりの工夫を要したそうだ。
　その間、牛の乳を搾るように舌を引っ張ることも毎日おこなう。それと平行して、口蓋垂を手前に引っ張る、というのを毎日続けて3週間ぐらいおこなった。その方法は、スプーンの先をL字型に曲げてのどの奥に入れ、引っ張るというものだ。これをやらないと舌小帯を切っただけでは舌は反転して頭蓋の中には入らないということだ。
　スプーンで口蓋垂を引っ張っていて、あるときスルッと舌が反転して頭蓋の中に入り込んだそうである。何回かやっている内にスプーンを使わなくても、舌を頭蓋の中に入れることができるようになったそうだ。
　ケーチャリー・ムドラーができるようになってからは、風邪を引かなくなったという。それは、鼻の奥を舌先で常に清潔にしておけるからのようだ。また、鼻孔を内側から舌先でふさぐことができるので、片鼻をふさぐ呼吸法は手を使わないでできるという。
　経典にはケーチャリー・ムドラーの効果が書かれてある。不老長寿、無病、毒に犯されない。さらに死からも解放され、神の身体に生まれかわる。……など、ヨーガ経典ではケーチャリー・ムドラーを絶賛している。
　とはいっても、舌小帯を切って舌を反転させるというのは、安易にできることではない。インドでも実践している人は非常に少ない。無論日本人では、私の知る範囲では、O氏だけである。
　1977年にインドに行ったときには、舌小帯を切るだけではなく、舌を左右に切って引っ張り出すと両耳まで届く、という行者がいたが、現在のインドに、そういう行者がいるかどうかは判らない。舌を左右に切るのは、反転させたときに、イダーとピンガラーの二つのナーディーをひとつずつしっかりとふさぐためである。
　私はケーチャリー・ムドラーは実践していないが、もし実践して見ようという人がいたら、少なくとも一年以上は肉食を断ってからにした方がいいだろう。

99 ヴィパリータカラニー・ムドラー　逆転のムドラー

　ヴィパリータ（viparīta）は「逆さま」「逆の」で、カラニー（karaṇī）というのは、「身体」とか「おこなうこと」という意味のカラナ（karaṇa）の後に、ムドラー（mudrā）という女性名詞がついたために女性変化した形である。

　体を逆転することの意味合いは、「月のしずく」の消費を止めることにある。ヨーガ経典には、このヴィパリータカラニー・ムドラーを毎日三時間おこなえば死を克服するだろう、と書いてある。

　そのまま解釈すれば、体を逆転させることを毎日3時間おこなえば死を克服できる、ということになるが、そう簡単ではないのは判るだろう。表面的な形は160頁にあるヴィパリータカラナ・アーサナでいいのだが、内容の難しさはグル（師）から口伝を受けなければならないとされている。

　どんな修行法でも、最も重要な部分は活字で示したり、大勢の人を対象にして教えることはできない。なぜなら、100人の人に教えるには、100種類の教え方が必要になるからである。

　ヨーガの師が一生の間に秘儀を口伝伝授しようとしたら、多くても三人の弟子しか取れないといわれている。私のところにもヨーガを教わりに多くの人がくるが、グル（師）とチェラ（弟子）という関係は一人も取っていない。私は安易に弟子を取るほど無責任ではないつもりだ。もし弟子を取ったら、その弟子が「解脱」できるまでの責任が生じる。いまのところ、その意味での弟子は取っていない。

　ただ、現在私の生徒の中に数人、ナーディーの浄化が進んで肉体的な準備が整いつつある人がいるので、そろそろシャクティチャーラニー・ムドラーの技法を伝授しようかと思っている。そのシャクティチャーラニー・ムドラーの技法を伝授するということは、ヴィパリータカラニー・ムドラーの技法も伝授することになる。

　この二つのムドラーはどちらか片方だけ練習しても成功しない。これまでヴィパリータ・カラニー・ムドラーが、どういう行法なのか判らないヨーガ行者が多かったが、それはシャクティチャーラニー・ムドラーと連動して練習しなかったからなのだ。

　次のシャクティチャーラニー・ムドラーで実習のヒントになることを示しておくので、このヴィパリータカラニー・ムドラーの行法の秘儀については、各人で考えて見つけだしてほしい。

100 シャクティチャーラニー・ムドラー　宇宙根源力上昇のムドラー

　シャクティ（śakti）は「力」のことで宇宙根源力を表す。またシヴァ神のお妃の名前でもある。チャーラニー（cāraṇī）は「動かすこと」という意味であり、シャクティチャーラニー・ムドラーは人体内に潜む宇宙根源力を動かして解脱に至るための修行法である。

　私はこのシャクティチャーラニー・ムドラーを経典から会得した。経典に記述されている通り、シャクティ（宇宙根源力）がムーラーダーラ・チャクラから上昇していき、シヴァ神とシャクティ女神が合一した後、不必要になったエネルギーは最後にブラフマ・ランドラ（梵の穴）から外へ放出される。

　これは目撃者にもはっきりと判る現象である。合宿とかなにかの研修などのときに、参加者の前でシャクティチャーラニー・ムドラーを実践して見せることがあるが、明らかに見ている人にも判る。

　「背中に山型のものが現われ、それが上昇した」「扇型に何かが開いた」「光が上昇した」「腹に△型が現われ、その中に蛇の頭、やがて仏像に変化、背中には○型が現われ、そこには無数の仏像が」「上昇後、成瀬師の声が、7日以上の断食をした時の声質に変わった」「燃焼の匂いがした」「場が暑くなった」「カーテンが揺れて風が巻き起こった」

　実際にシャクティチャーラニー・ムドラーで、クンダリニー・エネルギーを上昇させると、このように見ている人にはいろいろな現象が感じられる。このシャクティチャーラニー・ムドラーはヨーガ行者、とくにクンダリニー・ヨーガの行者にとっては、最終的に完成させたい行法である。

　クンダリニー・ヨーガの行者が、実際にはクンダリニー・エネルギーを上昇させることができないケースがほとんどなのだが、それは肉体面の準備ができていないからである。ハタ・ヨーガでのアーサナや呼吸法は、一見遠回りのようだが、実はクンダリニー・エネルギーを上昇させるためには最短距離の修行法なのである。

　ハタ・ヨーガの修行は、クンダリニー・エネルギーの上昇を成功させて、初めて完成するのである。だから、このシャクティチャーラニー・ムドラーはハタ・ヨーガの最後の修行ということになる。

　シャクティチャーラニー・ムドラーがなぜハタ・ヨーガの最終的な修行法なのかは、ハタ・ヨーガのハタ（haṭha）という言葉の意味からも理解できる。

　『ゴーラクシャ・シャタカ』では「ハタ」（haṭha）という言葉をha＝太陽、tha＝月と説明している。また他の文献によれば、hatha＝太陽－月＝吸息－吐息という解釈も見られるが、これらはあとから補足されたものである。

行者編│第5章│宇宙根源力上昇の行法

　ハタというのは文字通りには「猛烈」「猛烈な努力」「力をいれて」「力ずくで」というような意味である。つまりハタというのは、非常に大きな力を表しているのだ。そうすると内容的にシャクティ（宇宙根源力）と同一の意味合いになる。
　つまりハタ・ヨーガは、シャクティを上昇させる、つまりクンダリニー・エネルギーを上昇させるという目的に向かっているので、シャクティチャーラニー・ムドラーがハタ・ヨーガの最終的な修行法となるのである。
　またシャクティを上昇させることは、シヴァ神とシャクティ女神を合一させることであり、それは解脱を得るということである。そういう観点で見れば、ハタ・ヨーガに限らず、ラージャ・ヨーガ、クンダリニー・ヨーガ、カルマ・ヨーガなど、すべてのヨーガにおいても最終的に獲得されなければならないのが、シャクティチャーラニー・ムドラーと言える。
　さて、そのシャクティチャーラニー・ムドラーだが、具体的な行法はヨーガ経典にどのように書いてあるのだろうか。

「クンダリニー女神をアパーナ気に乗せて、力づくで動き出させるべし」
（シヴァ・サンヒター4・105）

「体に灰を塗り、達人坐で坐り、両鼻からプラーナ気を吸いこみ、これをアパーナ気にしっかりとつなぐべし」

「気がスシュムナー気道のなかに入り、力強く顕われ出るまでは、アシュヴィニー・ムドラーでもって秘所（肛門）をしめるべし」
「その時に、イキの束縛であるクンバカによって、かの蛇形の女神はイキがつまりそうになって、登り道に門出する」
（ゲーランダ・サンヒター3・54～56）

「この眠っている蛇を、尾のところでつかまえて、よびさますべし。そうすると、彼女は眠りをすてて、強引に上方へのぼり始める」
「いつもはムーラダラ・チャクラに休ろうているこの蛇を、右鼻でイキを吸った後、パリダーナの方法で捕えて、朝夕に一時間半の間歩きまわらせるべし」
（ハタ・ヨーガ・プラディーピカー3・110～111）

「行者はヴァジラ坐を組んで坐し、クンダリニーを動き出させた後、直ちにバストリカー調気法をなして、クンダリニーをすみやかに目覚めさすべし」「ヘソを引きしめることによってヘソの近くにある太陽の引きしめをなし、それによってクンダリニーを動き出させるべし。そうしたならば、たとえ死の口

のなかにあっても、死の恐れはあり得ない」「一時間半ばかりのあいだ恐れることなく、かのシャクティを歩かせるならば、彼女はスシュムナー気道のなかにのぼって、少しばかり引き上げられる」「かくして、クンダリニーはスシュムナー気道の門を断固として押し開く。そうすると、かのプラーナは自然にスシュムナー気道のなかを流れるようになる」

(ハタ・ヨーガ・プラディーピカー3・114〜117)

　この経典の記述を整理してみると、ムーラーダーラ・チャクラ（またはカンダ坐）に眠っているクンダリニーを目覚めさせ、スシュムナー気道のなかを上昇させる、ということである。そして、そのための技法としては、「アシュヴィニー・ムドラー」「ムーラ・バンダ」「バストリカー・プラーナーヤーマ」「クンバカ」「カンダ・アーサナ」が考えられる。

　アシュヴィニー・ムドラーについてはムーラ・バンダのテクニックが向上すれば自然にマスターできる。アシュヴィニー・ムドラーとムーラ・バンダでは締める位置が少し違うのだが、それはムーラ・バンダのテクニックがつけば楽にコントロールできる。逆にアシュヴィニー・ムドラーだけを練習しようとしても、成功は望めないだろう。

　バストリカー・プラーナーヤーマとクンバカについては拙著『呼吸法の極意　ゆっくり吐くこと』を参照してほしい。カンダ・アーサナはできる方がいいという程度で、絶対条件とは考えにくい。

　シャクティチャーラニー・ムドラーのテクニックがだいぶ狭められたが、もっとはっきりとさせてしまえば「呼吸法とムーラ・バンダに熟達する」ということになる。その理由と練習テクニックに関しては拙著『クンダリニー・ヨーガ』に詳しく書いてあるので、参考にしてほしい。

行者編 第5章 宇宙根源力上昇の行法

◆空中浮揚の原動力

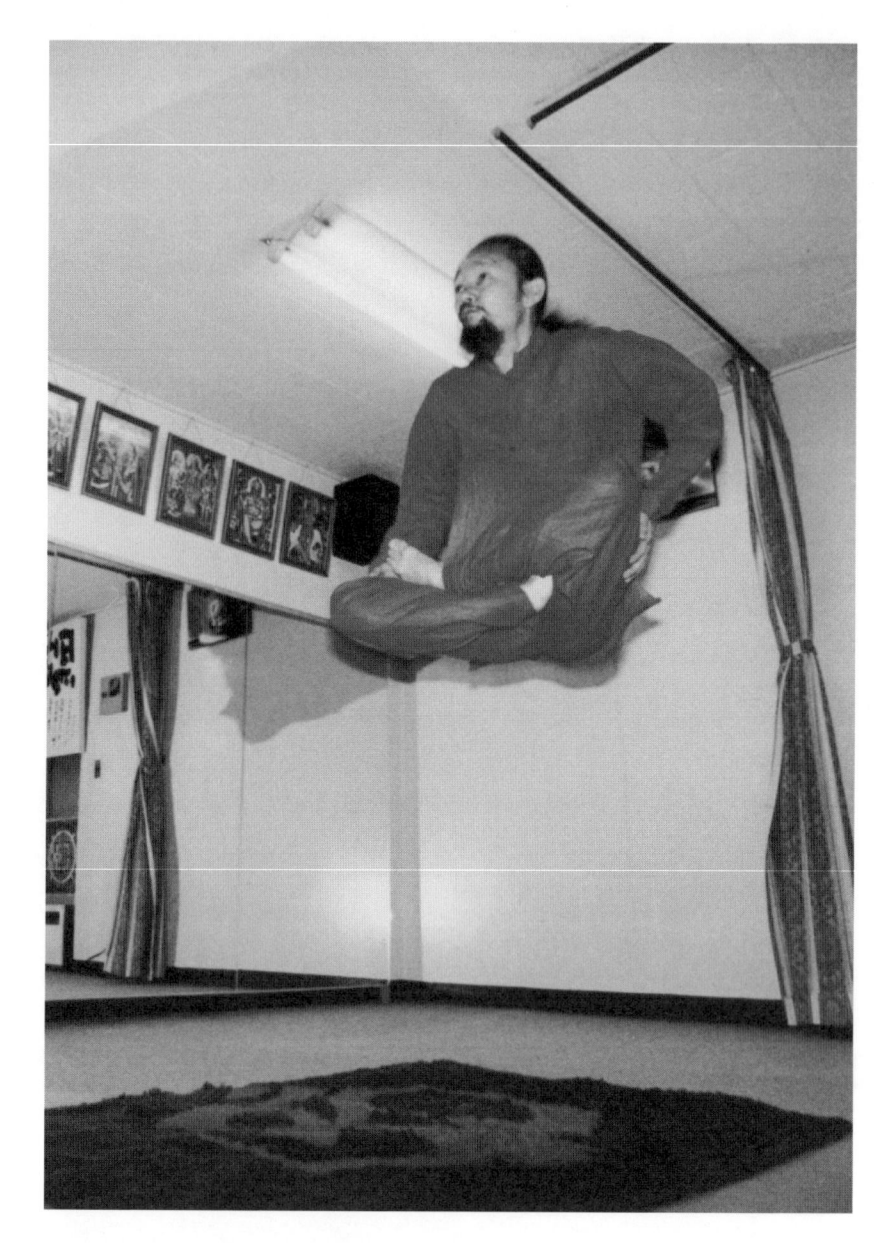

　そのヒントから私はシャクティチャーラニー・ムドラーを完成させた。それが空中浮揚の原動力となったのである。

　残念ながら行法の内容を説明することはできないが、私がシャクティチャーラニー・ムドラーをおこなうときの状況を、可能な限り解説してみよう。

　まず最初に、ムーラバンダ・アーサナ（204頁）やヴァーマデーヴァ・アーサナ（146頁）などで、関節部分を柔軟にして、エネルギーの通りを良くしておく。カパーラバーティ・クリヤー（219頁）やウッジャーイー・プラーナーヤーマ（拙著『呼吸法の極意　ゆっくり吐くこと』参照）などの呼吸法も併用する。

シャクティ、つまり宇宙根源力を上昇させるには、身体内の微妙なバランスが大きく影響する。ほんの少しエネルギーの流れが片寄っていたり、エネルギーの通り道であるナーディーが詰まっていたりすると、シャクティは腹部から上には上昇しない。

シャクティを頭頂部まで上昇させるには、事前の身体内のコントロールにすべてがかかっていると言えるだろう。その事前の身体内のコントロールを私は、数分で済ましてしまう。すでに鍛練され熟達の域に達していれば、それだけの時間があれば十分だ。

肉体の鍛練が未熟な人は、いくら時間をかけてもコントロールされた状態にできない。そのコントロールされていない状態で、シャクティチャーラニー・ムドラーをおこなうと、下腹部のあたりでエネルギーが分散してしまう。

熟達していれば、通常の数十倍のエネルギーを2～3秒の内にムーラーダーラ・チャクラ内に凝縮できる。私がシャクティチャーラニー・ムドラーを開始すると、2～3秒でムーラーダーラ・チャクラからシャクティが上昇を始める。そして10～20秒ぐらいで、未熟な人なら分散してしまう腹部を通り過ぎてシャクティはさらに上昇する。

そのころには、私の体の表面は小刻みに震え、エネルギーの固まりが上昇するのが見ている人にも判る。私の背中側を見ている人は、腰の辺りから首ぐらいまでは、エネルギーの上昇がはっきりと確認できる。

ここまでシャクティを上昇させるには、スシュムナー・ナーディー（中央エネルギー管）にある3つの結節を完全に取り除いておかなければならない。そして最後に頭頂部のブラフマランドラ（梵穴）から不必要なエネルギーを体外に放出する。

ここまでのすべてのテクニックが、経典をヒントにして磨き上げた私のオリジナルだが、最後のエネルギーを体外に放出するのは、中でも特徴的な部分である。もし、体外に放出することができないと、そのまま肉体を放棄するか、脳に損傷を来すことになるだろう。

現世での役割りをすべて終えていれば、頭頂部に至ったシャクティをそのまま閉じ込めてしまえば「解脱」することになる。まだ現世での役割りが残っているならば、シャクティを体外に放出しなければならない。

そこで私は、いつも頭頂部から不必要なエネルギーを体外に放出している。それでも一回毎に体内の浄化が促進されるのが、体感として判る。つまり、シャクティチャーラニー・ムドラーを重ねる毎に、着実に「解脱」に近づいていることになる。

シャクティチャーラニー・ムドラーについては、これだけヒントがあれば、後は各人の努力次第で成功できることだろう。チャンスがあれば、私のシャクティチャーラニー・ムドラーを見てもらえば、さらに理解が深まることだろう。

◆空中浮揚の極意

　そして、解脱への最大の鍵である「空中浮揚」は、本書の行法を身につけ、シャクティチャーラニー・ムドラーを完成させれば必ず成功できる。そのことは私が「地上1メートルを超える空中浮揚」に成功した実績から言えることである。

　空中浮揚のつもりでジャンプを繰り返しても、残念ながら的はずれである。空中に肉体が浮くという、夢のようなテクニックは、『ハタ・ヨーガ』という地道な努力の結果得られるものなのである。足首をていねいに回し、視線をそらさずに体をひねり、体のどこでバランスを取っているかを細かく観察する、というハタ・ヨーガの一連の行法が空中浮揚の最も重要な行法になるのである。

　あらゆる分野での極意に当たるものは、このように「基礎的なこと」であることが多い。基礎的な行法を積み重ね、細かな観察力を磨くことでシャクティチャーラニー・ムドラーを完成させることができる。シャクティチャーラニー・ムドラーの完成まで辿りつけば、空中浮揚は成功したも同然である。

　ここで間違いを起こしやすいのが「何年ぐらいで空中浮揚ができるようになるのですか」という質問である。せっかくハタ・ヨーガを地道に積み上げても、「時間」にとらわれた途端に極意から遠ざかってしまう。

　ヨーガの目的である「解脱」は、あらゆることからの解放にある。つまり時間や空間の制約を一切受けない自由な状態を目指すことだ。

　時間にも空間にもとらわれなくなったときに初めて「空中浮揚」は完成する。空中浮揚という一見派手な結果を望んでハタ・ヨーガをおこなうのではなくて、毎日足首を回すというような、地味な努力を積み重ねていると、いつしか極意に辿り着けるのである

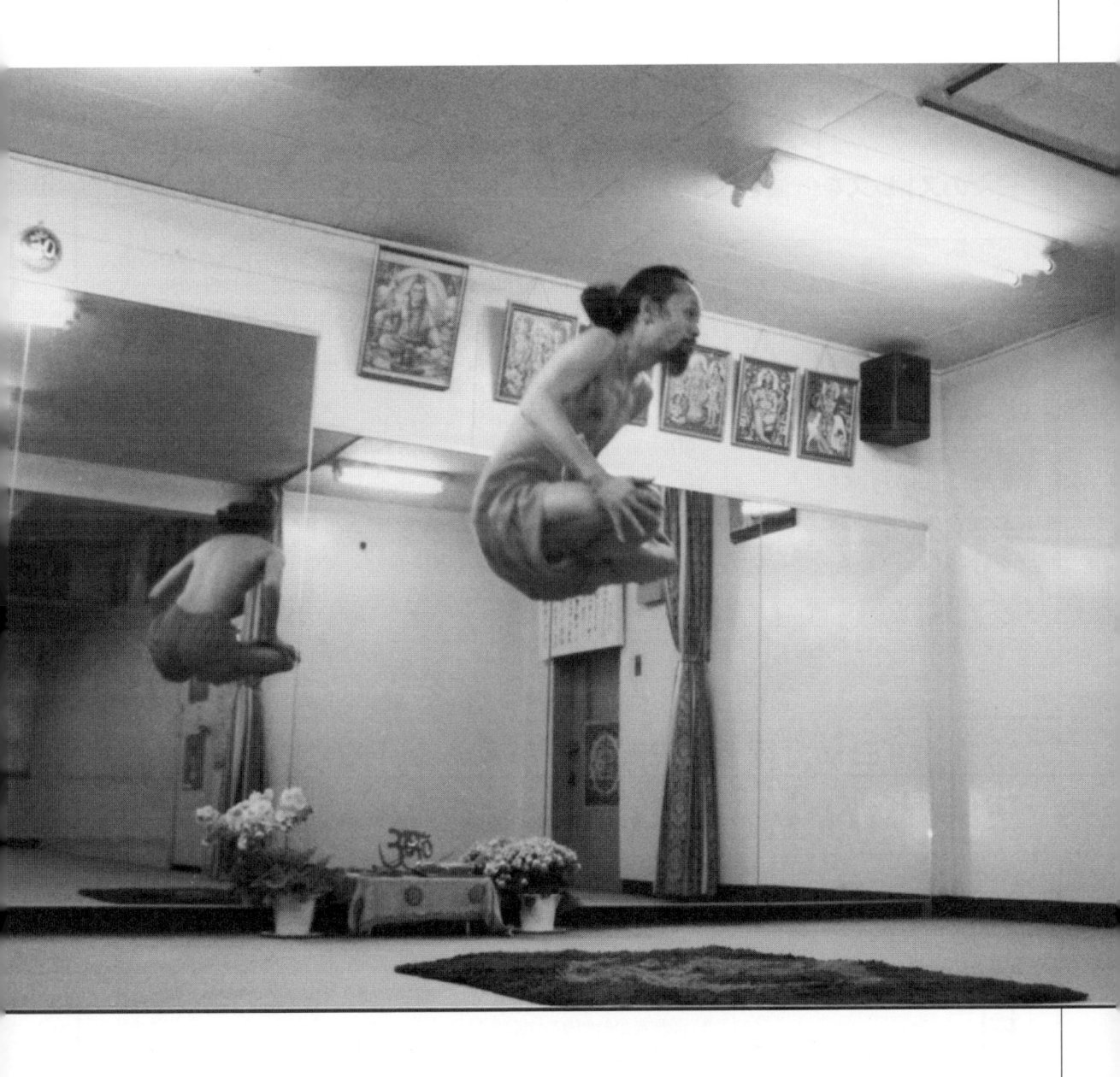

行者編 | 第5章 | 宇宙根源力上昇の行法

DVD & Book Collection

DVD 挫折しない、呼吸法と瞑想法 心は鍛えられる
～ヨーガ行者の王・成瀬雅春の集中力と対処力の身につけ方～

ビジネス、恋愛、対人関係が着実に好転！
日々のストレスを低減させ、状況を冷静に受け入れる力を手に入れましょう！

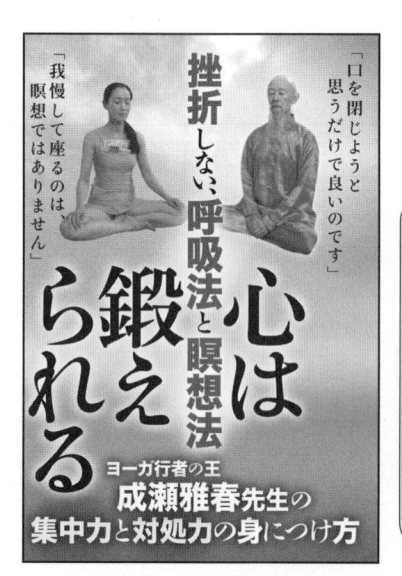

筋肉を鍛えるように、心もヨーガの呼吸法と瞑想法でトレーニング出来ます。そこで本DVDでは、ヨーガ行者の王・成瀬雅春先生が、その秘訣を惜しみなく公開。分かりやすい段階的レッスンで、今まで挫折した人でも無理なく、確実に学んでいけます。「気持ちが落ち着き」「集中力が身に付き」「正しい判断が出来る」ようになり、ビジネス、恋愛、対人関係が着実に好転！ 誰でも、より豊かな人生を歩める瞑想法DVDです。

CONTENTS
【呼吸法編】
■**基本編：心身を安定させる**（1. 鼻呼吸を心がける・2. 呼吸を観察する・3. ゆっくりと吐く・4. 規則的歩数での呼吸）［呼吸のコントロール能力を身に付ける］
■**実践編-1：観察力を身に付ける**（1. 目を閉じて前を見る・2. 集中［特徴的］ポイントを見つける・3. 集中ポイントを移動する）
■**実践編-2：呼吸をコントロールする**（1. 心臓と眉間に集中する・2. 息を止める・3. 変則的歩数での呼吸・4. 意識を拡大する）
【瞑想法編】
■**準備編：肉体感覚で思い浮かべる**（1. 昨日を思い返す・2. 親しい人との会話）
■**基本編：集中力を高めていく**（1. 想念を観察する・2. 音に集中する）
■**実践編：訪れる変化を受け入れる**（1. 音の集中から離れる・2. 呼吸と身体を観察する・3. 変化に意識を向ける［瞑想に入る］・4. 一瞬で入り、抜け出す［瞑想の熟達］）

■収録時間 40分　■本体 5,000円+税

BOOK ヨーガ行者・成瀬雅春が教える「超常識」学！
ヨーガ的生き方ですべてが自由になる！

不満のない「物事のとらえ方」、
不自由さのない「考え方」、自由な自分になる「生き方」

非常識でなく「超常識」、つまり常識の幅を広げていくことが大切！ 仕事、人間関係、生きるうえでの悩みなど、ヨーガ的にどう考え、どう対処すればいいか、より自由に生き、人生を愉しむための極意を、ヨーガ行者の王・成瀬雅春がわかりやすく語る！

CONTENTS
第1章　よりよく生きるために
（考え方を変えて自由になる・2. あなたはなぜ生まれてきたのか？・非常識ではなく、「超常識」・知識よりも観察力、想像力・自分を変えたいなら・経験を愉しむ、人生を愉しむ）**コラム1　修行内容は十人十色**

第2章　ヨーガとは、生きることであり死ぬこと
（ヨーガは自分を観察すること・身体が覚えるまで繰り返す・自分で気づきを得ること・ヨーガとは、生きることであり死ぬこと・身体を通して自分を知る・書かれていることのエッセンスをとらえる・初めてインドを訪れたときのこと・ヨーガ修行がもたらすもの・ヒマラヤでの修行で求められること・元高名な聖者から感じた魅力・真理は一つ、万教同根・肉体も精神も霊性も等しく重要・ヨーガが最終的にめざすところ・私が一番興味があること）**コラム2　瞑想時の脳波を測定する**

第3章　ヨーガ的生き方のヒント
（人は、人間関係で成長する・人間関係も「ゲーム」のようなもの・人の縁と場のバイブレーション・自分の人生をよりよく生きる・自分が生まれてきたこと・実現したい夢や願望があるなら・お金との付き合い方・病気はほとんど食べ物でつくられる・必要なだけ食べる・ケガや病気をどう考えるか・何事も人生勉強・アクシデントは人生を豊かにする・自分の悩みに向き合う・他）**コラム3　私のヒマラヤ修行**

第4章　瞑想のある生活
（人間とは何か？・瞑想で純粋性を回復させる・瞑想能力を高めるには・瞑想画を描く・慣れたその先にあるもの・トイレは瞑想室・ヨーガ行者の瞑想・瞑想で意識を拡大する・他）

■成瀬雅春著　■四六判　■180頁　■本体 1,400円+税

DVD ヨガシリーズ　映像で YOGA の奥義を極める！　好評発売中!!

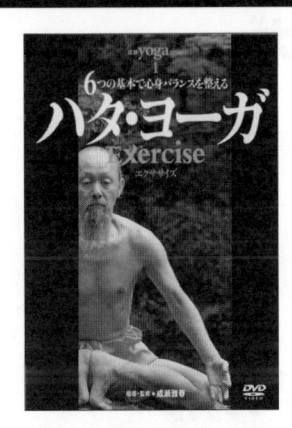

DVD　6つの基本で心身バランスを整える
ハタ・ヨーガ Exercise
「ハタ・ヨーガで心身機能の向上を！」

ハタ・ヨーガは、肉体を操作することから「ムクティ（解脱）」を目指すヨーガの一流派である。日本ヨーガ界の第一人者・成瀬雅春師が、初心者にも分かりやすく丁寧に解説する、ハタ・ヨーガの実践ポイントの数々。これらを継続的に実践することで、健康回復、精神修養、能力開発やシェイプアップなど、さまざまな心身機能のこうじょうが期待できるだろう。

> 内容：坐法編（金剛坐・安楽坐）／準備運動編／基本ポーズ編（弓引きのポーズ・コブラのポーズ・立木のポーズ・逆転のポーズ・その他）／各種技法編（太陽礼拝・3点倒立・その他）／高度な技法、その他。※ 指導・監修：成瀬雅春

●収録時間60分　●本体4,500円+税

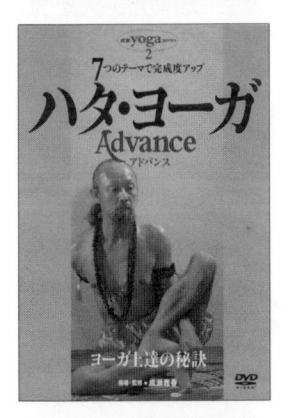

DVD　7つのテーマで完成度アップ
ハタ・ヨーガ Advance
「アーサナの効果を高めるコツとは？」

健康、美容、精神修養に大きな効果が期待できるハタ・ヨーガ。その上達は、覚えたアーサナ（ポーズ）の数ではなく、身体・精神・感情など自分自身を詳細に把握することにある。ポイントとなる7つのテーマと具体的なチェック、修正法の数々で学ぶハタ・ヨーガ上達の秘訣。

> 内容：身体操作の上達を目指す／プロセスの完成度を高める／レベルに応じた完成度／バランスを極める／意識革命の行法／高度なオリジナル行法／究極のヨーガ／その他。※ 指導・監修：成瀬雅春

●収録時間58分　●本体4,500円+税

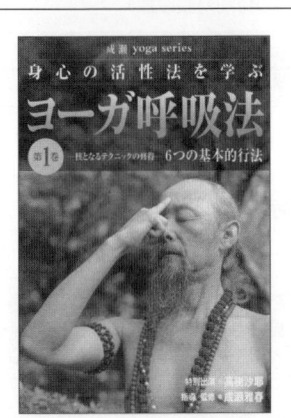

DVD　身心の活性法を学ぶ
ヨーガ呼吸法　第1巻
「―核となるテクニックの修得― 6つの基本的行法」

根源的生命エネルギーをコントロールするヨーガの呼吸法。その実際を成瀬雅春師が、女優でありフリーダイビング・メダリストである高樹沙耶さんを特別出演として迎え2巻に渡り丁寧に解説。第1巻ではあらゆる呼吸法の核となる「6つの行法」を指導・実践。生と直結する呼吸を操作することで、誰にでも無理なく心身を活性化できる。

> 内容：呼吸法の基本／安楽呼吸法／征服呼吸法／頭蓋光明浄化法／1対4対2の呼吸法／気道浄化呼吸法／完全呼吸法／その他　★特別対談　フリーダイビングメダリストが語るヨーガの魅力「成瀬雅春×高樹沙耶」※ 指導・監修：成瀬雅春

●収録時間51分　●本体4,286円+税

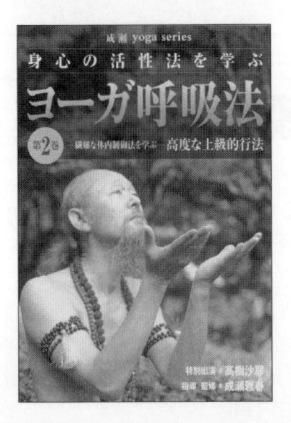

DVD　身心の活性法を学ぶ
ヨーガ呼吸法　第2巻
「―繊細な体内制御法を学ぶ― 高度な上級的行法」

根源的生命エネルギーをコントロールするヨーガの呼吸法。その実際を成瀬雅春師が、女優でありフリーダイビング・メダリストである高樹沙耶さんを特別出演として迎え2巻に渡り丁寧に解説。第2巻では、体内を精妙に制御する「高度な上級的呼吸法」を指導・実践。

> 内容：ノドの開閉能力を高める・呼気をノドで分断する技法・その他／浄化呼吸法／ふいご呼吸法／体内呼吸法／冷却呼吸法／超絶技法（片鼻での頭蓋光明浄化法・ノドの開閉を伴う頭蓋光明浄化法・片鼻でノドの開閉を伴うふいご呼吸法・その他）※ 指導・監修：成瀬雅春検討

●収録時間47分　●本体4,286円+税

BOOK ヨガシリーズ　活字でYOGAの奥義を極める！　好評発売中!!

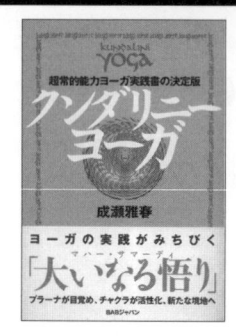

BOOK クンダリニー・ヨーガ

超常的能力ヨーガ実践書の決定版。日本ヨーガ界の第一人者成瀬雅春師が、クンダリニーエネルギー覚醒の秘伝をついに公開！ 根源的エネルギー「プラーナ」が人体内で超常的能力として活性化する「クンダリニー覚醒」を本気で目指す人のための実践マニュアル。心身のコントロール能力が飛躍的に向上。

◆目次：序輪 天界のクンダリニー／第1輪 クンダリニーとは／第2輪 基礎行法／第3輪 本格行法／第4輪 新クンダリニー神話／第5輪 神話の実践／第6輪 究極の行法／第7輪 奥義の成就／付・レベルチャート／あとがき／基礎用語集

●成瀬雅春 著　●四六判　●288頁　●本体2,000円+税

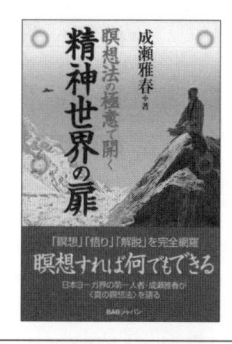

BOOK 瞑想法の極意で開く 精神世界の扉

「瞑想」「悟り」「解脱」を完全網羅！ 瞑想すれば何でもできる。日本ヨーガ界の第一人者・成瀬雅春が〈真の瞑想〉を語る。「精神世界という宇宙へつながる扉が開く!」奇才・角川春樹氏との特別対談も収録!

◆目次：瞑捜編（瞑想とは何か・サマーディへの階梯・瞑捜の実践法・制感の実践法）／瞑想編（集中の実践法・他）／究極編（聖地への道程・他）／系観瞑想編（数々の瞑想技法・他）／特別対談 角川春樹×成瀬雅春

●成瀬雅春 著　●四六判　●320頁　●本体1,600円+税

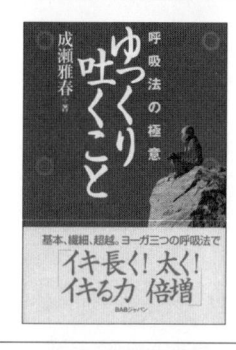

BOOK 呼吸法の極意 ゆっくり吐くこと

人は生まれてから「吸う、吐く」を繰り返している。それを意識することは宝を手に入れたようなもの。身体は疲れにくくなり集中力が高まり活力が漲るという。本書は呼吸法のテクニックを初級・中級・上級のレベル別に。著者成瀬雅春師と女優の高樹沙耶さんの特別対談収録！

◆目次：第1章 導入 呼吸法の本質／第2章 本意 基本的な呼吸法／第3章 達意 繊細な呼吸法／第4章 極意 超越的な呼吸法／特別対談 成瀬雅春×高樹沙耶

●成瀬雅春 著　●四六判　●288頁　●本体1,600円+税

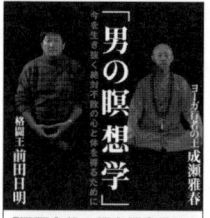

BOOK 今を生き抜く絶対不敗の心と体を得るために 「男の瞑想学」

瞑想世界を読み解く対話から、すぐに体験できる瞑想法の指導までがこの一冊に！ あの時、何もできなかったのはなぜか？どうして、いま決断ができないのか？見えない未来を恐れ、いまを無駄にしないために必要なこととは何か。闘う男格闘王・前田日明とヨーガ行者の王・成瀬雅春の対話から見えてきたのは、今を生き抜くために必要な男の瞑想学だった。

■目次：対談 成瀬雅春×前田日明 男の瞑想学／男の瞑想 実践編（目を閉じよう・集中しよう・瞑想への大事なステップ・観法という瞑想・その他）／『震災後の世界。我々はどう生きるべきか』

●「月刊秘伝」編集部 編　●四六判　●192頁　●本体1,300円+税

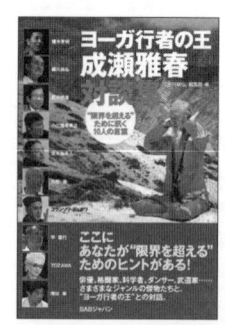

BOOK ヨーガ行者の王 成瀬雅春対談集
"限界を超える"ために訊く10人の言葉

「ガンで後半年」と言われたら、私はラッキーと考えます。今からやりたいことの最重要のものからやっていけばいいんだから、人生が今よりもっと楽しくなりますよ。───成瀬雅春 ここにあなたが"限界を超える"ためのヒントがある！

榎木孝明、柳川昌弘、武田邦彦、小比類巻貴之、苫米地英人、日野晃、フランソワ・デュボワ、平直行、TOZAWA、増田章。俳優、格闘家、科学者、ダンサー、武道家……さまざまなジャンルの傑物たちと、"ヨーガ行者の王"との対話。

●「月刊秘伝」編集部 編　●四六判　●292頁　●本体1,500円+税

Magazine

アロマテラピー＋カウンセリングと自然療法の専門誌

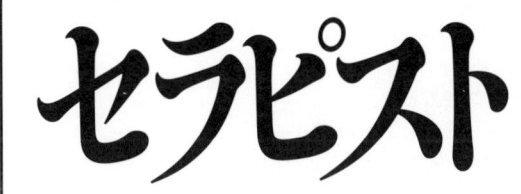

セラピスト

スキルを身につけキャリアアップを目指す方を対象とした、セラピストのための専門誌。セラピストになるための学校と資格、セラピーサロンで必要な知識・テクニック・マナー、そしてカウンセリング・テクニックも詳細に解説しています。

- 隔月刊〈奇数月7日発売〉　●A4変形判
- 164頁　●本体917円＋税
- 年間定期購読料5,940円（税込・送料サービス）

セラピーのある生活　Therapy Life

セラピーや美容に関する話題のニュースから最新技術や知識がわかる総合情報サイト

セラピーライフ　検索

http://www.therapylife.jp

業界の最新ニュースをはじめ、様々なスキルアップ、キャリアアップのためのウェブ特集、連載、動画などのコンテンツや、全国のサロン、ショップ、スクール、イベント、求人情報などがご覧いただけるポータルサイトです。

オススメ

『記事ダウンロード』…セラピスト誌のバックナンバーから厳選した人気記事を無料でご覧いただけます。

『サーチ＆ガイド』…全国のサロン、スクール、セミナー、イベント、求人などの情報掲載。

WEB『簡単診断テスト』…ココロとカラダのさまざまな診断テストを紹介します。

『LIVE、WEBセミナー』…一流講師達の、実際のライブでのセミナー情報や、WEB通信講座をご紹介。

スマホ対応　隔月刊セラピスト公式Webサイト

ソーシャルメディアとの連携

公式twitter「therapist_bab」

『セラピスト』facebook公式ページ

トップクラスの技術とノウハウがいつでもどこでも見放題！

THERAPY COLLEGE
セラピーNETカレッジ

WEB動画講座

www.therapynetcollege.com　セラピー 動画　検索

セラピー・ネット・カレッジ（TNCC）はセラピスト誌が運営する業界初のWEB動画サイトです。現在、150名を超える一流講師の200講座以上、500以上の動画を配信中！すべての講座を受講できる「本科コース」、各カテゴリーごとに厳選された5つの講座を受講できる「専科コース」、学びたい講座だけを視聴する「単科コース」の3つのコースから選べます。さまざまな技術やノウハウが身につく当サイトをぜひご活用ください。

- パソコンでじっくり学ぶ！
- スマホで効率よく学ぶ！
- タブレットで気軽に学ぶ！

目的に合わせて選べる講座を配信！
〜こんな方が受講されてます〜

月額2,050円で見放題！
206講座546動画配信中

著者 ● 成瀬雅春（なるせ まさはる）

ヨーガ行者、ヨーガ指導者。1976年からヨーガ指導を始め、1977年2月の初渡印以来、インド、チベット、モンゴル、ブータンなどを数10回訪れている。地上1メートルを超える空中浮揚やシャクティチャーラニー・ムドラー（クンダリニー覚醒技法）、心臓の鼓動を止める呼吸法、ルンゴム（空中歩行）、系観瞑想法などを独学で体得。2001年、全インド密教協会からヨーギーラージ（ヨーガ行者の王）の称号を授与される。アーカーシャ・ギリ（虚空行者）という修行名で毎年標高4000mのヒマラヤで修行を続けている。成瀬ヨーガグループ主宰。倍音声明協会会長。朝日カルチャーセンター講師。主な著書に『死なないカラダ、死なない心』（講談社）、『リフレッシュ・ヨーガ』『ピュア・ヨーガ』（日本文芸社）、『シャンバラからの伝言』『キレイをつくるらくちんヨーガ』（以上、中央アート出版社）、『ハタ・ヨーガ』『呼吸法の極意 ゆっくり吐くこと』『クンダリニー・ヨーガ』（以上、BABジャパン）、『よく分かるヨーガ』（グリーンキャット）、『5分でできるスッキリ瞑想法』（日本実業出版社）、『禁煙ヨーガ呼吸』（ゴマブックス）、ビデオ＆DVDに『ハタ・ヨーガエクササイズ』『ハタ・ヨーガアドバンス』『ヨーガ呼吸法上巻・下巻』（以上、BABジャパン）、ビデオ『気持ち良くタバコがやめられる』、DVD『ヒマラヤ修行』（以上、キュアー）など。

●
問い合わせ先
〒141-0022　東京都品川区東五反田2-4-5 藤ビル5階
TEL　03-5789-4184　HP　http://www.naruse-yoga.com/

●
制作スタッフ
　◆カバーデザイン―――中野岳人
　◆本文デザイン―――k.k. san
　◆写真撮影―――鼓実佳
　◆モデル―――桜井ひさみ

●
参考図書
　インド神話伝説辞典　菅沼晃（東京堂出版）
　インド神話入門　長谷川明（新潮社）
　ヨーガ根本教典　佐保田鶴治（平河出版社）
　続・ヨーガ根本教典　佐保田鶴治（平河出版社）

ハタ・ヨーガ完全版

2009年6月30日　初版第1刷発行
2020年11月30日　初版第6刷発行

著　者　成瀬雅春
発行者　東口敏郎
発行所　株式会社BABジャパン出版局
　　　　〒151-0073東京都渋谷区笹塚1-30-11中村ビル
　　　　TEL 03-3469-0135（代表）03-3469-0190（編集部）
　　　　FAX 03-3469-0162
　　　　URL http://www.bab.co.jp/
　　　　E-mail shop@bab.co.jp
　　　　郵便振替00140-7-116767
印刷・製本　図書印刷株式会社

ISBN978-4-86220-443-1　C0075
＊乱丁・落丁はお取り替えします。